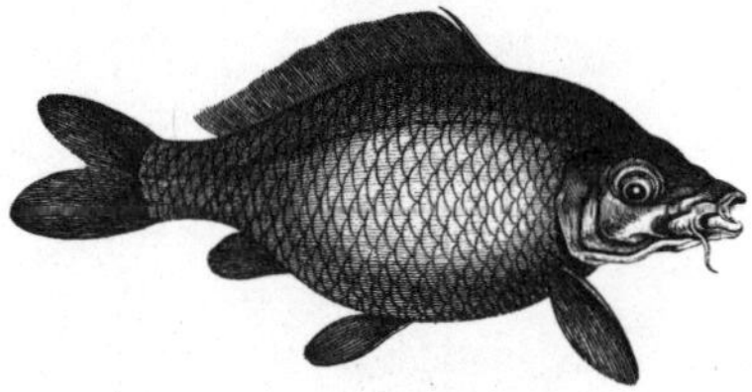

NORBERT KLUGMANN

Die Tochter des Salzhändlers

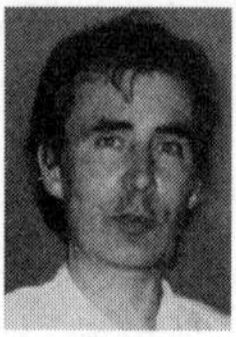

Norbert Klugmann, Jahrgang 1951, hat bislang weit über 50 Romane in den Genres Krimi, Thriller, Satire und Kinderbuch geschrieben, von denen einige auch verfilmt wurden. Gepriesen wird er seit dem ersten Roman für seine Dialoge und Situationskomik.

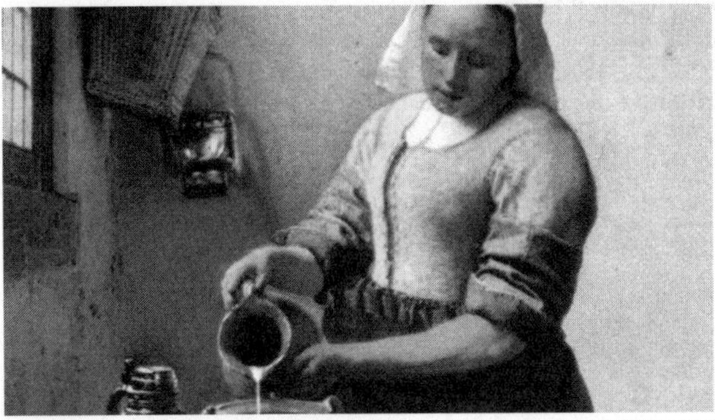

NORBERT KLUGMANN

Die Tochter des Salzhändlers

Historischer Roman

KRIMI IM GMEINER-VERLAG

Wir machen's spannend

Bibliografische Information der Deutschen Bibliothek
Die Deutsche Bibliothek verzeichnet diese Publikation in der Deutschen Nationalbibliografie; detaillierte bibliografische Daten sind im Internet über http://dnb.ddb.de abrufbar.

Besuchen Sie uns im Internet:
www.gmeiner-verlag.de

Im Ehnried 5, 88605 Meßkirch
Telefon 07575/2095-0
info@gmeiner-verlag.de

1. Auflage 2007

Lektorat: Claudia Senghaas, Kirchardt
Umschlaggestaltung: U.O.R.G. Lutz Eberle, Stuttgart
unter Verwendung eines Bildes von Jan Vermeer
Gesetzt aus der 9,5/13,5 Punkt GV Garamond
Druck: Fuldaer Verlagsanstalt, Fulda
Printed in Germany
ISBN 978-3-89977-706-2

DAS ALTE JAHR

1

Die Frau schrie, und Paul flog in Lilis Arme. »Du musst keine Angst haben«, tröstete Lili und streichelte über seine Haare.

»Aber … aber wenn das so weh tut …«

Lili blickte den kleinen Bruder an. Sein blasses Gesicht zeigte Verwirrung und Angst.

»Das ist nicht die Mutter«, log sie.

»Aber wer denn?«

Lili mochte sich nicht, wenn sie log, weil sie wusste, dass nach der ersten Unwahrheit die zweite kommen musste. Und bald würde man sich nicht mehr auskennen.

»Das ist die Hebamme, die so schreit«, sagte sie. Wie zur Bestätigung kam der nächste Schrei. Er war laut und durchdringend, es war ein Gurgeln und Heulen, voller Schmerz und Verzweiflung.

»Sie hilft unserer Mutter«, erklärte Lili und führte den Bruder zu seinem Bett. Plötzlich stöhnte er und knickte ein. Er war auf eins seiner Turnierpferde getreten, Figürchen aus Ton, die er über alles liebte und eifersüchtig vor Lili verbarg. Paul besaß ein Dutzend Ritter auf Pferden und noch viel mehr Burgfräulein, Hunde, natürlich auch das königliche Paar.

»Ich will zur Mutter«, forderte er, als er im Bett saß.

Lili faltete seine Finger. »Morgen«, sagte sie.

»Im neuen Jahr?«

»Was? Ja, ja, im neuen Jahr.«

»Vielleicht kennen wir uns nicht mehr«, sagte Paul und lachte glucksend.

Vor zwei Jahren hatte er damit angefangen. Immer wenn ein neues Jahr vor der Tür stand, fürchtete sich Paul nicht nur vor der neuen Zahl für das kommende Jahr. Er sagte voraus, dass dann alles anders werde und das, was bisher rot war, jetzt blau sei und was süß geschmeckt hatte, nun den Mund mit einem bitteren Geschmack erfüllen werde.

»Rede keinen Unsinn«, sagte Lili. »Natürlich kenne ich dich morgen wieder. Du bist mein kleiner Bruder. Du bist frech und dumm. Und wenn du mich ärgerst, sperre ich dich in den Schrank, genauso wie im letzten Jahr.«

Pauls schmächtiger Körper erbebte. In den Tiefen des Hauses waren Geräusche zu hören: schnelle Schritte, Türen fielen ins Schloss. Aber es war kein Fest zum Ausklang des Jahrhunderts, das gefeiert wurde.

»Schlaf jetzt«, sagte Lili. »Morgen besuchen wir die Mutter. Vielleicht hat sie eine Überraschung für dich. Vielleicht bist du morgen nicht mehr der Kleinste. Gute Nacht, ich habe dich lieb.«

Heinrich Schelling stand am Fenster. Die grimmige Kälte des letzten Dezembertages erreichte ihn auch noch, nachdem er einen Schritt in den Raum zurückgetreten war. Die meisten Fenster des Hauses auf der anderen Seite der Gasse waren hell erleuchtet. Wittmers Geschäfte gingen gut. Obwohl erst in der zweiten Generation im Gewerbe tätig, galt das Brauhaus als eines der größten in der Stadt. Die Fässer mit dem Gerstensaft rollten auf Schiffe, die nach Dänemark und bis Schweden hinauffuhren. Es gab viele Empfänge und dann ging es hoch her. Der Hausherr legte Wert darauf, jedes neue Fass selbst anzustechen, und wenn ihn nach Mitternacht die Trunkenheit auf weichen Armen schaukelte, ging er in den Keller, wo sich einer der Gäste mit dem Hausherrn im Anstechen messen musste. Der Sieger zog mit einer Kostbarkeit ab, einem Schachspiel aus Bernstein oder einem Dreimaster unter vollen Segeln in Öl. Bisher war Wittmer aus jedem Duell als Sieger hervorgegangen, der Verlierer nichtsdestotrotz mit der erhofften Trophäe beschenkt worden. Wittmer war ein großzügiger Mann und legte Wert darauf, dies zu zeigen. Die festliche Tafel, auf die Schelling von seiner erhöhten Warte einen erstklassigen Blick hatte, suchte in der Stadt ihresgleichen. Der Wein war vom Feinsten, über die Häfen von Bordeaux und La Rochelle schwamm der rote Wein der Franzosen heran. Schelling hielt den Nachbarn für einen Emporkömmling und ungehobelten Gesellen, aber er hatte schon oft seine Gastfreundschaft in Anspruch genommen. Schelling dachte: Seine Kinder werden den Stil besitzen, nach dem er sich so sehnt. Cornelius Wittmer war der Sohn eines Vaters, dessen dröhnender Bass in den Gaststätten und im Magistrat zu seinem Markenzeichen geworden war. Vom Vater zum Sohn hatten wenig Vergeistigung und Dämpfung der Triebe stattgefunden. Nicht einmal fromm war Wittmer. Schelling blickte auf die Tafel, an der Uta und Friedrich, die ältesten der Wittmer-Kinder, im Glanz ihrer Jugend das Fest zum Ausklang des Jahres und des Jahrhunderts genossen.

Halte durch, Martha, dachte Schelling. Er musste keine weiteren Schreie mehr hören, um ein schmerzendes Ziehen im ganzen Leib zu verspüren. Sie quälte sich, sie quälte sich viel mehr, als es eine Frau tun sollte, die ein Kind zur Welt brachte. Marthas lauter Schmerz hatte Schelling wehgetan, aber das folgende Schweigen beruhigte ihn in keiner Weise. Im Hintergrund hörte er eilige Schritte, die in die Küche hinunterliefen und bald zurückkehrten. Sie erneuerten das warme Wasser.

»Kopf hoch«, ertönte es hinter dem Hausherrn.

»Jütte, was treibt Ihr noch hier?«, fragte er, ohne sich umzudrehen. »Die Familie wartet auf Euch.«

Schelling wusste, wie unhöflich es war, sich nicht dem anderen zuzuwenden, aber gegenüber war Uta aufgestanden, Musik begann zu spielen, mit stampfendem Rhythmus, wie man sie auf dem Jahrmarkt hörte. Oder in Gaststätten, in denen Männer wie Heinrich Schelling nicht verkehrten. Uta flog in den Arm eines Mannes, den Schelling nicht erkannte. Jetzt tanzten sie da drüben, wild und losgelassen.

Neben ihm tauchte Jütte auf, geräuschlos und zurückhaltend, wie es seine Art war.

»Ich war in der Küche«, sagte Jütte.

»Redet schon.«

»Die Magd sagt, es kann nicht mehr lange dauern.«

»Es dauert schon zu lange.«

»Die Magd sagt, manche Frau schüttet ihr Kind aus und steht auf.«

»Sie hat nicht von Martha gesprochen.«

Schweigen, im Hintergrund Türenklappern. Plötzlich kam Bewegung in Schelling. »Ich gehe hinauf.«

»Tut das nicht«, sagte Jütte. »Da oben regieren die Weiber. Davon verstehen wir nichts.«

»Ich muss mich kümmern, es zerreißt mich sonst.«

»Es sind sieben Frauen um die Herrin. Sie hat die allerbeste Versorgung.«

»Aber sie muss den schwierigsten Teil allein besorgen.«

»Trine Deichmann ist da.«

»Trine Deichmann ist die Bademome. Sie hat keine Schmerzen.«

»Sie ist die beste Bademome, die man sich denken kann.«

Darüber musste Heinrich Schelling nicht belehrt werden. Er war schon Mitglied im Magistrat gewesen, als es zur Abstimmung über die städtisch besoldeten Hebammen gekommen war. Trine Deichmann war die Dienstälteste von ihnen. Dabei war sie noch nicht alt, in den Dreißigern. Ihr guter Ruf eilte ihr voraus wie dem Knoblauch der Geruch. Trine hatte Lili auf die Welt geholfen und auch Paul. Aber als Schelling ihr vor zwei Stunden auf der Treppe begegnet war, hatte ihm ihr Gesicht nicht gefallen. Sie hatte ihn getröstet, alles werde gut gehen. Er müsse Geduld haben und an seine Frau denken, das werde ihr helfen. Aber ihr Gesicht hatte die Worte nicht unterstützt. Zu ernst, um zuversichtlich zu wirken.

»Wie sie tanzen«, sagte Jütte. Beim Brauer drüben ging es über Tische und Bänke.

»Sie rasen«, sagte Schelling. »Sie denken nur an sich.«

Er schämte sich sofort, aber nun war es zu spät. Er hatte laut werden lassen, wie angespannt er war. Aber auf wen wollte er in dieser Minute Rücksicht nehmen? Wem wollte er etwas vormachen? Jütte, dem Buchhalter, seit 21 Jahren im Geschäft, der gute Geist im Salzhaus Schelling, der Mann, der alles wusste, der sich an alles erinnerte, der alles parat hatte, an den man sich wandte, wenn ein Kontorbuch nicht zur Stelle war, weil er die Zahlen und Mengen herunterbetete, als würde er sie vor sich sehen?

Plötzlich ein Schrei. Die Musik im Brauhaus war laut, der Schrei war lauter. Schelling hatte fast die Tür erreicht, als es nicht mehr weiterging. Verdutzt schaute er auf die Hand, die ihn hielt. Jüttes Gesicht drückte keine Anstrengung aus, nur Ernst. Sie arbeiteten seit 21 Jahren Seite an Seite, aber sie hatten sich nie berührt. Schelling wischte sich übers Gesicht und sagte: »Sie leidet. Das ertrage ich nicht.« Und bevor Jütte etwas einwenden konnte: »Mich kümmert nicht, ob Frauen leiden müssen. Martha soll es nicht. Nicht so sehr. Bei Lili und Paul ist es anders gegangen.«

Drüben hörte die Musik auf, um drei Takte später mit neuem Tempo zu beginnen. Schelling, den es eben noch aus dem Raum gezogen hatte, fühlte sich fürsorglich umfangen und gelenkt. Wie unter Schock in Jüttes Gesicht starrend, bewegte sich der Salzkaufmann zu den Tönen der Jahrmarktsmusik, geführt von einem Mann, der 15 Jahre älter war als er.

Trine Deichmann tupfte mit dem Tuch über das Gesicht der Schwangeren und sagte: »Ruht Euch aus.«

Die Frau im Bett versuchte zu lächeln, doch ihre Gesichtszüge entgleisten. Trine sagte: »Ihr seid nicht allein.« Martha Schellings Schwester Appolonia trat ans Bett und ergriff die schweißnasse Hand der Frau.

Trine nutzte die Gelegenheit, um sich mit den anderen Frauen abzusprechen. »Es wird schwierig«, sagte sie.

»Ist es … ist es tot?«, flüsterte eine Nachbarin.

Die Wehen hatten fast aufgehört. Was Trine ertastete, fühlte sich nicht gut an. Das Kind lebte, es lag auch richtig, aber vor einer Stunde hatte es angefangen, sich zu bewegen. Man musste befürchten, dass es sich drehte. Wenn es mit den Füßen zuerst kommen würde, standen Martha Schelling die schlimmsten Minuten ihres Lebens bevor.

Die Magd, die für das Wasser und die Tücher zuständig war, ging mit dem Eimer zur Tür.

»Es ist noch nicht nötig«, sagte Trine Deichmann.

»Ich weiß«, sagte die Magd. »Aber es tut mir gut, wenn ich mich bewegen kann.«

An der Tür stehend, warf sie ihrer Herrin einen mitleidigen Blick zu. Das war Trine nicht recht. Sie durfte nicht zulassen, dass sich im Raum Verzweiflung breitmachte, mochte sie sich auch noch so warmherzig äußern. Die Gebärende war darauf angewiesen, in einem Kokon von Fürsorglichkeit zu atmen. Schmerz gehörte dazu, aber Schwangerschaft war keine Krankheit. Nicht wenn am Ende alles reibungslos vonstatten ging.

Eine Frau, die sie heute zum ersten Mal gesehen hatte, bat die Hebamme, mit ihr an den Ofen zu treten.

Mit den Worten: »Ich kenne einen Medicus«, kam die Frau unverzüglich zum Thema.

»Kein Medicus kann hier helfen«, sagte Trine kühl.

Die andere ließ sich von der Förmlichkeit der Hebamme nicht einschüchtern. »Ich spüre, dass es nicht gut aussieht. Und Ihr spürt es auch.«

»Es ist eine schwere Geburt. Kein Medicus könnte eine leichte Geburt daraus machen.« Mit Schaudern erinnerte sich Trine an die Wundärzte, mit denen sie es in der Vergangenheit zu tun bekommen hatte: Pfuscher, Trinker, Metzger.

»Dann soll ein Pastor kommen.«

Trine Deichmann lächelte. Daher wehte der Wind. Es ging nicht um den Menschen, sondern um die Seele.

»Ihr tut nichts«, behauptete die fremde Frau. »Ihr steht herum und wartet nur.«

Trine Deichmann galt als geduldige Hebamme und hielt sich dies als Vorteil zugute. Mit Schaudern war sie in der Vergangenheit Zeugin geworden, wenn andere Hebammen die Schwangere zum Pressen genötigt hatten. Wie besessen hatten sie den Leib bearbeitet und die Schwangere zum Niesen gebracht. Trine Deichmann war geduldig und wurde es mit jedem Jahr mehr. Die Natur würde wissen, wann die Zeit gekommen war. Das mochte dazu führen, dass die Schwangeren jammerten, aber sie jammerten in jedem Fall, denn in dieser Stadt sah man es nicht gern, wenn Geistliche ein Brimborium veranstalteten oder weise Frauen aus den Dörfern am Lager auftauchten, um einen Sud zu reichen, den sie aus Kräutern und Wurzeln gekocht hatten.

Die Magd kündigte eine Besucherin an. Im Hausflur wartete eine junge Frau, fast noch ein Mädchen. Sie sah verfroren aus, aber es war nicht nur die äußerliche Kälte, an der sie litt.

Als Trine Deichmann ihr gegenüberstand, schüttelte die junge Frau den Kopf und sagte: »Es ist auf der Welt. Aber ich freue mich nicht.«

Am letzten Tag des Jahrhunderts war geschehen, was jahrelang nicht passiert war: Zwei Frauen lagen gleichzeitig in den Wehen. Trine Deichmann hatte ihre junge Kollegin zur zweiten Schwangeren geschickt. Ein schwerer Verlauf in einer kleinen Hütte. Betrunkene Nachbarinnen, mit Kräutern und Branntweinflaschen hantierend. Ein Ehemann, der darauf bestand, bis zur letzten Minute dabeizubleiben. Unruhe, gereizte Debatten, wenig Unterstützung. Die junge Frau sagte: »Es sind Wilde. Alles war schmutzig. Sie brauchen uns nicht.«

»Rede keinen Unsinn«, sagte Trine Deichmann streng. »Sie haben einen Anspruch.«

Das verstockte Gesicht der Jüngeren verriet, was sie davon hielt. Dabei war die Geburt verlaufen, ohne dass die Hebamme eingreifen musste. Keine fünf Minuten, nachdem das Kind den ersten Schnaufer getan hatte, begann es im Zimmer nach Branntwein zu riechen. Die Hebamme hatte den Säugling gebadet. Der Vater, mittlerweile betrunken, hatte gegrölt: »Lass es nicht fallen, sonst müssen wir gleich ein neues machen.«

Trine Deichmann schickte die junge Hebamme nach Hause. Trine wusste, was die Junge dachte, aber sie war heute Abend nicht in diesem Haus, weil es sich um wohlhabende Bürger handelte. Sie hatte der Martha Schelling bei ihren ersten Kindern beigestanden, der Kontakt war danach nie mehr abgerissen.

»Ich fühle mich sicher bei Euch« – Sätze, die Trine in der Seele gut taten. Es gefiel ihr auch, wenn sie ihre Kinder groß werden sah. Denn es waren ihre Kinder, zu einem kleinen Teil. Trine Deichmann liebte ihren Beruf nicht nur, weil sie anderen Menschen helfen konnte. Sie half mit, Neues auf die Welt zu bringen, neue Gesichter, neue Talente, neue Herzen und Seelen. Jedes Kind war eine Chance, nicht weil es den göttlichen Atem in sich trug, sondern weil es die Erde heller machen konnte.

Beide Kinder der Martha Schelling waren liebenswert, die kluge, nachdenkliche Lili mehr als der kleine Paul, der wiederum mit seinen abstehenden Ohren, den Haaren, die kein Kamm bändigen konnte, seiner Wendigkeit und seinem Charme alle bezauberte. Trine hatte nichts gegen die Bewohner der Vorstadt, sie hatte ihnen keinen Ersatz geschickt, sondern Katharina, Tochter eines Wundarztes, die gelehrigste Schülerin, die sie je gehabt hatte.

Dann stand die Magd hinter ihr, Trine eilte die Treppe hinauf.

Ab jetzt ging nichts mehr glatt. Die Schwangere quälte sich bis vor die Bewusstlosigkeit. Sie ging ihn nicht, den letzten Schritt, die Frauen redeten ihr gut zu, tupften erst das Gesicht ab, bis Martha so sehr schwitzte, dass sie Stirn, Hals und Brust abwischten. Man musste die Schwangere festhalten, weil sie sonst aus dem Bett gestürzt wäre. Das war eine diffizile Angelegenheit, denn einerseits musste man Martha im Griff behalten, andererseits brauchte sie genügend Bewegungsfreiheit, um die Wehen zu unterstützen. Trine Deichmann ertastete, was sie nach dem Verlauf der letzten Stunden befürchtet hatte. Aber da sie das Schlimmste nicht wahrhaben wollte, rettete sie sich in fieberhaftes Handeln. Pausenlos gab sie in diesen Minuten Anweisungen: Sie bat um Hilfe, untersagte gewisse Handgriffe, dirigierte die Frauen von hierhin nach dorthin, redete zwischendurch Martha gut zu, die aber für Ansprachen nicht mehr erreichbar war.

2

Als die Türglocke zum vierten Mal ertönte, erhob sich Heinrich Schelling. Verwundert stellte er fest, dass ihm die Beine wehtaten, als habe er Salzsäcke geschleppt.

Das schwache Licht von den Wandleuchtern erhellte das glänzende Gesicht einer Frau. Einen Moment stutzte sie, sie hatte wohl nicht damit gerechnet, dass der Hausherr persönlich öffnen würde. Aber Hedwig Wittmer fing sich schnell. In ihrem dunkelroten Samtkleid mit dem auffälligen Dekolletee tanzte sie auf der Stelle, ob wegen der Kälte oder der ausgelassenen Stimmung, wusste nur sie allein. In einer Hand hielt sie einen Kelch, und er war nicht leer.

»Es ist nur, weil ich mich so freue!«, rief sie laut wie immer. »Wir bedauern so sehr, dass Ihr keine Gelegenheit habt, mit uns zu feiern, um …«

Sie brach ab, weil sie nicht länger umhin kam, den Gesichtsausdruck des Hausherrn zu deuten.

»Oh«, sagte die Gattin des Brauers leiser, »es ist also wahr, was man mir vorhin sagte. Jemand sah Trine Deichmann in Euer Haus gehen.«

»Ja«, sagte Schelling, »die Bademome ist da. Martha hat es nicht leicht.«

»Wenn Ihr Hilfe braucht … ich bin sofort bei Euch … das ist doch … aber ich rede und rede und währenddessen quält sich die arme Frau.«

Bevor Schelling begriff, wie ihm geschah, befand sich Hedwig Wittmer bereits auf der Hälfte der Treppe.

»Auf den Stuhl mit ihr!«, rief die Frau, die Trine Deichmann noch nicht gesehen hatte. Aber die Schwangere warf den Kopf nach rechts und links, bäumte sich auf, und es bedurfte der Kraft von zwei Frauen, um sie davor zu bewahren, sich und das Kind zu verletzen. Trine griff in die Gebärmutter. Was sie ertastete, war nicht der Kopf und auch kein Bein. Aber sie fühlte, dass es lebte und pulsierte. Einen Augenblick wurde die Hebamme von einer großen Müdigkeit ergriffen. Erfahren, wie sie war, konnte sie ihre Reaktion richtig einschätzen. Sie wehrte sich gegen das, was kommen würde und sah keine Möglichkeit, es zu verhindern.

Martha Schelling wurde in den Geburtsstuhl gehoben, der zuvor mit Tüchern ausgelegt worden war. In dieser halb sitzenden, halb liegenden Stellung sollte ihr das Folgende leichter fallen. Aber alles, was passierte, waren die fürchterlichen Schreie. Die Magd stürzte aus dem Raum und Trine Deichmann war, als würde sie in der Nähe Musik hören. Sie würde die Fruchtblase sprengen müssen. Aber plötzlich stand der Mann im Raum, Heinrich Schelling, weißblass, gut erkennbar, trotz des milden Lichts der Kerzen und des Ofenfeuers.

»So geht das nicht!«, sagte er verzweifelt, und Trine Deichmann rief: »Verlasst den Raum. Ihr bringt nur Unruhe.«

Das sah er nicht ein. Er war gekommen, um zu helfen, und obwohl das, was er sah, ihn fast von den Beinen holte, weigerte er sich, den Raum zu verlassen, stand im Weg, und jeder Schritt, den er tat, um Trines Anweisungen Folge zu leisten, führte zu neuem Malheur. Als die erste Schüssel umfiel und Trine sich in Wasser stehend wiederfand, ließ sie von der Schwangeren ab und herrschte Schelling an: »Geht jetzt! Geht sofort! Oder wollt Ihr schuldig werden?«

Er starrte sie an, als würde er ihre Sprache nicht verstehen. Plötzlich sah er sich umringt von Hedwig Wittmer und seiner Schwägerin Appolonia. Sie dirigierten ihn mit festem Griff aus dem Raum. Die Schwangere schrie und irgendwo in der Nähe ertönten Hoch- und Jubelrufe.

In den folgenden Minuten arbeiteten die Schwangere und Trine Deichmann Hand in Hand. Martha, mit weit aufgerissenen Augen ins Nichts starrend, den Kopf werfend und sich mit allen Gliedmaßen gegen die Schmerzen wehrend, war knallrot im Gesicht, am Hals und auf der Brust. Keine anderen Geräusche waren zu hören außer Marthas Stöhnen und Trines Anweisungen. Blut floss, Marthas Schoß wurde weit, und was aus ihm hervortrat, war glatt und schier und rot und lang. Es wollte kein Ende nehmen, aber es war kein Kopf und kein Arm und kein Bein. Martha stöhnte, Trine forderte sie auf, nicht nachzulassen. Hedwig Wittmer ging ihr zur Hand. Sie machte ihre Arbeit gut, die Farbe des samtroten Kleides fand ihre Entsprechung in ihren roten Händen und Unterarmen. Ihre Unterlippe war blutig gebissen, vor Anstrengung und Eifer, und als sie sah, was in Trines Händen lag, stieß sie einen seltsamen Laut aus, bevor sie zur Seite wegkippte. Schwer schlug sie, weil niemand darauf gefasst gewesen war, auf den Boden, wo sie regungslos liegen blieb.

Alle versammelten sich um das Kind, das auf dem Bauch von Martha Schelling lag, dann blickten alle Trine Deichmann an. An ihr war es jetzt, eine Bemerkung zu machen. Aber Trine nabelte ab, nahm das Kind und legte es in die Arme der erstbesten Frau. Dann kümmerte sie sich um Martha Schelling.

»Was ist das?«, fragte Appolonia. »Wollt Ihr uns nicht sagen, was das ist?«

»Später«, murmelte Trine, »erst kümmere ich mich um die Mutter.«

»Aber warum?«, rief Appolonia. Ihre Stimme klang schrill und alarmiert. »Wir müssen über das … über das da sprechen.«

»Später«, murmelte Trine, »erst die Mutter.«

»Aber warum?«

»Weil sie sterben wird, darum.«

»Was lest Ihr da?«

Heinrich Schelling fuhr zusammen. Sein Schreck war so groß, dass auch Lili zusammenzuckte.

»Kind, was willst du hier? Du solltest im Bett liegen und schlafen.«

Unschlüssig stand Schelling vor seiner Tochter. Sie hatte einen Mantel über ihr Nachthemd gezogen, ihre Füße steckten in Holzschuhen. Dennoch sah sie aus, als würde sie frieren. Im Büro besuchten seine Kinder ihn sonst nie. Als sie kleiner gewesen waren, hatte es Kämpfe darum gegeben. Danach nie mehr. Schelling hatte sich in den Schreibraum zurückgezogen. Es gab für ihn in dieser Nacht keinen geeigneten Ort. Hier war es immerhin ruhig. Eine einzige Kerze brannte.

»Was lest Ihr?«, fragte Lili.

Sie blickten sich an. Das Schlimmste war, dass Schelling in Lili seine Martha als junge Frau sah. Die Ähnlichkeit wurde mit jedem Jahr größer. Schelling hatte eine fast erwachsene Tochter. Das rührte ihn einerseits, aber er wusste, dass einiges dadurch schwieriger werden würde.

»Wie geht es ihr?«, fragte Lili.

»Bald ist es überstanden.«

»Aber es ist schwer, nicht wahr?«

»Ja.«

»Und wir können ihr wirklich nicht helfen?«

Er sah sie an.

Lili sagte: »Werde ich auch solche Schmerzen haben, wenn ich ein Kind bekomme?«

»Nein«, sagte er mit entschiedener Stimme, »du nicht.«

»Warum nicht? Ich habe doch auch ihre Haare und meine zweite Zehe ist länger als die erste, wie bei ihr. Warum soll ich dann nicht auch die Schmerzen meiner Mutter haben?«

Dann stand die Magd im Raum. Mit ihren zerzausten Haaren und den flammend roten Wangen sah sie aus, als habe sie gerauft. Sie stürzte auf Schelling zu, fiel vor ihm auf die Knie, packte seine Hand und drückte sie gegen ihre Wange. »Herr, es ist schrecklich«, sagte sie.

Mit großer Mühe gelang es ihm, das Mädchen zum Aufstehen zu bewegen.

»Sag, was ist passiert? Ist das Kind da?«

»Ja, Herr«, sagte sie und brach in Tränen aus.

»Ist es … ist es tot?«, fragte Lili beklommen.

Die Magd schüttelte den Kopf, ohne Lili anzusehen, starrte stattdessen Schelling an und flüsterte: »Aber die Herrin …«

Heinrich Schelling kniete vor dem Bett neben seiner Frau, hielt ihre Hand in beiden Händen und sprach zu ihr leise und eindringlich in einer Sprache, die nur die beiden verstanden. Trine Deichmann wusste nicht, ob er die blutigen Tücher gesehen hatte. Es war keine Zeit gewesen, sie verschwinden zu lassen. Jedenfalls hatte er das Kind nicht sehen wollen. Trine blickte zur Wiege hinüber, sie verschwand fast unter dem großen Tuch.

Martha Schelling war bei Bewusstsein, aber nicht ansprechbar. Ihr Mann hatte das sichere Gefühl, dass sie ihn wahrnahm. »Rede mit mir, Martha.« Er berührte ihr Gesicht, drehte es zu sich herum, sprach sie erneut an.

Währenddessen sagte Hedwig Wittmer leise zu Trine: »Ich bringe die Kröte fort.«

»Was meint Ihr damit?«

»Er soll sie nicht sehen. Er würde nicht darüber hinwegkommen.«

»Das Kind lebt.«

»Aber es wird sterben. Schnell, sehr schnell. Und es ist kein Kind. Es ist ein … ein irgendwas. Eine Kröte.«

»Ich will das Kind sehen«, sagte Schelling, der plötzlich vor der Hebamme stand.

»Das wollt Ihr nicht wirklich.«

Er forschte in Trines Gesicht, als gäbe es dort Winkel, die er bisher übersehen hatte. Er ging zur Wiege, zögerte und zog mit einer heftigen Bewegung das Tuch fort.

Es war totenstill im Raum. Schelling starrte in die Wiege.

Dann drehte er sich um und sagte mit einer Stimme, die nicht zu diesem Mann gehörte: »Wie geht es meiner Frau?«

Trine sagte: »Sie ist sehr krank.«

»Wird sie sterben?«

Trine taxierte ihn. »Ja.«

Einen Moment dachte sie, er würde zusammenbrechen. Der Mann kniete vor dem Bett seiner Frau.

Die Magd sagte: »Die Kristallkugel sagt, sie wird leben.«

Schelling erhob sich und trat auf die Magd zu. Sie wich zurück.

»Was sagst du da?«, fragte er.

»Das ist Aberglaube«, sagte Trine.

Aber Schelling achtete nicht auf sie.

»Ich habe die Kugel befragt«, sagte die Magd, die mit jeder Sekunde selbstbewusster wurde.

»Weissagerei«, sagte Trine und dachte, damit sei alles gesagt.

Aber dann sagte Hedwig Wittmer: »Wenn es hilft.«

»Das ist Zauberei«, sagte Trine. Und mit entschiedener Stimme: »Ich möchte arbeiten. Wer hier nicht hergehört, möge gehen.«

Während sie nach Martha sah, um festzustellen, dass die Blutungen nachgelassen hatten, aber keineswegs gestoppt waren, registrierte sie aus den Augenwinkeln, wie Schelling den Raum verließ. Er war nicht allein.

Man kam gleich auf dem Treppenabsatz zum Thema.

»Es gibt Kräuter«, sagte Hedwig Wittmer eifrig. »Ich weiß das, weil ich es mit eigenen Augen gesehen habe.«

Und die Magd sagte: »Die Kugel sagt, die Hölzchen und Knochen helfen dem Kind. Dann helfen sie auch der Mutter.«

Schelling, betäubt von all dem, was er gerade gesehen hatte, wischte sich über die Stirn und fragte, worum es hier ginge. Es ging um die Zauberei vor der Geburt und nach der Geburt, um

Wachsfiguren, die heimlich getauft waren und die im Zusammenhang mit oder auch ohne Hölzchen und Knochen dafür sorgten, dass die Geburt ohne Probleme stattfand, dass es dem Kind gut ging und der Frau ebenso.

»Gebete«, sagte Hedwig Wittmer eindringlich.

»Vom Pastor?«, fragte Schelling.

Die Nachbarin blickte ihn prüfend an und schüttelte den Kopf. Kein Pastor, die Hebamme müsse es machen. Oder eine weise Frau. Schelling hatte davon gehört, jeder hatte davon gehört. Jeder kannte weise Frauen, zumal wenn er auf dem Land groß geworden war. Heinrich Schelling war ein Freigeist. Er respektierte den Glauben, aber als Lutheraner war er in einem religiösen Klima aufgewachsen, das ihn früh zu dem geführt hatte, was er für die wahren Wurzeln der Kultur hielt: die klassischen Philosophen. So stand er dem Aberglauben spöttisch gegenüber.

Was die Nachbarin berichtete, war ihm neu. So hatte er nicht gewusst, dass seine Martha während der Geburt als unrein galt, was ein anderer Begriff sei für: in der Gewalt des Teufels. Plötzlich waren sie zu viert. Jütte, die treue Seele, hörte zu, was die Nachbarin zu erzählen hatte.

Ärgerlich sagte er: »Das ist Aberglaube. Wenn Trine Deichmann nicht helfen kann, kann es niemand.«

Hedwig Wittmer funkelte ihn kampflustig an. Sie war froh, dass sie einen Widerpart hatte, der sie nicht so einschüchterte wie Schelling, der von der Sorge um seine Frau gezeichnet war.

»Und warum weiht die Kirche dann das Taufwasser?«, fragte sie triumphierend. »Warum erlaubt sie, dass der Täufling mit Salz und Pfeffer bestrichen wird? Warum darf man ihn bepusten und mit Wasser besprengen? Ist das kein Aberglaube? Und was ist überhaupt Aberglaube? Es muss nur helfen, dann ist es richtig.«

»Die Kugel …«, warf schüchtern die Magd ein. Aber auf sie hörte niemand mehr.

Schelling dachte an die Amulette, die im Leben der Katholiken so eine große Bedeutung hatten. Er dachte an die Essenz aus Kräutern, die seinem Sohn damals geholfen hatte, den kranken Magen auszuheilen. Und so stand er kurz darauf vor Trine Deichmann und sagte: »Helft ihr. Nehmt alles, was Ihr wisst.« Trine Deichmann sah ihn aufmerksam an, als er fortfuhr: »Nehmt auch das, was Ihr sonst nicht nehmt.« Und leise, fast flüsternd: »Wenn es teuer ist, werde ich es bezahlen. Wenn es geschehen muss, tut es heimlich. Ich sorge dafür, dass alle den Raum verlassen.«

Trine Deichmann ging zur Wiege und wartete, bis er ihr folgte, was er nur widerstrebend tat.

Sie sagte: »Was ist das, was Ihr hier seht?«

»Es ist … ich sehe nichts.«

»Es ist Euer Kind.«

»Nein«, sagte Schelling heftig. »Das ist nicht mein Kind. Das ist kein Kind. Es mag leben, aber es ist …«

Dann geschah, was alle Anwesenden nie vergessen würden. Heinrich Schelling fiel auf die Knie, ergriff Trines Hände und sagte: »Helft meiner Frau. Nur das ist wichtig.«

»Es sieht nicht gut aus. Ich sehe wenig …«

»Redet nicht. Helft. Helft ihr.«

Er eilte zum Bett, fasste unter Marthas Oberkörper, und im hilflosen Versuch, Martha einerseits zu beschützen und sie andererseits der Fürsorge Trine Deichmanns anzuvertrauen, hielt er seine bewusstlose Frau und sagte: »Macht, dass sie lebt. Sonst habe ich nichts mehr, weshalb ich leben soll.«

Und aus seinen Augen flossen Tränen.

DAS NEUE JAHR

1

Die Augen aufmachen und aus dem Bett springen war eins.

»Warte auf mich«, rief Paul. Da war Lili bereits aus dem Raum gelaufen, barfuß trotz des kalten Bodens stürmte sie eine Treppe höher. Die Schürze der Magd stoppte sie.

»Lass mich durch«, sagte Lili atemlos.

Aber die Magd hielt sie fest. Lili war 13 Jahre und nicht schwach, keine fünf Jahre jünger als die Magd. Die Mädchen rangen miteinander, bis Heinrich Schelling auf der Schwelle erschien. Dann war schnell ein Ende damit.

Er gab den mittlerweile aufgetauchten Paul in die Obhut der Magd. Paul lamentierte, aber die Aussicht auf eine Köstlichkeit in der Küche lockte ihn mit nach unten. Schelling führte seine Tochter in den Wohnraum.

Lilis erster Gedanke war: Es ist kalt. Sie haben nicht eingeheizt. Schlimmer als die Kälte war das Gesicht ihres Vaters. Sie kroch auf das Sofa und zog die nackten Beine unter das Nachthemd.

Schelling trat ans Fenster, ging dann im Raum herum, bevor er sich ebenfalls aufs Sofa setzte.

»Vater, Ihr habt gestern noch viel Wein getrunken«, sagte Lili.

Sie wollte, dass er lachte. Dieses schreckliche Gesicht musste verschwinden.

Schellings Brust entrang sich ein Seufzer. »Ach, meine Tochter«, sagte er und rang die Hände im Schoß.

Lili sagte leise: »Es ist ein Unglück geschehen.«

Spontan schüttelte Schelling den Kopf. Dann schloss er die Augen und senkte den Kopf. So hatte Lili ihren Vater noch nie erlebt. Sie fror, aber es war nicht mehr allein die äußerliche Kälte, die ihr in die Glieder kroch.

»Lili, du musst jetzt stark sein«, sagte Schelling.

Hoffnungsvoll fragte sie: »Haben wir ein Kind bekommen?«

Schelling ignorierte die Frage und sagte: »Deine Mutter ...«

»Was ist mit ihr? Hat sie ihre Schmerzen hinter sich?«

»Ja, das hat sie, mein Kind.« Wieder sein Blick, bei dem Lili das Gefühl hatte, er sei jetzt nicht in diesem Raum. Da fiel es ihr ein: Im Büro waren ja heute keine Menschen, Jütte nicht, der freundliche junge Schreiber nicht und auch nicht der Däne, der seit einiger Zeit hier arbeitete und der so ein lustiges Deutsch sprach. Dabei war heute kein Sonntag, das wusste Lili genau.

»Vater, du musst es mir sagen. Ich bin groß genug.«

Er schüttelte den Kopf, schon tränenblind, dann brach es aus ihm heraus: »Deine Mutter ist tot. Jetzt sind wir ganz allein.«

Lilis Blick fiel auf die Stehpulte, an denen die Schreiber arbeiteten. So ein Pult stand auch in dem Zimmer, in dem sich die Kinder aufhielten, zurechtgezimmert für Lilis Größe. In der Werkstatt des Tischlers hatte sie damals so lange stillstehen müssen, bis er Lili ausgemessen hatte.

Die Wand hinter dem Pult war zugestellt mit Kontorbüchern, das älteste stammte aus dem Jahr 1519. Lilis Vater hütete es wie einen Schatz. An der gegenüberliegenden Wand hingen die Bilder der Schiffe, auf denen das Salz transportiert wurde – erst von Lüneburg in den Lübecker Binnenhafen und von dort über das Baltische Meer nach Dänemark, Schweden, und seit einiger Zeit auch nach Russland. Kleiner die Reihe mit den Porträts. Die Familien des Vaters und der Mutter, auch Ludowica, Lilis Tante, die Schwester des Vaters, die vor 11 Jahren von einer Reise nach Riga nicht mehr zurückgekommen war und mit ihr das Schiff, die Besatzung, die Ladung.

»Hast du mich verstanden?«, fragte Schelling.

Natürlich hatte sie verstanden, sie war ja nicht dumm. Die Mutter war gestorben. Sie hatte es nicht geschafft, ein Kind zur Welt zu bringen. Einen Abend und eine Nacht hatte sie geschrien, das war furchtbar gewesen. Jetzt war alles ruhig, das war noch furchtbarer.

»Jetzt muss sie nicht mehr leiden, nicht wahr?«, sagte Lili.

Schelling nickte, es ging über seine Kräfte, hier zu sitzen und in das verständige Gesicht seiner Tochter zu blicken.

Lili stand auf und ging zur Tür.

Schelling fragte: »Wo willst du hin?«

»Ich will sie sehen.«

Martha Schelling war im Schlafzimmer aufgebahrt worden. Sie trug weißes Leinen und um die Schultern feinste Spitzen aus Flandern. Kerzen brannten, auf den Stühlen saßen Frauen in Schwarz, die beim Anblick von Lili schlagartig aus ihrer stillen Trauer erwachten und neugierig die Lage peilten.

Lange stand Lili an der Tür. Die Mutter sah schön aus, die Haare fein gekämmt, die Gesichtszüge entspannt. Sie trat neben die Mutter, legte ihre kalte Hand auf die gefalteten Hände, und alles um sie herum war nicht mehr vorhanden. Heinrich Schelling kehrte die Trauerweiber hinaus und beobachtete von der Tür aus seine Tochter.

Die Mutter war nicht tot. Wer so freundlich aussah, befand sich lediglich in der Mitte eines tiefen Schlafs. Sie war erschöpft, die letzten Wochen waren zu viel für sie gewesen. Sie brauchte Erholung, Schlafen war das Beste für sie, und wenn der Schlaf länger dauerte, als man das kannte, durfte man nicht unruhig werden. Die Mutter brauchte Zeit, Lili war bereit, sie ihr zu geben. Natürlich musste sie das dem dummen Paul erklären. Das würde ein schweres Stück Arbeit werden. Aber die Mutter würde sich nur erholen, wenn ihre Kinder solange artig sein würden.

Lili berührte die Glieder der Kette, die um die Finger der Mutter geschlungen waren. Dass Bernstein so warm sein konnte. Das war die Wärme der Mutter, die sie für die Dauer des langen Schlafs an die honiggoldenen Perlen abgegeben hatte. Der Schreiber im Bureau, über dessen lustige Wörter sie immer lachen musste, hatte ihr davon erzählt, dass die Wärme aus dem Körper geht, wenn der Körper Ruhe braucht. So war das bei Menschen und Tieren und es war richtig so.

»Ihr müsst keine Angst haben«, sagte Lili leise. »Ich passe auf Paul auf. Und auf unseren Vater auch.«

2

Joseph Deichmann war ein Filou. Er wusste das, Trine wusste das, aber er liebte sie und sie liebte ihn, und so liebten sie sich immer noch mit einer Häufigkeit, die andere Frauen in Trines Alter nicht erlebten. Sie hatte dem Filou drei Kinder geboren, von denen zwei lebten und ihren Eltern eine Freude waren. Damit wollte es Trine bewenden lassen. Joseph sah das nicht so eng, wenn ihn die Lust überkam, reichte sein Interesse nicht weiter als bis zu ihrem Bauch, und es war an Trine, ernstlich mit ihm zu reden, um zu verhindern, was verhindert werden musste. Sie musste den geeigneten Moment abpassen, denn wenn erst einmal das Glitzern in Josephs Augen Einzug gehalten hatte, war es für Vernunft zu spät, und es dauerte eine halbe Stunde, nachdem sich sein Samen auf Trines Bauch verteilt hatte, bevor der Mann wieder ansprechbar war.

»Joseph Deichmann«, sagte Trine dann oft, »du bist verrückt nach Kindern. Soll ich dir welche besorgen, damit du ihnen Unterricht über Kräuter und Heilkunde erteilst?«

»Ich mag sie am meisten, wenn sie klein sind«, entgegnete der Filou. »Winzig müssen sie sein, dass man sie mit dem nackten Auge nicht erkennen kann.«

Nicht selten versuchte er dann seinen Samen, den er eben noch grunzend von sich geschleudert hatte, mit spitzen Fingern aufzusammeln, um, wie Joseph es nannte, »das, was ich nicht auf guten Boden einsäen darf, in einem Gefäß zu sammeln, bis du es dir anders überlegst.«

Dann lachte Trine und erinnerte ihn daran, dass er sich damit um eine spätere Freude brächte, was Joseph natürlich wusste, denn er war von Haus aus Apotheker, bevor er sich seiner jetzigen Profession als Gastwirt zugewandt hatte, und kannte sich in vielen Angelegenheiten des Leibes aus. So wusste er, dass der männliche Samen aus dem rechten Hoden stammte, der weibliche aus dem linken und dass Zwillinge entstanden, wenn sich die Samen nicht einigen konnten. Er wusste, dass die Pastoren nichts davon hören wollten, wenn der Samen nicht den Weg nahm, den die Natur für ihn vorgesehen hatte. Vor allem wusste er, welche Kräuter dafür geeignet waren, die Frucht des Leibes aus dem Schoß zu vertreiben. Einiges davon hatte ihm sein früherer Lehrherr beigebracht. Das meiste wusste er von seiner Frau, mit der er darüber jedoch kaum jemals sprach, denn Trine Deichmann war es untersagt, Mittel anzuwenden, die in den natürlichen Ablauf der Dinge eingriffen.

Trine Deichmann war eine von vier Frauen, denen der Magistrat von Lübeck einen Sold für ihre Arbeit zahlte. Diese Frauen von gutem Ruf und guter Hand halfen Schwangeren in der schweren Stunde und 14 Tage danach. Ihre Klientel waren reiche Frauen genauso wie arme. Trine Deichmann war am längsten im Amt, deshalb oblag es ihr, die Kolleginnen einzusetzen, sodass jede gleich viel Arbeit hatte.

Hebammen mussten selbst Kinder geboren haben. Von ihnen wurde also erwartet, dass sie verheiratet waren. Außerdem erwartete man, dass der Gatte einen seriösen Beruf ausübte. Gastwirt war keiner der drei seriösesten Berufe. Aber die *Fluchbüchse*, das Deichmannsche Gasthaus, gehörte zu den besseren der Stadt, und Joseph war klug genug, um auf manierliche Umgangsformen und Trinksitten zu achten. Bei ihm kehrten die Wohlhabenden und Beamten ein. Ja, es war vorgekommen, dass Joseph den Herrn Bischof begrüßen konnte, was keine Selbstverständlichkeit war, denn die Geistlichkeit führte seit Langem einen heldenhaften, aber vergeblichen Kampf gegen die Trunksucht der breiten Schichten. Ihren sinnfälligen Ausdruck fand die wilde Zecherei in der Praxis des Zutrinkens, einer geselligen Sitte, der sich kein Gast bei Gefahr für Leib und Seele verschließen mochte und die zielstrebig zu Volltrunkenheit mit ihren teils vergnüglichen, teils aggressiven Auswirkungen führte. In die sogenannte Fluchbüchse zahlte jedermann drei Pfennige ein, der die Regeln gesitteten Benehmens übertreten hatte. Der Inhalt der Büchse wurde regelmäßig an die Armen der Stadt ausgeschüttet.

Der jungen Person, Elsa Peurin, die am Vormittag vorsprach, trat Trine freundlich, aber abwartend gegenüber. Was Elsa, Frau des Schiffszimmerers Florian Peurin, als Erklärung für ihren Wunsch vorzubringen hatte, gefiel Trine nicht übel, zumal Elsa trotz ihrer Jugend schon auf Erfahrung in heilkundigen Angelegenheiten zurückblicken konnte. Bis vor einem Jahr hatte sie in einem Dorf in Mecklenburg gelebt, bevor sie ihrem Mann in die Stadt gefolgt war, wo er auf der Werft Beschäftigung gefunden hatte. Rosländer, der Reeder mit den guten Beziehungen zu den Holländern, drehte ein großes Rad, seitdem er sich Anteile des Transports an allerlei Gütern von Holland, Brügge und England über Lübeck in den Osten und Norden gesichert hatte. Hering, Wein, Salz, Tuche natürlich.

Elsa bewies großes Wissen in allen Angelegenheiten der Geburt, der Geburtskomplikationen und des folgenden Wochenbetts. Von Trine befragt, worauf sich ihre Kenntnis gründete, sprach sie von weisen Frauen in ihrer Familie und im Dorf, denen sie von früher Jugend an zugehört und auf die Finger gesehen habe. Trine wurde aufmerksam, sie legte keinen Wert darauf, das Dorf in die Stadt zu verpflanzen. Sie wollte keine Kräuterfrau mit einer Arbeit betrauen, für die gesichertes Wissen erforderlich war und keine zweifelhaften Kenntnisse in der Verwendung von Eisenkraut, Kampfer, Hanf, Dill und Schierling.

»Ich weiß, worauf Ihr anspielt«, sagte Elsa Peurin lächelnd.

»Es wäre mir lieber, Ihr wüsstet es nicht.«

»Aber muss eine Bademome nicht auch Kenntnisse in den unerwünschten Künsten besitzen?«

Elsa Peurin zögerte nicht, über Abtreibung und die Wege dorthin zu sprechen, machte jedoch deutlich, dass sie für solche Handlungen nicht zur Verfügung stehen würde. Vielmehr sprach sie über den rechten Glauben und Gottes Willen, keine Unterschiede zwischen den Menschen zu machen. »Schickt mich gerne zu den Ärmsten der Armen. Ich werde ihnen von allem, was ich weiß und kann, das Beste geben.«

Trine Deichmann war es nicht unlieb, eine Person zur Verfügung zu haben, die die Sprache der einfachen Menschen sprach. Es war die Sprache, die man in den Armenvierteln der Stadt antraf. Katharina, die in der letzten Nacht ins Haus des Salzkaufmanns gekommen war, um ihren Unmut loszuwerden, stammte aus Hamburg, einer Stadt, die sich nicht mit Lübeck messen konnte, aber eben einer Stadt. Obwohl frei von Dünkel, kam Katharina mit vielen Wöchnerinnen nicht zurecht. Mehr als einmal war es im Vorfeld der Entbindung zu Streit und Hader gekommen. Mehr als einmal hatte Trine Deichmann schlichtend eingreifen müssen, meist in der Weise, dass sie Katharina abgezogen und eine andere Bademome mit der Aufgabe betraut hatte.

Am Ende verteilte Trine Deichmann die bittere Medizin. Sie teilte Elsa Peurin mit, dass die vier städtischen Hebammenplätze derzeit belegt seien.

Darauf sagte Elsa: »Ich hörte, dass einer Frau in letzter Zeit nicht ganz wohl ist.«

Das traf zu. Elsa musste sich also vorher umgehört haben, denn Trine glaubte nicht, dass sie zufällig von der Krankheit der Emma Tüschen Kenntnis erhalten hatte, zumal Emma alles darauf anlegte, ihre Krankheit nicht publik werden zu lassen. Seitdem ihr Mann gestorben war, war sie auf jeden der 80 Gulden angewiesen, die sie für ihre Arbeit erhielt. Trine hielt ihr in jeder Weise den Rücken frei und hoffte, dass Emma sich wieder fangen würde. Deshalb machte sie der Anwärterin keine Hoffnung und war überrascht, als Elsa immer noch nicht aufgab. »Ich würde auch mitgehen«, sagte sie. »Die rechte Hand sein, helfen, wo Hilfe nötig ist.«

»Ohne Geld?«

»Der Lohn ist wichtig und auch gerecht. Auch er ist nicht alles.«

Elsa Peurin verstand es, ihre Worte gut zu setzen. Dennoch war Trine nicht wohl. Etwas an der Anwärterin ging ihr gegen den Strich, und sie atmete auf, als sich Elsa endlich verabschiedete.

Am ersten Tag des neuen Jahrhunderts waren die Kirchen der Stadt gefüllt wie selten. Die sechs großen Gotteshäuser kannten naturgemäß nur ein Thema: den Beginn einer neuen Ära, das Ende der alten und das ewige Fortschreiten der Zeit vor dem begrenzten Horizont des Menschen. Die wegweisenden Predigten waren im Rahmen der mitternächtlichen Gottesdienste gehalten worden. Im Dom hatte der Bischof zu Demut angesichts einer Schöpfung aufgerufen, der sich viele Menschen zu bemächtigen glaubten, bevor sie am Ende ihres Lebens erkennen müssten, wie klein ihr Anteil war und wie verwegen der Versuch, sich zu erheben.

Trine Deichmann war eine fromme Frau, niemand kam direkter mit dem größten Wunder des Lebens in Berührung. Wer anders als ein göttlicher Wille konnte den winzigen Gestalten Leben eingehaucht haben? Wer sonst sollte diese Macht besitzen? Die Fürsten? Menschen gab es länger als Fürsten. Die Pastoren? Trine kannte zu viele von ihnen, um das für möglich zu halten. Vielleicht hatte es einst eine Frau gegeben, die als Erste von allen Frauen aller Zeiten ein Kind auf die Weise zur Welt gebracht hatte, wie man es jetzt gewöhnt war. Vielleicht waren die kleinen Menschen bis dahin auf andere Weise zur Welt gekommen, in einem Ei oder durch bloßes Wünschen. Trine war weit zurückgegangen in der Geschichte der Menschen – weiter, als Joseph ihr zu folgen imstande war. Auf diesem Feld war sie allein, aber sie fühlte sich nicht einsam. Denn ob es so war oder sich anders zugetragen hatte, heute erleichterte sie kleinen Menschen den Weg auf die Welt und half ihren Müttern, die schweren Stunden zu meistern. Darauf war sie stolz. Sie hatte es in der Stadt zu einer Position gebracht, die ihr behagte. Trine Deichmann konnte selbstständig arbeiten, verantwortlich war sie allein einem Gremium patrizischer Frauen. In anderen Orten waren die Hebammen einem städtischen Arzt unterstellt. In ihrer Anfangszeit hatte Trine Ärzte kennengelernt. Ihre Unkenntnis auf allen Gebieten, die den Körper von Frauen, Geburt und Wochenbett betrafen, hatte sie schockiert. Die besseren Vertreter unter den Ärzten akzeptierten die traditionelle Aufgabenverteilung als beste Lösung für die, auf die es ankam: die schwangeren Frauen. Doch es gab auch andere Ärzte, sie betrachteten Hebammen als Konkurrenz und wollten für alle medizinischen Bereiche allein zuständig sein. Hebammen waren bei ihnen bestenfalls geduldet. Auch in Lübeck hatte es Jahre gegeben, in denen das Monopol der Hebammen auf der Kippe gestanden hatte. Am Ende war es der Einfluss patrizischer Frauen gewesen, der den Ausschlag gegeben hatte. Wenn sie kurz vor ihrer schweren Stunde standen, forderten sie eine Hebamme an und keinen Arzt. Sie taten das nicht, weil sie die Kenntnisse beider Parteien nüchtern und sachlich abgewogen hatten. Sie taten es, weil sie sich in Gegenwart einer Frau wohler fühlten. Es hatte dann einen spektakulären Todesfall gegeben – Roswitha Baas, Frau eines angesehenen Zuckerbäckers. Verantwortlich dafür war ein Medicus, den die Geburtssituation in Panik versetzt hatte, sodass er halb ohnmächtig aus dem Raum getaumelt war. Als eine Hebamme zur Stelle war, hatte Roswitha schon zu viel Blut verloren.

Die Hebamme war die junge Trine Deichmann gewesen. 12 Stunden hatte sie um das Leben von Mutter und Kind gekämpft. Damals hatte Trine noch nicht in städtischen Diensten gestanden. Als die Stadt eine neue Hebamme suchte, musste sie sich nicht bewerben. Sie wurde gebeten, das Amt zu übernehmen.

St. Aegidien war die kleinste Kirche der Stadt, Trine kam gern hierher. Einmal im Jahr gelang es ihr, Joseph zum Mitkommen zu bewegen, obwohl er Müdigkeit wegen der langen Nacht in der Gastwirtschaft vorschob. Sie hatten keinen weiten Weg.

Vom Gottesdienst bekam Trine nicht viel mit. Die vorgeschriebenen Bewegungen erledigte sie in halber Trance. Ab und zu rüttelte sie an Josephs Arm, worauf sein nach vorn gesunkener Kopf sich schuldbewusst zu ihr drehte. In Gedanken war sie im Haus des Salzkaufmanns. Der Auftritt von Heinrich Schelling hatte Trine mitgenommen. Der Tod war nicht das Ende der Welt, jede Hebamme ging mit ihm um und ertrug ihn, ohne zu verzweifeln. Aber zu dieser Familie gab es Beziehungen. Trine verstand Emma Tüschen, die es strikt ablehnte, in Häuser von Bekannten, Nachbarn und Verwandten zu gehen. Wenn man begann, mitzufühlen, war man angreifbar. Im Grunde hätte sich Trine jetzt erholen müssen, ausschlafen, essen, trinken, den Beginn des neuen Jahres feiern. Stattdessen dachte sie an die Kinder, Lili und den kleinen Paul. Schelling würde nicht so schnell wieder heiraten, auch nicht der Kinder wegen, zumal Lili schon 13 war und damit fast erwachsen.

Der Strom der Gläubigen quoll ins Freie. Das neue Jahrhundert war in aller Munde. Den Salzkaufmann entdeckte Trine im letzten Moment. Er saß in einer der hintersten Bänke, die man gemeinhin mied, weil es hier zog wie Hechtsuppe und es trotz der manierlichen Ausmaße des Kirchenraums weit war bis zur Kanzel. Der Kaufmann sah übermüdet aus. Er saß aufrecht, aber er wirkte nicht so, als würde er auf etwas Bestimmtes schauen. Die Frau neben Trine stieß ihrem Begleiter in die Seite und wies ihn auf den Mann in der Bank hin. Wussten sie es schon? Die Geschwindigkeit, mit der sich in Lübeck Neuigkeiten herumsprachen, war rasant. Schelling war ein prominenter Bürger. Man nannte ihn den Salzbaron, ein Ehrentitel, vom Vater übernommen, um dessen Erhalt der Filius hart kämpfen musste, denn die Konkurrenz war groß. Doch das Haus Schelling befand sich nicht auf dem absteigenden Ast. Als Mitglied des Magistrats setzte sich Schelling für das Wohl der Stadt ein. Er hatte die neue Bebauung durchgesetzt, seiner Frau hatten viele Arme, Witwen und Waisen Unterkunft und Verpflegung zu verdanken. In der letzten Zeit hatte sie die Errichtung von Stiftshöfen unterstützt, Wohnanlagen, in denen die Armen Aufnahme finden sollten.

Nach einem Schicksalsschlag wie dem der letzten Nacht war die Kirche ein angemessener Aufenthaltsort. Dennoch wunderte sich Trine Deichmann. Ihr war bekannt, dass der Salzkaufmann ein Freigeist war, ein milder Spötter, wenn es darum ging, naive Gläubigkeit zu geißeln. Auf seiner Fahne stand Vernunft. So wie er seine Firma führte, wollte er die Stadt und am liebsten das ganze Land regiert sehen. Die Religion stand da nur im Wege.

Einen Moment zögerte Trine. Sollte sie sich neben ihn setzen? Sie verzichtete darauf und nicht nur deshalb, weil Joseph mit Macht nach Hause strebte. Es war eine Aura um den Mann in der Kirchenbank, in die niemand eindrang.

Trine Deichmann spazierte Richtung Westen zum Heiligen-Geist-Hospital, Joseph, obwohl bereits leise grummelnd, blieb an ihrer Seite. Ständig erwiderten sie Grüße – von Menschen in vornehmer Kleidung und von anderen. Das Mädchen mit dem Tuch vorm Gesicht grüßte nicht, die junge Frau rempelte Trine grob an und eilte weiter ohne ein Wort der Entschuldigung.

3

Der Weg der Verhüllten durch die Gassen verlief auch im Weiteren nicht ohne Karambolagen. Es war nicht ersichtlich, ob sie vor etwas floh oder auf etwas zueilte. Sie verließ die besseren Viertel und wandte sich der Vorstadt zu, wo die Menschen schlechter gekleidet waren und Schweine zwischen den eng stehenden Häusern herumliefen. Die verhüllte Frau war in unauffälliges braunes Tuch gekleidet. Nur wer genau hinsah, konnte erkennen, dass dieses Tuch von feiner Qualität war. Mehrere Male bog sie ab und zögerte niemals. Als die Stadtmauer in Sicht kam, wandte sie sich nach rechts, lief zwischen zwei Häusern hindurch auf den Hinterhof und klopfte an die Tür eines schmalen, zweigeschossigen Gebäudes, das – obwohl nicht alt, dennoch windschief – mit einem halben Dutzend identischer Fassaden den Eindruck von Reihenhäusern vermittelte. Der Junge, der öffnete, trug ein schneeweißes Hemd mit einem kirschroten Fleck auf der Brust. Die Besucherin erschrak, aber da stand schon der Vater neben dem Kind und sagte, indem er einladend ins Innere wies: »Wir wissen, wie man ein neues Jahrhundert begrüßt.«

In der niedrigen Stube hielten sich mehr als ein Dutzend Menschen auf, bis auf eine erwachsene Frau und ein beinahe erwachsenes Mädchen alles Kinder. Das Jüngste konnte noch nicht laufen, das Älteste mochte 14 sein. Wiewohl alles in diesem Haus Armut atmete, waren die Kinder sorgfältig gekleidet. Alle Moden, die in den letzten 50 Jahren durch die Stadt gegangen waren, fanden sich an den schmächtigen Körpern wieder: knappe Hosen, überlange Kleider, Umhänge, seitlich geschlitzte Jacken, breite Gürtel mit imposanten Schnallen, Kapuze, Barett, Schleier, Haube.

»Ach, das ist schön!«, rief die Besucherin und wickelte sich aus dem Tuch. Zum Vorschein kam eine junge Schönheit, deren klassische Züge nur von der gen Himmel ragenden Nase nivelliert wurden. Die gelockten Haare waren eine Pracht, und das braune Samtkleid war kostbarer als alle anderen Kleidungsstücke im Raum zusammen.

Die älteste Frau erhob sich vom unbequemen Stuhl. Die wenigen Schritte zur Besucherin fielen ihr schwer und verzerrten das Gesicht, das plötzlich verhärmt aussah, während der Hausherr wie ein Hagestolz hin und her eilte, nach einem Kind schnappte und es der Besucherin präsentierte wie einen besonders wertvollen Hahn.

Die Frau knickste vor der Besucherin. »Lasst das doch«, sagte die verschämt. Sie zog die Frau auf die Beine zurück, wobei die Ältere ins Wanken kam. Aber sie fing sich gleich wieder.

»Sie haben das Gehorchen im Blut«, tönte der Mann, der nun einen weit ausladenden Hut mit Feder trug. Herablassend tätschelte er die Schulter der Frau und drückte ihr einen Kuss auf die blasse Wange. Die Frau hustete, der Anfall schüttelte ihren ausgemergelten Körper, dessen Knochigkeit durch das weite Kleid kaschiert wurde. Aber ihr Gesicht konnte nichts kaschieren und den Husten auch nicht.

»Behandelt mich wie eine von Euch«, sagte die Besucherin zu der Frau.

Die prallte zurück wie vor einer Zumutung. »Eine Prinzessin und eine wie ich … Das ist nicht Euer Ernst.«

Die Prinzessin schritt im Raum herum und studierte die Bilder, die alle Wände bedeckten. Ohne zu zögern packte der Hausherr den adligen Besuch am Arm und deutete nach oben. Angesichts des an die Decke genagelten Bildes klatschte die Prinzessin in die Hände. »Auf was für Ideen Ihr kommt!«, rief sie. »Ich habe es gut mit Euch getroffen.«

»Glaubt nur nicht, dass Ihr auf Euern Schlössern das Monopol auf Deckenbilder habt«, sagte der Mann. »Man muss es nur tun. Man muss überhaupt alles tun, wonach einem ist. Nur so kommt Neues in die Welt.«

Er ging zum Schrank und zog zwei Leinwände hervor: einen wolkenverhangenen Himmel und eine Nacht mit Sternen, die glänzten, als würden kleine Kerzen brennen. An der Decke verbreitete die Sonne goldenes Wohlbehagen. »Je nach der Stimmung«, sagte der Mann. »Ist dir dunkel, muss Helligkeit an den Himmel des Raums. Ist dir zu wohl zumute und findest du keine Ruhe, hilft dir der Himmel aufs Nachtlager. Ist es nicht so, meine Liebe?«

Die marode Frau erhielt den nächsten Schmatzer. Währenddessen umringten die Kinder das Paket, das die Prinzessin auf dem Tisch abgestellt hatte. Die Besucherin nahm ein kleines Mädchen auf den Arm. Es trug Spitzen und eine kleine Krone und seine Nase lief.

»Dich möchte ich malen«, sagte die Besucherin und liebkoste das Mädchen. Bald wies ihr Ärmel einen Streifen Schnodder auf, silbrig und glänzend wie Schneckenschleim im Gegenlicht.

»Es kommt darauf an, was man daraus macht«, sagte der Mann mit dem Riesenhut und spreizte sich eitel vor einem unsichtbaren Spiegel. Die Prinzessin öffnete das Paket. Den Kindern die Torte präsentierend, sagte sie: »Ich wünsche Euch ein schönes neues Jahr.«

Drängelnd, schubsend und schlagend fielen sie über das Törtchen her. Die Mutter unternahm einen schwachen Versuch, dirigierend einzugreifen, gab das aber schnell auf.

»Es stammt von der Tafel«, sagte die Prinzessin zum Hausherrn.

»Wie hat der Fürst die neue Ära gefeiert?«, fragte der.

»Wie auch sein Großvater den Beginn der letzten Ära gefeiert hat, denke ich. Man trinkt viel, man isst viel. Man tanzt und lacht und ...« Ein Blick auf die Kinder, und sie stockte.

Stattdessen kam sie endlich zum Thema: »Ich fühle mich inspiriert«, sagte sie und legte beide Hände auf ihre linke Brust.

»Welch herrliche Geste«, rief er. »Wenn die Frau ihrer Natur als geborene Künstlerin Raum gibt, herrlich. Dürfte ich das noch einmal sehen?«

Als die Tür hinter seiner Frau zuschlug, entspannte er sich. »Es ist manchmal nicht leicht mit ihr«, sagte er und klang mühselig und beladen.

»Die neue Zeit, das neue Glück«, sagte die Prinzessin. »Ihr habt mir so viel beigebracht in den letzten Monaten.«

»Ihr macht große Fortschritte«, behauptete der Hausherr. »Noch ein Jahr oder sagen wir zwei bis drei, und ich werde überflüssig sein.«

»Ihr übertreibt«, äußerte die Prinzessin geschmeichelt.

»Dazu bin ich nicht imstande. Ich sage, wie es ist. Ich male ja auch, wie es ist.«

»Seht Ihr, und das will ich auch.«

Anstatt die Gelegenheit zu nutzen, die süßen Düfte der zentimeterdicht vor ihn hingetretenen Prinzessin einzuatmen, glotzte er blöde und prallte, als die Prinzessin fortfuhr, überrascht zurück. »Ich möchte das Leben malen«, sagte sie. »Ihr habt mir die Grundlagen der Malerei beigebracht. Jetzt möchte ich das Leben malen.«

Er scheuchte die Kinder aus dem Raum, das letzte bekam einen Tritt mit auf den Weg.

Dann bat er die Prinzessin, auf dem Sofa, dem einzigen gepolsterten Sitzmöbel, Platz zu nehmen.

»Ich glaube, ich verstehe nicht«, sagte er.

»Das Leben«, wiederholte die Prinzessin bebend. »Das Leben in seiner ganzen Breite und Tiefe.«

»Und Höhe. Vergesst mir die Höhe nicht.«

»Wie könnte ich. Ihr bringt es mir ja bei. Aber immer nur Blumen, das ist mir auf Dauer doch etwas langweilig.«

»Vergesst die Porträts nicht!«, rief er mit routiniertem Enthusiasmus, während sein angefeuchteter Zeigefinger einige Zuckerkristalle auftupfte.

»Ja, ja, natürlich. Porträts. Sehr schön. Und ich freue mich auch drauf.«

»Ihr werdet Euren Vater, den hochverehrten Fürsten, in Öl bannen.«

»Das Leben«, flüsterte sie, und der Künstler dachte gereizt: Wovon redest du ständig, du Geldsack?

Die Prinzessin, die seit vier Monaten vom Künstler Malunterricht erhielt, wollte nicht mehr nur die Themen pinseln, die die Tradition für dilettierende adelige Töchter vorsah. Es zog sie in die Historienmalerei, zu Schlachten und Szenen aus der Geschichte. Der Künstler war entsetzt und angeekelt. Er ertrug schlecht gemalte Blumen nur mit äußerster Selbstverleugnung. Aber schlecht gemalte Menschen!

»Eure Hoheit sollten sich das gut überlegen«, sagte er. Alle zwei Wochen brachte ihn eine Kutsche des Fürsten auf dessen Stammsitz 30 Kilometer östlich von Lübeck. Zwei Tage arbeitete er dann mit der Prinzessin zusammen, unterbrochen von einer Nacht in fürstlichen Daunen, benebelt von göttlichem Rheinwein und erdenschwer von einem elfgängigen Essen, in dessen Verlauf er der Hofgesellschaft seine künstlerischen Theorien vorstellte und heimlich betete, dass sich in irgendeinem Gut oder Schlösschen noch die eine oder andere blutjunge Prinzessin verstecken mochte, die es aus der Langeweile ihrer privilegierten Existenz auf künstlerische Höhenflüge zog, für die dem Künstler kein besserer Lehrer einfallen wollte als er selbst. Es gab da auch ein Zimmermädchen auf dem Schloss, Véronique, drall, bieder und mit dem pflichtschuldigen Respekt gegenüber Männern der Kunst ausgestattet. Es bedurfte nur noch eines letzten, winzigen Schrittes, dann würde sie für ihn ihr Mieder lösen und er würde eintauchen in die unendliche Tiefe, die ihn seit seinem 13. Lebensjahr mehr als alles andere auf der Welt reizte. 14 Kinder, von denen noch 11 lebten, alle von derselben Frau, sowie zwei bis fünf Bastarde, über deren wahre Zahl er keine Minute Schlaf vergeudete – das waren die beweglichen Bilder, an deren Herstellung er mit Verve gearbeitet hatte. Was auf Leinwände passte, schluderte er hin, begabt zwar, doch nicht genial. Nur mit Chuzpe hatte er es geschafft, bis in die Salons von Lübeck vorzudringen und nun auch endlich ins Schloss des Fürsten. Das hatte ihn die Sympathie einiger Bürger gekostet, die Fürsten und ihre Lebensart für ein Überbleibsel der Vergangenheit hielten, doch er musste abwägen: zwei kleine Kunden verlieren und dafür einen kompletten Hofstaat als Kunden gewinnen. Nichts war lukrativer als die Sippe des Fürsten. Hier sah der Künstler Auskommen und Sicherheit für alte Tage.

Nur deshalb erlaubte er der Prinzessin, ihre wahnwitzigen Vorstellungen vor ihm auszubreiten. Als schon längst keine Zuckerkrümel mehr zu sehen waren, schmeckte seine Fingerspitze immer noch süß. Ein Zuckerbäcker hatte einst zu seinen Kunden gehört, bekannt für sein Marzipan und seine mannshohen allegorischen Torten, die er nach der griechischen Mythologie gestaltete und für seine besten Kunden mit unanständigen Szenen anreicherte, in denen üppige Gräfinnen und ihre Schoßhündchen gar süß anzuschauen waren.

Die Prinzessin träumte vom Leben, vom wirklichen Leben, demjenigen der armen Menschen, die nicht das Glück hatten, Mitglied des Hofstaats zu sein. »Meint Ihr etwa Faulpelze?«, fragte der Künstler scheel, denn er litt unter der Vorstellung, man würde auf ihn anspielen.

Aber sie schwärmte immer weiter, die Jüngste des Fürsten, des größten Grundbesitzers weit und breit, von den spannenden Gefahren der Armut, der aufregenden Todesnähe der Krankheit, der herrlich abstoßenden Wunde der Entstellung, den unauslotbaren Tiefen der Sucht. Währenddessen dachte der Künstler ergeben: Kalligrafin könntest du werden, meinetwegen sogar Bildhauerin, Stickerin, Medailleurin. Blumen und Porträts, bisher waren alle Prinzessinnen damit zufrieden. Warum nicht du?

Und dann geschah es. Angefacht vom Schwung ihrer Rede mit den halb verdauten Wünschen und kaum in Worte zu fassenden Zielen, legte die Prinzessin ihre Hand auf den Unterarm des Künstlers. In dieser Sekunde verliebte sich der Künstler in die junge Frau, die jünger war als seine älteste Tochter. Plötzlich sah er sie mit anderen Augen, nicht mehr nur als schöner Sack, aus dem die Gulden springen, sondern als nackten Leib, der darauf brannte, vom Künstler in einer anderen Kunst als der Ölmalerei unterwiesen zu werden. So schön das Zimmermädchen war, schön und risikolos, so reizvoll erschien ihm nun die andere Möglichkeit. Große Risiken erforderten großen Mut, und wer wäre besser dafür geeignet gewesen als er, Adam Kropf, Maler nach der Wirklichkeit, die das Gleiche war wie die Wirklichkeit des zahlenden Kunden. Vielleicht war doch noch nicht alles ausgelotet im Leben. Vielleicht war doch noch einiges möglich: die Vereinigung von Kunst und Körper, Führung und Unterwerfung, Pinsel und Becher.

»Krüppel will ich«, rief die Prinzessin und sprang auf. »Krüppel und Entstellte. Sieche und Schwindsüchtige. Zeigt mir das andere Ende der Welt und ich will Eure gehorsame Schülerin sein.«

4

Jütte merkte es als Erster. Um acht Uhr in der Frühe hatte der Stecknitzfahrer das Bureau betreten. Fünf Minuten später begann Jütte unruhig zu werden. Er war seit 21 Jahren in der Firma. In dieser Zeit hatte er nicht erlebt, dass der Salzkaufmann morgens zu spät gekommen war. Die schwere Zeit vor 11 Jahren, in der sich der Streit mit Schellings Schwester so unschön zugespitzt hatte, zählte er dabei nicht mit. Der Besucher erhielt Butterkuchen und starken Kaffee und gab sich damit zufrieden. Vor dem Genuss erwies er der Frau des Salzkaufmanns die Ehre. Wenn er sich über die Anwesenheit des halbwüchsigen Mädchens im Aufbahrungszimmer wunderte, ließ er es sich jedenfalls nicht anmerken.

Jütte stürmte in das erste Stockwerk. Er kannte sich in den Privaträumen der Schellings aus. Zwischen ihm und der Familie hatte sich mit den Jahren ein Verhältnis entwickelt, das weit über die Beziehung zwischen einem Kaufmann und seinem Angestellten hinausging. Jütte gehörte nicht zur Familie – diese Intimität war ihm nie angetragen worden, und er hätte sie auch entschieden abgelehnt. Er wusste, wo sein Platz war und fühlte sich dort wohl. Aber die Kinder hingen mit großer Zutraulichkeit an ihm. Die Schätze des Bureaus – fette Tintenfässer, große Bücher, aufregende Bilder – hatten sie durch den Bureauvorsteher kennengelernt. Manches, was ihnen Schelling präsentieren wollte, hatten sie längst durch Jütte erfahren, aber Paul hatte sich verplappert – »Hast du nichts anderes? Das hat mir doch schon Jütte gezeigt«, und damit seinen beleidigten Vater kurzzeitig gegen den Bureauvorsteher aufgebracht.

In der Küche wirkte die Magd. Blitzschnell stand ein Becher mit Kakao vor Jütte, der nicht so fix ablehnen konnte, wie die

Magd darauf brannte, ihre Gäste zu bewirten. Und dann Kakao! Wertvoller als Wein, süßer als Honig, fett im Geschmack und heiß, ein Becher Sünde, der den Verteidigungswillen erlahmen ließ und aufrechte Menschen, wie Jütte ohne Zweifel einer war, zu Marionetten degradierte.

»Ja, es ist himmlisch«, sagte er. »Und wenn sie es erfahren, werden sie dich aus dem Haus werfen.«

Die Magd bedachte ihn mit dem hochnäsigen Blick einer Frau, die hier zwei Jahre ihren Dienst versah und im Glauben lebte, alles zu kennen, alles zu wissen und mögliche Entwicklungen rechtzeitig erkennen zu können. Natürlich war eine Kostbarkeit wie Kakao nicht für Jütte vorgesehen. »Aber in diesen dunklen Tagen müssen wir jede Freude suchen, die wir finden können«, sagte die Magd. »Es ist alles so schrecklich.«

Sie fand es schrecklich, dass Lili seit gestern am Bett der toten Mutter saß und es nur verließ, um die Latrine aufzusuchen. Die Magd hatte den Vater alarmiert, der hatte mit Lili gesprochen, aber die hatte nicht geantwortet, nur ihre kalten Hände auf seine Hand gelegt. Und angesehen hatte sie ihn mit diesem Blick, dem er nicht gewachsen war.

Lili war fast nie allein im Raum. Wenn die Frau eines stadtbekannten Bürgers verstarb, setzte ein Defilee ein, getragen von aufrichtiger Trauer und aufrichtiger Neugier. Allerdings wurde es nicht so laut und leidenschaftlich wie bei katholischen Leichen. In Lübeck erwies man den Toten mit Ruhe und geneigten Köpfen die letzte Ehre. Aber auch hier hatte man gern den überlebenden Gatten in greifbarer Nähe, um ihm die Hand zu schütteln und sein Sprüchlein aufzusagen.

Heinrich Schelling stand dafür nicht zur Verfügung. Eine Stunde hatte er durchgehalten, in der er erstarrt war und am Ende fluchtartig erst den Raum und dann das Haus verlassen hatte. Der Familie und den Freunden würde er nicht entkommen, das war ihm bewusst. Aber er musste nicht den Grüßaugust für Leichenbittermienen spielen. Martha würde ihn verstehen, so wie sie ihn immer verstanden hatte.

»Sie sitzt immer noch da«, berichtete die Magd. »Ich habe ihr etwas zu essen gebracht. Ich glaube nicht, dass sie mich überhaupt gesehen hat.«

Immerhin hatten sie es zu zweit geschafft, das Kind in Decken einzuwickeln. Martha Schelling lag in einem Raum, in dem keine 10 Grad herrschten.

Jütte erkundigte sich bei der Magd nach Schelling. Die hatte ihn heute noch nicht gesehen. Das war ungewöhnlich, aber sie schrieb es den Umständen zu. Einerseits war das eine vernünftige Einschätzung, andererseits verringerte sie Jüttes Bedenken in keiner Weise. Er bat sie, ins Schlafzimmer zu gehen. Sein Gesichtsausdruck legte ihr nahe, dies zügig zu tun.

Als Jütte allein in der Küche war, trat er an den Herd und wärmte seine Hände. Dies war der zweite Winter, in dem er Füße und Hände kaum noch spürte. Nach dem Erwachen brauchte er mehrere Minuten, in denen er seine Finger massierte und seine Füße durch Hin- und Hergehen ins Leben zurückholte. Wenn das Blut wieder zu strömen begann, hatte er das Gefühl, als würde es knistern. Jütte wohnte in einem Haus, das an der Trave stand. Er führte seine Beschwerden auf die Nähe des Wassers zurück. Der Medicus, zu dem er schon lange ging, hatte Aqua vitae verordnet, jedes Mal einen Becher Branntwein, wenn die Kälte kam. Diese Medizin sei gleichzeitig gut gegen Krebs und Fisteln und könne auch äußerlich angewendet werden. Das traf zu, aber man stank danach wie eine Gastwirtschaft. So hinfällig fühlte sich Jütte denn doch nicht. Er war zu einem Kräuterweib gegangen, in der Apotheke wurde nach ihren Anweisungen eine Mixtur zusammengestellt, die Jütte als Tee trank. Das tat ihm gut, nur wusste er nicht, ob es an der Hitze lag oder am Inhalt.

»Er ist nicht da.« Die Magd hatte alle Räume durchsucht, sie war bis ins Dach hinaufgestiegen. Jütte fiel auf, dass ihre Wangen mehr Farbe hatten als vor 10 Minuten. Die Magd liebte solche Situationen. Etwas fiel aus der Ordnung und sie durfte Türen öffnen, für die sie sonst eine gute Ausrede brauchte. Sie wusste nichts von auswärtigen Verabredungen Schellings. Zum letzten Mal gesehen hatte sie ihn gestern am mittleren Abend. Sie nahm es auf sich, Lili zu befragen und bekam keine Antwort. Paul, der früh morgens zu einer Tante gebracht worden war, konnte nicht befragt werden. Immer stärker gefiel sich die Magd in ihrer Rolle als Nothelferin. Jütte behauptete gegen besseres Wissen, dass Schelling dann wohl aufs Rathaus gegangen war. Das glaubte nun wiederum die Magd nicht. Die Erkenntnis, dass die Herrin tot und der Herr verschollen war, stachelte ihren Eifer an. Jütte spürte, was hier am häuslichen Himmel aufzog. Aber er nahm Mägde nicht ernst und musste zu seinem Besucher.

Vorher warf er noch einen Blick auf Martha Schelling. Sie war wirklich eine schöne Frau, nicht mehr jung, keineswegs, aber ihre Gesichtszüge waren edel und gut, wie bei allen Frauen aus ihrer Linie. Die Schellings verkörperten in dieser Ehe das bäuerlich-handwerkliche Element. Mehrere Generationen im Dienste am Salz hatten an den breiten Wangenknochen, der stets gekraust wirkenden Nase und der zur dauerhaften Röte neigenden Haut nichts verändert. Die Kinder schlugen nach der Mutter. Vom Vater war der Satz überliefert: »Es gibt also doch Gerechtigkeit auf Erden.«

Jütte nahm es auf sich, mit dem Stecknitzfahrer zu verhandeln. Der war in der Zwischenzeit der Fürsorglichkeit der Magd anheimgefallen und wirkte nicht mehr so kampflustig wie am Morgen. »Ich bin das nicht gewöhnt«, sagte er, wies auf den leeren Kuchenteller und rieb sich den flachen Bauch.

Stecknitz hieß das Flüsschen, das, aus dem Möllner See entspringend, oberhalb von Lübeck in die Trave mündete. Auf diesem Wasserweg fand seit mehr als 250 Jahren das Lüneburger

Salz seinen Weg nach Lübeck. Von Lüneburg bis Mölln wurde das in Fässer verpackte Salz auf dem Landweg transportiert. Ende des 14. Jahrhunderts trug der Rat der Stadt Lübeck der großen Bedeutung des Transportwegs Rechnung und veranlasste den Bau eines bis zur Elbe durchgehenden Wasserwegs, der den Weg des Salzes von Lüneburg vereinfachen sollte. Das Flüsschen Delvenau wurde so weit verbreitert, dass zwei sogenannte Stecknitzschiffe nebeneinander Platz fanden. Die Ufer wurden so bearbeitet, dass künftig getreidelt werden konnte: Mit Muskelkraft wurden die Schiffe gegen die Strömung gezogen.

In dem Vertrag von 1390, den die Stadt Lübeck und der Herzog von Sachsen, Engern und Westfalen schlossen, wurde die freie Schifffahrt auf dem Kanal garantiert. Doch den Lübeckern wurden Bau und späterer Unterhalt so teuer, dass sie darauf sannen, sich ein größeres Stück vom Privilegienkuchen abzuschneiden. Kühlen Herzens erklärten sie die Schifffahrt zu ihrem Recht. Den geldwerten Vorteil dieser Lösung hatten die Salzherren, das waren diejenigen Lübecker Kaufleute, zu deren Nachfolgern Heinrich Schelling gehörte. Sie waren die Eigentümer der 20 Meter langen und vier Meter breiten Stecknitzkähne. Das Personal auf den Kähnen besaß den Status lohnabhängiger Schifferknechte.

Mit den Stecknitzfahrern hatte es eine besondere Bewandtnis. Schon kurz nach der Eröffnung des Kanals schlossen sie sich zu einer Bruderschaft zusammen, die von ihrem wirtschaftlichen Hintergrund, vor allem jedoch von starker Religiosität geprägt war. Diese Kombination von materiellen und ideellen Interessen bildete einen wirkungsvollen Panzer gegen die Auseinandersetzungen der Zeit, die immer wieder mit den knauserigen Salzherren ausgetragen werden mussten. Streit zwischen den Parteien war in den letzten 200 Jahren zur Routine geworden, am Ende hatten noch jedes Mal die Stecknitzfahrer den Sieg davongetragen. Ihren Lohnforderungen wurde jedes Mal nachgegeben. Die Salzherren knirschten mit den Zähnen, aber ihnen fehlte die Alternative, denn die widerborstigen Stecknitzfahrer waren nicht besitzlos. Ihnen gehörten wesentliche Teile der Schiffsausrüstung, weshalb sich die Salzherren den Gedanken an den Einsatz von Streikbrechern aus dem Kopf schlagen konnten. Die Reformation im 16. Jahrhundert hatte das religiöse Leben im Norden umgewälzt und den Katholizismus zurückgedrängt. Doch die Religiosität der Stecknitzfahrer überdauerte den Wechsel der Zeiten.

Jütte, der Buchhalter, war ein frommer Mann, weil sein Vater ein frommer Mann gewesen war. Der Protestant hatte sein Leben der Pflichterfüllung gewidmet. Der Einsatz für das Salzhaus Schelling war seine Aufgabe für die Dauer seines Erdenlebens, und er hatte diese Aufgabe freudig auf sich genommen. Was davor war und was danach kommen würde, trieb ihn nicht um. Der Himmel lockte ihn nicht, die Hölle schreckte ihn nicht. Sünden mussten ihm nicht vergeben werden, weil Jütte keine beging. Dafür war weniger sein vorgerücktes Alter verantwortlich, sondern Fantasielosigkeit in den Bereichen von sinnlicher Leidenschaft und Trinklust. Er gab den Bettlern Geld, er sprach sich dafür aus, Wohnstifte für Arme einzurichten und die Siechenhäuser vor den Toren der Stadt mit dem Nötigsten auszustatten, damit sie ihrer Aufgabe gerecht werden konnten. Sein einziges Laster war die Lust auf Süßes, er empfand diese Schwäche als einigermaßen kurios für jemanden, der Jahr für Jahr als Deputat für seine berufliche Treue einen Sack Salz ins Haus geliefert bekam. Aber Jütte aß kaum Salz, seine Empfindlichkeit dagegen war enorm in einer Umgebung, in der man bei Tisch gern und reichlich mit der Messerspitze aus dem Salzfass schöpfte. Er schämte sich für seine Abneigung und wusste, dass er Unrecht tat. Aber er mochte einfach kein Salz im Mund haben. So tauschte er das begehrte Gewürz gegen Leckereien aus dem Bäckerladen, bei dem Jütte seit 20 Jahren sein Brot bezog.

Ein Schluck Branntwein half dem Magen des Stecknitzfahrers in ruhiges Fahrwasser. Doch was er dann zu sagen hatte, konnte Jütte nicht gefallen. Seine Leute forderten mehr Geld: Für jede Ladung von 6 1/3 Last Lüneburger Salz, worunter man gut 10 Tonnen zu verstehen hatte, wollte er künftig eine um 10 Prozent höhere Entlohnung. Jütte sagte: »Das ist Wucher.«

Der Stecknitzfahrer sagte: »Das ist gerecht.«

»Aber Ihr wisst, wie schwer wir es mit dem Tonnensalz haben.«

»Als es gut ging mit dem Salz, sollten wir nicht erhöhen, damit es gut blieb. Wo es schlecht geht, sollen wir nicht erhöhen, weil es schlecht geht. Nennt mir einen Zeitpunkt, an dem wir erhöhen dürfen, und wir werden darüber nachdenken.«

Jütte mochte den Besucher nicht mehr. Es war klar, dass sie nicht den Dümmsten schicken würden. Er wunderte sich sowieso, dass er nur einem Einzigen gegenübersaß, und wurde belehrt, dass die anderen Salzherren an diesem Vormittag ebenfalls Besuch bekommen hatten.

»Was treibt Euch um?«, fragte Jütte. »Haltet Ihr das für eine würdige Art, das neue Jahrhundert zu begrüßen?«

»Wir müssen nicht darüber belehrt werden, wie man richtig lebt. Wir lassen uns in unserer gottgefälligen Art nicht übertreffen.«

»In Eurer Gier nach Gulden auch nicht.«

»Hätte der Herr etwas gegen Geld gehabt, hätte er kein Geld erschaffen. Schon die Bibel sagt …«

Und es begann, was jeder Salzherr fürchtete, der sich mit Stecknitzfahrern in einem Raum aufhielt. Bibelfest, wie sie waren, hatten sie immer ein Zitat parat, mit dem sie ihre Unverfrorenheiten untermauerten. Natürlich gab es in der Bibel auch Stellen, die man den gierigen Burschen in den Schlund stopfen konnte, doch Jütte kannte diese Stellen nicht. Und Schelling ebenfalls nicht. Jütte glaubte nicht, dass die Bootsfahrer ein frommes Herz besaßen. Er hielt sie für Beutelschneider, erfüllt mit jüdischer Raffinesse, jüdischer Beredsamkeit und leider auch Charme, sodass man kaum eine Gelegenheit fand, mit dem Schwert des Zorns dazwischenzufahren. Leider war Jüttes Gegenüber auch kein kraftloses Bürschchen in der Kutte eines frommen Ordens, den man, wenn er einem auf die Nerven ging, mit einem Faustschlag in die Tiefen seiner Kluft versenken konnte. Stattdessen war er stämmig, die Brust meterbreit, die Arme eisern wie die Ausleger eines Krans im Hafen.

»Lasst uns über Geschäfte reden«, sagte Jütte, als dem anderen die Bibelstellen nicht ausgehen wollten. »Man hört wenig, dass Ihr mit Euerm vielen Geld fromme Taten tut.«

Nun war der Besucher beleidigt. Als geldgieriger Zeitgenosse wollte er nicht gelten und schilderte mit bewegenden Worten, was seine Bruderschaft für die greisen Bootsfahrer tat, für Witwen und Waisen und Hinterbliebene seiner Zunft.

So verbissen das Gespräch wurde, der Besucher vergaß doch nicht, um punkt 11 Hunger zu verspüren. Jütte peilte in der Küche die Lage und fand seine Befürchtungen bestätigt: keine Magd, keine Töpfe auf dem Feuer. In der Speisekammer bogen sich die Bretter unter der Last gepökelter Vorräte, Heringe, Schweinefleisch, Gänse vom Weihnachtsfest, Wild natürlich. Aber Jütte gönnte dem verfressenen Burschen die Spezereien nicht und führte ihn stattdessen in ein Gasthaus.

Man munkelte, dass Paris über 4.000 solcher Häuser besaß. In Lübeck waren es weniger, und von ihnen suchte Jütte, ohne zu überlegen, dasjenige des Joseph Deichmann aus. Es sah sauberer hier aus als anderswo. Jütte wusste nicht, ob das daran lag, dass Joseph nach der langen letzten Nacht des Jahres den Besen geschwungen hatte. Vielleicht lag es daran, dass sich das Deichmannsche Gasthaus morgen für die Dauer eines langen Abends in eine Herrentrinkstube verwandeln würde. So nannte man es in der Stadt, wenn die Ratsherren aus der trockenen Atmosphäre des Rathauses an Tische wechselten, die ihnen helfen würden, die langen Reden ihrer in ihr rhetorisches Talent verliebten Kollegen leichter zu ertragen.

Als man Platz genommen und das Dienstmädchen die Bierkrüge gebracht hatte, tat der Stecknitzfahrer plötzlich zögerlich, als würde er unter einem Darmverschluss leiden. Jütte stellte klar, dass er die Rechnung übernehmen würde und sah, wie im Gesicht seines Gegenüber die Sonne aufging. Eine Schale mit geräuchertem Fleisch kam auf den Tisch. Fisch wollte sich der Besucher versagen und behauptete, davon in seinem Leben genug gegessen zu haben. Angewidert sah Jütte zu, wie der Mann mit dem Salz aaste. Dann langte er selbst zu. So gehörte sich das. Außerdem war es für die innerliche Wärme gut. So nahmen der Schinken, das Bruststück vom Ochsen und auch die Ochsenzunge den Weg alles Irdischen, während Jütte die Solidarität der Lübecker Salzherren betonte, worauf der Bootsfahrer erwiderte: »Wetten würde ich an Eurer Stelle darauf nicht.«

Einen pikanteren Punkt hätte der andere nicht erwähnen können. Mit der Einigkeit der Salzherren war es nicht mehr weit her, seitdem das Lüneburger Salz seine Krise durchmachte und das Baiensalz aus Frankreich auf holländischen Schiffen heranrauschte, die mit jeder gelöschten Ladung die Preise der Lüneburger Konkurrenz ein weiteres Stück in den Keller brachten. Jütte begriff nicht, weshalb die Stecknitzfahrer nicht vorbehaltlos hinter der Lüneburger Fahne standen. Was brachte ihnen das Baiensalz außer der Aussicht auf Einkommensverluste? Wollten sie mit ihren kümmerlichen Booten künftig Nordsee und Ostsee befahren?

Während sich die Männer dem Schmorbraten zuwandten, safrangelb gekocht und so weich, dass die Zähne Ruhe hatten, erinnerte sich Jütte wehmütig an die goldenen Zeiten des weißen Goldes. Als Travensalz, schneeweiß und fein, war der Lüneburger Schatz von Lübeck aus in die nordischen Länder gegangen. 25.000 Tonnen im Jahr holten die Lüneburger aus der

Erde, die Hälfte davon wurde von Lübeck aus verschifft. Jütte hatte diese legendären Zeiten nicht mehr persönlich erlebt. Aus Frankreich, Spanien und Portugal kam das Baiensalz, ekelhaft feucht, abstoßend grau und empörend grob erreichte es jeden Winkel in Europa. Es war mit dem Lüneburger Salz nicht zu vergleichen – leider auch nicht im Preis. Das Baiensalz war bis zur Hälfte billiger. Auf ein Fass Lüneburger Salz kamen mittlerweile fünf der Konkurrenz. Von der Lüneburger Saline drangen schlechte Nachrichten über Probleme mit der Produktion herüber. Jütte dachte: Dort wird er hingefahren sein, um sich aus erster Hand zu informieren.

Mittlerweile war man bei Butter, Käse, Waffeln und Nüssen angelangt. Erstaunlich fand Jütte nicht, dass der Bootsmann die Nüsse mit der bloßen Hand knackte. Aber er tat es praktisch mit zwei Fingern. Der Mann war ein harter Hund. Missmutig stocherte der Buchhalter in der Butter. Die anderen Tische waren gut besetzt. Man ging gern zu Deichmann, hier stiegen Reisende ab, die es sich leisten konnten, für ein Bett ohne Wanzen mehr zu bezahlen. Jütte hielt es sogar für möglich, dass die Küche frei von Schaben war. Dafür würde schon Trine gesorgt haben, die erste Hebamme der Stadt, die vor zwei Tagen um das Leben von Martha Schelling gekämpft hatte. Jütte dachte: Wie nimmt sie das auf, wenn die Frau tot im Bett liegt? Man hatte ihm hinterbracht, dass Martha in ihrem Blut geschwommen hatte. Er wollte sich das nicht genauer vorstellen, was zur Folge hatte, dass er fast ununterbrochen daran denken musste. Wahrscheinlich hatten die Frauen doch den schlechteren Teil der Vermehrung übernommen. Jütte war seit vielen Jahren nicht mehr an diesem Spiel zwischen den Geschlechtern beteiligt, doch auch er war einmal jung und manches Mal eher am Ziel gewesen, als die Frau ihn daran hätte hindern können. Es war nie gegen ihren Willen geschehen, aber ihr Einverständnis hatte er nicht selten erst hinterher bekommen. Manchmal war es ihm wie Resignation erschienen, aber als es dann darauf angekommen war, hatte er Verantwortung übernommen und seine Barbara geheiratet. Das war ein komplizierter Akt gewesen, nicht so schön wie die Schwängerung vorher, aber Barbaras Familie drang in sie, sich die Ehe mit einem Nichtjuden noch einmal gründlich zu überlegen, zweimal gründlich, dreimal gründlich, und als das verliebte Mädchen sich immer noch unbotmäßig gezeigt hatte, erging ein Verbot und die Drohung mit allerlei Teufelswerk, vor dem das Paar bei Nacht und starkem Nebel Stade verlassen hatte, um nach einer Odyssee durch norddeutsche Städte in der schönsten von allen Anker zu werfen. Ein Spaziergang durch Lübeck war wie Medizin. Jütte ging oft spazieren, denn hatte Barbara auch ihre Familie verlassen, so wurde sie doch nicht ihrem Glauben untreu und traktierte den in Glaubensdingen indifferenten Jütte so lange mit ihren liebenswürdigen Überredungsversuchen, bis der entnervt ausrief: »Ich mag deinen Gott nicht. Steck ihn in die Latrine und vergiss nicht, den Deckel draufzulegen.«

Danach brachte Barbara nie wieder das Gespräch auf Glaubensdinge und Jütte hatte Ruhe – mehr, als ihm lieb war, denn Barbara richtete auch wegen anderer Dinge das Wort nicht mehr an ihn, lebte stattdessen wortlos neben ihm her, gestattete ihm, worauf ein Recht zu haben er glaubte, erledigte die häuslichen Pflichten tadellos. Doch es war nie mehr warm geworden in den Räumen, die Jütte und Barbara bewohnten. Ihm fehlten die richtigen Worte, und nach dem Erstaunen und dem Ärger war die Gewöhnung gekommen und der Eintritt ins Salzhaus Schelling. Jütte war morgens der Erste im Bureau und der Letzte, der es verließ. Die vier Kinder wurden ohne ihn groß, und als er eines Abends nach Hause kam und die Wohnung bis auf eine Hand voll Möbel ausgeräumt vorfand, machte er keinen Radau, sondern ging am nächsten Morgen zur Arbeit, als wenn nichts vorgefallen wäre. Es dauerte Jahre, bis die Schellings genügend Informationen hatten, um sich die Tragödie des Jütte zusammenzureimen. Zu diesem Zeitpunkt war der

Panzer schon ausgehärtet gewesen und Jütte blieb der zuverlässige Stützpfeiler der Firma – ein Mann, wie ihn sich jeder Kaufmann als rechte Hand wünscht. Jüttes Herz war sorgsam verschlossen worden. Nur bisweilen, wenn er Lili und Paul sah, ihr Lachen hörte und sie durchs Haus toben hörte, fragte er sich, was wohl aus seinen Kindern geworden war. Aber auch diese Momente wurden seltener.

Deichmann, der Wirt, machte die Runde. Für jeden fand Joseph ein persönliches Wort, fast jeden sprach er mit dem Namen an. Jütte dachte: Er ist ein Filou, aber er ist kein Verbrecher. Jütte hatte andere Gasthäuser und andere Wirte kennengelernt, einige von ihnen lagen nur zwei Ecken entfernt.

An Jüttes Tisch blieb der Wirt längere Zeit, die Kunde von Martha Schellings Tod hatte ihn natürlich erreicht und er bestand darauf, an Ort und Stelle zu Ehren der Verstorbenen zu trinken, deren Schönheit er mehrmals erwähnte. Der Branntwein fand kaum Platz im Magen, so vollgefressen waren Jütte und sein Gast. Umso wohltuender empfanden sie das Brennen und Zwicken, Deichmann sorgte für regen Nachschub, trank selbst aber nicht mit. Jütte handelte gegen seine Überzeugung, als er sehenden Auges daranging, sich am helllichten Tag zu betrinken. Er genoss die sich abzeichnende Entspannung, denn der doppelte Druck durch den Tod der Herrin und den Besuch des sturen Schiffers hielt ihn fest im Griff. Allerdings verließen sie bald darauf das Gasthaus, denn immer wieder traten Gäste an den Tisch, um zu kondolieren und sich bei der Gelegenheit nach Einzelheiten zu erkundigen. Wie Schelling den Verlust wegstecken würde? Wann die Beisetzung stattfinden würde? Wie die Kinder mit der Situation zurechtkämen? Die Beisetzung! Jütte wurde klar, wie wenig vorbereitet war und wie dringend die Anwesenheit von Schelling vonnöten war.

Im Bureau angekommen, schickte Jütte Boten zu befreundeten Kaufleuten und goss vom Schnaps ein, der in einem Schrank unter den Fenstern für Besucher vorgesehen war. Der Stecknitzfahrer wurde immer lustiger und kündigte an, bleiben zu wollen, bis Schelling zurückgekehrt sei.

Das war der Beginn einer langen Nacht, in der Jütte seinen Mann stand, obwohl er längst alles doppelt und dreifach sah, und sich überdies gegen den Wunsch des lüsternen Schiffers wehren musste, ein Gasthaus aufzusuchen, in dem die Wünsche der Männer nicht nur mit Speise und Trank zufriedengestellt wurden. Jütte torkelte zum Abort und schaute auf dem Rückweg ins Aufbahrungszimmer. Erst dachte er, Lili sei verschwunden. Dann sah er sie, warm eingemummelt lag sie zusammengerollt wie eine Katze am Fußende.

5

Lili erwachte und wusste, dass etwas Schreckliches passiert war. Sie fand sich in ihrem Bett wieder, das war nicht das, was sie erwartet hatte. Auf nackten Füßen, die Kälte missachtend, rannte sie über die Treppe ins Zimmer, in dem ihre Mutter lag. Sie stand in der offenen Tür, ihr Atem ging flach. Dann schrie sie.

Die Magd versuchte ihr Bestes, um sie zu beruhigen, und gab bald auf. Sie eilte, den Vater zu suchen und fand sein Bett unbenutzt. Sie weckte Appolonia Wendt, die Schwester der Verstorbenen. Bevor die sich sortiert hatte, eilte mit wehender Schürze Hedwig Wittmer herbei, die Frau des Brauers. Sie schloss die unentwegt schreiende Lili in beide Arme, versuchte, das Kind zu wiegen und abzulenken und hielt ihm, als alles nichts half, den Mund zu. Lili kämpfte und biss, und Hedwig – blind vor Schmerz – schlug Lili mit der Hand ins Gesicht. Es war, als würde Lili darauf wach werden. So schenkte sich die Nachbarin die Entschuldigung, die sie auf den Lippen hatte. Gemeinsam inspizierte man das Aufbahrungszimmer. Paul wieselte herum und war nicht zu fangen. In Lili wuchs der Zorn. Sie warf den Erwachsenen vor, sie vorsätzlich hinters Licht geführt zu haben, damit sie in Ruhe die Mutter entfernen konnten.

Aber so war das nicht.

Nachdem die Schreiber hinzueilten, ebenso der Hausdiener und zuletzt ein grünlich im Gesicht aussehender Jütte, nahm das Ungeheuerliche Gestalt an: Martha Schelling war entführt worden, Unbekannte hatten den Leichnam entwendet. Hedwig Wittmer sagte: »Das ist nicht möglich.« Ihr Gesicht strahlte bei den Worten eine Wonne aus, die zum Inhalt des Gesagten in bizarrem Widerspruch stand. Doch Hedwig Wittmer liebte das Leben besonders dann, wenn es außerhalb der gewohnten Bahnen verlief. Appolonia, die Paul gebändigt und weggebracht hatte, kehrte zurück, während in den Tiefen des Hauses gegen eine Tür geschlagen wurde. Man teilte ihr den Skandal mit, sie fasste sich an die Stirn, sagte »Ich werde ohnmächtig!«, trat ans Totenbett, ließ sich vorsichtig nieder und sank, als sie sicher war, nicht allzu hart aufzuschlagen, mit einem kapitalen Seufzer aufs Laken.

»Jetzt ist wieder eine Leiche da«, sagte der jüngste Schreiber und wurde für diese Unbotmäßigkeit des Raumes verwiesen.

»Aber das ist unmöglich«, sagte Jütte. »Warum verschwindet ein Leichnam? Was tut man mit einem Leichnam, verdammt nochmal?«

Es war die offenkundige Sinnlosigkeit der Tat, die alle in einen Erklärungsnotstand trieb. Appolonia, trotz ihrer Lage nicht im Mittelpunkt, entschied sich gegen Ohnmacht und schickte nach dem Pastor. Jütte sagte: »Jemand muss die Bademome fragen.«

Niemand begriff, wozu das gut sein sollte.

Jütte sagte: »Sie kennt alle Ärzte.«

Jetzt blickte man ihn alarmiert an. Jütte sollte sich erklären, aber ihm war übel vom Branntwein und er hielt es für klüger, den Mund geschlossen zu halten. Wo war Heinrich Schelling? Es gab immer noch kein Lebenszeichen von dem Witwer. Die Beschäftigten des Salzhauses schwärmten aus, um die Familienangehörigen, die in der Stadt lebten, von dem Unfasslichen zu benachrichtigen. Binnen einer Stunde suchten in Lübeck 25 Menschen nach einer Spur von Heinrich Schelling. Niemand suchte nach Martha Schelling, denn niemand besaß so viel Fantasie, um sich vorstellen zu können, wer den Leichnam gestohlen haben mochte. Während um sie herum eifrig debattiert wurde, während im Hintergrund Paul gegen die Tür schlug, stand Lili am Fußende des Bettes und wartete darauf, dass ein Gedanke über sie kommen möge. Aber in ihr war alles leer und tot. Sie hatte am Bett der Mutter gesessen, sie war müde geworden, sie hatte sich in die Decke eingedreht und war eingeschlafen – zu Füßen der Mutter. Als sie erwachte, hatte sie in ihrem Bett gelegen. Wie war sie dorthin gekommen? Wo war ihr Vater? Wo war ihre Mutter? Warum gab Paul nicht endlich Ruhe? Warum redeten die Erwachsenen so wild durcheinander? Warum verließen sie nicht den Raum? Sie hatten hier nichts zu suchen. Lili hatte so viele Fragen, aber wem sollte sie sie stellen? Tante Appolonia war nett und gemütlich, so weich und dick. Aber Lili kannte die Frau zu wenig, dabei lebte sie auch in Lübeck. Frau Wittmer von nebenan? Immer freundlich, lachende Augen, wenn sie auch merkwürdig roch. Lili verstand sich mit ihren Kindern nicht, aber dafür konnte Frau Wittmer nichts. Oder doch? Die Magd? Bei ihr gab es immer etwas zu essen, aber sie mochte Paul lieber als Lili. Und einmal war ein Hemd aus Lilis Schrank verschwunden und nicht wieder aufgetaucht, und Lili hatte gesehen, wie die Magd ins Zimmer geschlüpft war, als sie nicht sauber machen musste. Blieb der gute Jütte, aber er war nicht gesund. Er sah aus wie die Papageien in einem der Bücher, in denen Bilder aus weit entfernten Ländern abgebildet waren: grün.

Zuerst jedoch tröstete sie ihren kleinen Bruder. Er hatte sich hinter der verschlossenen Zimmertür heiser gebrüllt. Als Lili ihn in die Arme schloss, glühte sein Gesicht. Er zitterte, aber er weinte nicht, wirkte statt dessen apathisch. Tante Appolonia drängte sich dazwischen, aber Lili hielt den kleinen Kerl einfach so lange fest, bis sie es aufgab, sich einzumischen. Als sie endlich allein waren, erzählte sie Paul, was passiert war. Sie wusste nicht genau, ob er alles verstand. Aber er hatte begriffen, dass seine Mutter gestorben war. Jedenfalls fragte er seitdem nicht mehr nach ihr. Das fand Lili merkwürdig, aber es war auch gut, denn so gab es kein Schreien und Jammern.

»Wer holt denn die Mutter ab?«, fragte Paul erstaunt.

»Das werden wir herauskriegen«, sagte Lili.

»Und wo ist unser Vater?«

»Auch das werden wir herauskriegen. Wir suchen in der ganzen Stadt nach ihm.«

»Vielleicht hat er sich mit Mutter getroffen.«

»So wirds sein«, sagte Lili mitleidig. Manchmal merkte man eben doch, wie klein er noch war. Sie ging mit ihm in das Zimmer, wo das Spielzeug lag. Aber Paul wollte nicht mit den Tonfiguren spielen, auch nicht mit Lilis Puppen, obwohl es nur zweimal im Jahr vorkam, dass sie ihn ihre Lieblinge anfassen ließ. Das Steckenpferd interessierte ihn nicht, und für die Tonmurmeln, die er sonst mit ins Bett nahm, hatte er keinen Blick übrig. Lili schleppte den Bruder in die Küche und fütterte ihn mit süßem Teig ab. Das ließ er sich gefallen. Die Magd war beim Backen unterbrochen worden, der Tisch war ein Paradies aus Teig, Mehl, Eiern und Gewürzen, die herrlich rochen.

Im Aufbahrungszimmer nahmen die Mutmaßungen über den Verbleib des Leichnams mittlerweile fantastische Dimensionen an. Der Leibhaftige wurde bemüht und seine unersättliche Lust auf arme Seelen. Oder das Hausgespenst war unterwegs, diese Mischung aus Pferd und Schlangenhals. Appolonia Wendt wusste nicht mehr, wann sie zum ersten Mal von diesem Ungeheuer gehört hatte. Aber sie kannte jemanden, der jemanden kannte, der das Schlangenpferd gesehen hatte.

»Ich habe noch nie von so einem Ding gehört«, sagte die Magd, schaute aber so beeindruckt drein, als sei sie aufgeschlossen für weitere Schauermärchen.

»Unsinn«, sagte Jütte. »Alles Unsinn. Der, der die Herrin geholt hat, ist jemand, den wir kennen. Er wusste, wo die Herrin lag und er hat das Kind vorher in sein Bett gebracht.«

So geschah es, dass, als der Pastor auftauchte, ihn alle mit einem Ausdruck in den Augen empfingen, den der redliche Mann als gegen sich gerichtet empfand.

Der Pastor unterzog das Totenlager einer sorgfältigen Prüfung, schaute unterm Bett nach, prüfte die Füllung und bestand darauf, dass das Stroh auf dem Boden ausgebreitet wurde. Danach tastete er die Wände des Zimmers ab und lehnte sich weit aus dem Fenster. Er wusste, dass jemand, dessen Leichnam entwendet wird, daran zu Lebzeiten eine Mitschuld aufgebaut hatte. Aber bevor er den Stab brach, wollte er nichts unversucht lassen, um entlastende Beweise zusammenzutragen.

Plötzlich fühlte Jütte eine kleine Hand in seiner. Lili führte ihn in einen menschenleeren Raum und sagte: »Sagt mir alles.«

Jütte fühlte sich vom heiligen Ernst dieses Mädchens eingeschüchtert. Er wollte sich in fabulierende Worte retten: Schicksal, unerklärliche Tat. Aber Lili sagte: »Was ist geschehen? Warum ist es geschehen? Und wo ist mein Vater?«

»Was denkst du denn, mein Kind?«

»Ich denke, dass Mutter ihn sucht, weil sie Angst hat, dass er eine Dummheit begeht.«

»Eine Dummheit?«

»Dass er seine Kinder vergisst, weil er so traurig ist. Dass er nicht mehr leben will. Oder uns nicht mehr sehen will, weil wir ihn an Mutter erinnern.« Plötzlich umfasste sie seine Hand und flüsterte: »Und wenn er auf ein Schiff gegangen ist? Wenn er weit wegfährt, damit er uns vergessen kann?«

»Aber Lili, das würde dein Vater nicht tun. Ich kenne ihn. Das würde er nicht tun. Nie.«

»Aber wenn er traurig ist …«

»Sicher ist er traurig. So traurig wie noch nie in seinem Leben. Er braucht jetzt Ruhe. Er will keine Gesichter mehr sehen, in denen Mitleid steht. Er will für sich allein sein.«

Ausgerechnet jetzt tauchte der Stecknitzfahrer auf, ausgeschlafen und taufrisch, das Gegenteil von Jütte. Als er erfuhr, was in der Nacht geschehen war, schüttelte er den Kopf und äußerte große Zufriedenheit mit seinem Leben in einem Dorf von 80 Einwohnern. Er schob alles auf die Stadt, die angeblich die Hirne krank machte und die Ehrfurcht vor dem Leben gegen Luxus eingetauscht hatte.

»Redet nicht so«, sagte Jütte erbost. »Wo seht Ihr denn in diesem Haus Luxus? Zeigt mir etwas, was nicht sinnvoll ist?«

Nun geriet der Schiffer ins Schleudern, denn obwohl das Haus zu den wohlhabenden in der Stadt gehörte, zeichnete sich die Sippe Schelling durch einen bescheidenen, geradezu kargen Lebensstil aus: kein Gold, kaum Silber, keine wertvollen Stoffe, keine Putten im Stuck, kein Porzellan aus China, kaum Zucker, nur wenige Bilder an den Wänden, die Möbel klar, ohne Schnitzwerk und Verzierungen.

Eine Zeit lang wehrte sich der Schiffer noch, dann überwand er seine Neidgefühle und rang sich mitleidige Äußerungen ab, auch gegenüber Lili.

»Und mit wem verhandele ich jetzt?«, fragte er Jütte. »Wer ist bei euch der Herr, wenn der Herr nicht zu Hause ist?«

Jütte spürte, wie Appolonia sich streckte, und sah schwere Zeiten auf sich zukommen. Appolonia Wendt war eine bedeutende Gönnerin, sie wählte diejenigen Schüler aus, die, mit einem Stipendium des Rats versehen, auf die Universitäten von Wittenberg, Leipzig oder Köln gingen. Ihr Mann Ruprecht leitete die Stadtschule bei St. Jakobi und achtete darauf, dass seine Appolonia nur junge Männer auswählte, die die im Studium erworbenen Kenntnisse später in einem städtischen Verwaltungsamt anwenden würden. Der Vorteil Lübecks war die Leitschnur seines Handelns, daneben gab es nichts. Höchstens den Hass auf die Kirche, deren Kompetenz in der Ausbildung er heftig bekämpfte und durch das Verbot der lateinischen Sprache an der Stadtschule auch praktisch ausdrückte.

Appolonia trat vor den Schiffer und sagte: »Solange mein Schwager abhanden ist, werdet Ihr mit mir vorlieb nehmen.«

Nach diesen Worten war Jütte nüchtern. Appolonia besaß eine Art, die Dinge an sich zu reißen. Sie hatte den Bau der Wasserkunst wieder ins Laufen gebracht, der zum Erliegen gekommen war, weil zwei verfeindete Zimmerleute beim Streit um das Lieferrecht für die Eichen- und Erlenstämme mit Äxten aufeinander losgegangen waren. Sie hatte sich um den Bau eines Aussätzigenhauses vor den Toren der Stadt verdient gemacht; sie hatte durch persönliche Vorsprache beim Bischof dafür gesorgt, dass die Kirche den Bann gegen die unsittlichen Hochzeitstänze aufhob, die darin bestanden, dass Paare einander heftig umherschwenkten und dabei dem Partner nicht nur manchen Kuss raubten, sondern auch Hemd oder Oberteil des Kleides zerrissen. Nichts von dem war weltenbewegend, aber auf Appolonia war Verlass, und mancher suchte ihren Beistand, wenn er auf anderen Wegen nicht zu seinem Recht zu kommen glaubte.

Es stand außer Frage, dass Appolonia sich zutraute, die Geschicke des Salzhauses zu leiten. Dazu kam ein starkes Argument: Sie war die Schwester von Martha Schelling, und es gab in Lübeck keine weiteren Geschwister des Ehepaars Schelling, die Appolonia den Rang hätten streitig machen können. Martha Schelling hatte drei Geschwister, eine Schwester war früh verstorben, ein Bruder fristete in Mecklenburg sein Auskommen als Dorflehrer. Er war dem Trunk verfallen und lebte mit einer Frau zusammen, deren Mutter einst als Hexe angeklagt gewesen und nur mit knapper Not davongekommen war.

Heinrich Schelling hatte zwei Geschwister. Neben der Schwester, die seit dem Streit vor 11 Jahren zu einer Unperson geworden war, gab es noch einen Bruder. Er war vor einigen Jahren in ein Kloster gegeben worden, nachdem sich Anzeichen für eine Verwirrung gehäuft hatten. Mancher nannte seinen Zustand geisteskrank, aber nur, wenn sich kein Mitglied der Schelling-Sippe in der Nähe aufhielt. Es war tabu, dieses Wort in den Mund zu nehmen, weil es unterstellte, dass die Familie Schelling von schlechtem Blut sein könne. Jan, so hieß der

Bruder, war in einem Februar im Eis der Trave eingebrochen und erst nach Minuten geborgen worden. Ein Arzt hatte sich darauf festgelegt, dass sein Gehirn durch den langen Aufenthalt im eiskalten Wasser schockiert worden und seitdem nie wieder völlig aufgetaut sei. Heinrich Schelling besuchte den Bruder alle drei Monate. Jan erkannte seinen Besucher, kümmerte sich aber bald wieder um das Holzstück, aus dem er hingebungsvoll Gesichter oder Tiere herausmodellierte, was ihm nicht leicht fiel, weil man ihm nur stumpfe Messer zur Verfügung stellte. Eines dieser Gesichter stand bei Schelling im Bureau. Es hatte Streit darum gegeben, denn Lili wollte das Gesicht ihrem Spielzeugpark einverleiben. Aber Heinrich Schelling, der seiner Tochter sonst nichts abschlug, war diesmal hart geblieben.

So treu sich der Salzkaufmann auch um seinen kranken Bruder kümmerte, so deutlich war, dass Jan nicht in der Lage sein würde, in der Welt außerhalb der Klostermauern eine Aufgabe zu übernehmen. Alles lief auf Appolonia Wendt zu. Ihr schien das bewusst zu sein und sie machte nicht den Eindruck, als würde sie vor der Aufgabe zurückschrecken. Sie stand stattdessen neben Jütte und sagte: »Wir müssen uns unterhalten.«

»Bitte«, sagte Jütte eisig.

»Nicht hier.«

Im Bureau kam sie sofort zum Thema. »Ich glaube, uns beiden ist klar, wie ernst die Lage ist.«

Jütte nickte und sagte: »Ich weiß nicht, ob wir das Gleiche damit meinen.«

»Ich meine damit, dass ich mich unverzüglich um die Geschicke des Salzhauses kümmern werde.«

»Seht Ihr. Ich meine damit, dass ich mir große Sorgen um meinen Herrn mache.«

Natürlich war ihr klar, dass sie zu heftig vorgeprescht war. »Das sehe ich genauso«, lenkte sie pflichtschuldig ein. »Aber wir haben getan, was wir tun konnten.«

»Mit Verlaub, aber auch das sehe ich anders.«

Jütte bedauerte, dass ihre Gesichtsknochen und Muskeln unter Fett versteckt waren. So blieb es ihm verwehrt, aus der Sprache des Körpers auf ihre Stimmung zu schließen. Ihre Stimme lieferte ihm keinen Hinweis, die wurde schnell laut und spitz, auch bei kleinsten Anlässen.

»Wir müssen ihn finden«, sagte Jütte. »Wir müssen den Hafen absuchen.«

»Glaubt Ihr denn, der gute Heinrich ist ertrunken?«

»Ich dachte an die Schiffe.«

»Heinrich geflohen?«, fragte sie. »Das würde er nie tun.« Kurze Pause. »Und wenn er es doch getan hat? Wenn er nie wiederkommt?«

Jütte dachte: Dann brauchst du mich zehnmal so dringend wie jetzt schon, du Vettel.

Nun spielte Appolonia ihren Trumpf aus: »Die armen Kinder«, sagte sie. »In zwei Tagen die Mutter und den Vater zu verlieren. Ich fühle mich verpflichtet, ihnen die Wärme zu geben, die sie vermissen werden.«

»Die Kinder sollten das Gefühl haben, dass alles getan wird, um ihren Vater zu finden. Und jetzt auch die Mutter. Damit helfen wir ihnen am meisten.«

Appolonia war es leid, diesen renitenten Zausel ertragen zu müssen, dem die Haare zu Berge standen und der eine Gesichtsfarbe hatte wie eine Scholle, die man fünf Tage in der Sonne liegen gelassen hatte. Außerdem roch er aus dem Mund und sein Hemd ließ die pflegende Handschrift einer Frau vermissen. Also war es doch wahr, was man allenthalben munkelte: dass der Prokurist niemanden in sein Haus ließ und dass auch das Gastspiel dieser Witwe nur von kurzer Dauer gewesen war, die auf der Suche nach einer neuen Aufgabe dem Jütte eine gemeinsame Zukunft angeboten hatte. Konnte denn ein Mann vollkommen auf eine Frau verzichten? Wie er da stand, körperlich hinfällig, aber seelisch fest wie der Dom, gestützt durch das Bewusstsein seiner Unentbehrlichkeit, hätte Appolonia ihm am liebsten ein Stipendium spendiert, um ihn aus der Stadt zu bekommen. Es war nicht nur von Nachteil, dass Lübeck trotz der exponierten Lage und des Reichtums über keine Universität verfügte. Immer wieder hatten deshalb die Sprösslinge einflussreicher Sippen einen Grund, die Stadt zu verlassen, die ihre Spielsucht oder ihren Schwengel nicht unter Kontrolle gehabt hatten und dringend darauf angewiesen waren, einige Tagesreisen zwischen ihre unsittliche Natur und den Ort ihrer unzüchtigen Taten zu legen. Appolonia hatte manches Mal behilflich sein können, um die Brut auf schickliche Weise zu entfernen – aber erst nachdem sie sich bis in allerletzte Einzelheiten in den Anlass hatte einweisen lassen. Es war nicht so, dass sie neugierig war. Sie wollte einfach alles wissen, bevor sie eine Entscheidung fällte, die am Ende ihr redlicher Ruprecht absegnen musste, was er bisher noch jedes Mal getan hatte. Denn er war ja nicht lebensmüde. Seitdem Appolonia an der Schaltstelle des Stipendienwesens saß, machte sie sich über die Widerlichkeit der männlichen Natur keine Illusionen mehr. Schon vorher war kaum jemand mit einem härteren Mutterwitz ausgestattet gewesen als Appolonia Wendt, deren erster Ehemann nur offiziell aus Gründen des geschäftlichen Bankrotts geflohen war, in Wirklichkeit jedoch den erotischen Nachstellungen der fidelen Gattin auf Dauer einfach nicht gewachsen gewesen war.

Jütte sagte: »Können wir uns darauf einigen, dass die Suche nach dem Herrn Vorrang hat?«

Appolonia dachte: Vorrang hat? Affig, der Kerl. Dich esse ich doch zum Frühstück.

Aber sie hielt an sich, was ihr nicht leicht fiel. Denn es ging um ein großes Ziel: das Salzhaus, eine der ersten Adressen der Stadt, seit fünf Generationen in der Familie und zielstrebig zu einem Geschäft ausgebaut, das mit acht ausländischen Staaten

Handel trieb und mit den Lüneburgern so eng verbunden war, dass bis heute munter zwischen den Städten hin- und hergeheiratet wurde.

»Wir sehen uns«, sagte Appolonia Wendt.

Jütte sah sie entschwinden und mit einem sachlichen Blick auf ihren ausladenden Hintern dachte er: Nicht, wenn ich es vermeiden kann.

6

Trine Deichmann betrat das Haus und zuckte zusammen. Durch Anlage und Erfahrung war sie eine hartgesottene Frau und knickte nicht ein, wenn sie Blut und Eiter sah, gebrochene Gliedmaßen oder Menschen, die sich besudelt hatten, bevor sie nach zwei Flaschen Branntwein in Bewusstlosigkeit fielen. Aber Trine kannte ihren schwachen Punkt. Dies war ihre Nase. Mochte sie Augen und Ohren unempfindlich gegen die Zumutungen der ihr anvertrauten Menschen und ihrer Ausscheidungen gemacht haben, ihre Nase wollte sich partout nicht in diese Abwehrfront einordnen und reagierte hochempfindlich. In diesem Haus in unmittelbarer Nähe des Hafens roch es nach Armut und Tod, nach Verkommenheit und Niedergang. In diesem Haus gab es keine Hoffnung und kein Lachen, jedenfalls kein Lachen ohne Unterstützung von Alkohol und Wollust. Zwar brannte die rote Laterne im Fenster nicht, aber Trine wusste, was sie erwartete. In ihrer Anfangszeit war sie hier schon gewesen, in Begleitung ihrer Lehrerin, der hochverehrten Sybilla Sudermann, der Frau mit den goldenen Händen. Aber damals hatte es nur nach kaltem Rauch, Schnaps und Samen gerochen, nicht anders als in jedem Bordell der Stadt. Heute roch es nach Verwesung, süßlich, betäubend, sodass Trine flach atmete.

Sie bemerkte das Mädchen erst, als es wohl schon längere Zeit in der Tür gestanden hatte. Es war blutjung, die Haare lang, der Busen üppig, eine Zierde ihres Gewerbes. Trine folgte ihr, niemand sagte ein Wort.

Zwei Räume weiter begann der unschöne Teil des Tages. Es roch besser, nach einem Kraut, das erhitzt worden war, aber der Rücken, der sich über die Schwangere beugte, versetzte

Trine nicht in Entzücken. Auch von Angesicht zu Angesicht wurde nichts besser. Doctor Gustav Rüster musterte Trine, als sei er einem bisher übersehenen Eiterherd auf die Spur gekommen und sagte: »Die Abteilung Zauberei und Kurpfuscherei gibt sich die Ehre.«

Trine rang sich ein Lächeln ab und wollte ans Lager treten. Verdutzt stand sie Rüster gegenüber, der nicht weichen wollte. Trine machte einen Schritt zur Seite, Rüster versperrte ihr immer noch den Zutritt.

Trine sagte: »Wollt Ihr Euch zum Narren machen?«

»Ich will ein Leben retten.«

»Das tut Ihr am sichersten, wenn Ihr zur Seite tretet.«

»Und wenn ich mich weigere? Was wollt Ihr dann tun? Euren Nichtsnutz von Mann zu Hilfe rufen? Mir die Trunkenbolde aus Eurem Wirtshaus auf den Leib schicken?«

»Lasst sie endlich«, erklang es vom Lager.

Die Hure, Waltraut mit Namen, würde in wenigen Tagen niederkommen. Sie bekam schlecht Luft, daher das Kraut. Trine hatte die Erfahrung gemacht, dass den Huren das Gebären leicht fiel. Wenn sie es schafften, für die Dauer der Schwangerschaft gefährlichen Getränken zu entsagen und ordentlich zu essen, gab es wenig Grund, Schlimmes zu befürchten. Aber die meisten schliefen zu wenig, sie lebten im Schmutz und gestatteten den Freiern zu lange die Beiwohnung. Der Raum war feucht wie die meisten Häuser am Hafen. Die Wände sahen aus, als würden sie schwitzen. Das Bett war lange nicht mehr gereinigt worden und wurde nicht nur als Schlafstatt für eine Schwangere genutzt.

Trine befragte Waltraut nach Beschwerden, erkundigte sich danach, wovon sie sich ernährte – viel Fisch, viel Alkohol – und sprach ihr Mut zu. Im Hintergrund schnaubte jemand vernehmlich durch die Nase.

Ohne sich umzudrehen, sagte Trine: »Verlasst jetzt den Raum.«

»Ich sehe keinen Grund dafür. Mein Platz ist an der Seite meiner Patienten.«

»Diese Frau ist nicht Eure Patientin. Sie ist überhaupt nicht krank. Sie erwartet ein Kind.«

»Er will meinen Urin sehen«, flüsterte die Schwangere eingeschüchtert. »Und Blut will er haben.«

Trine wandte sich um, Rüsters Gesicht zeigte eine frohgemute Renitenz.

»Ich lege keinen Wert darauf«, begann Trine, »aber wenn sich das nicht ändert, sehe ich mich gezwungen, Doctor Ebel Bericht zu erstatten.«

»Das würde mich nicht wundern«, sagte Rüster. »Nach allem, was man hört, ist er Euch gefügig.«

»Ich will nicht gehört haben, was in Eurer Bemerkung an Unterstellung mitschwingt. Ich glaube nicht, dass es Euch gut tun würde, wenn herauskommt, was für bösartige Gerüchte Ihr streut. Ihr seid noch nicht so lange bei uns, dass Ihr Euch das erlauben könntet, ohne dass Eure Praxis Schaden nimmt.«

Rüster vollführte einen übertriebenen Bückling und sagte mit einer Stimme, die vor Wut vibrierte: »Ich danke auch sehr, dass Ihr mich daran erinnert, neu in der Stadt zu sein. So viel habe ich inzwischen schon begriffen, dass es einem Auswärtigen hier nicht leicht gemacht wird.«

»Wir verlangen nichts Unmögliches.«

Plötzlich stand er vor ihr, dicht, zu dicht. »Ich warne Euch«, stieß er hervor. Wut hatte sich in Hass verwandelt. »Ihr glaubt, Ihr könnt gönnerhaft sein. Aber Ihr täuscht Euch. Die alten Zeiten eurer Herrschaft sind vorbei.«

»Wovon redet Ihr?«

»Das wisst Ihr genau. Ich rede von der Herrschaft der Hebammen. Es ist lange gut gegangen, aber jedes Regiment geht eines Tages zu Ende.«

»Ihr meint sicherlich die Geburtshilfe.«

»Die und anderes.«

»Fragt doch die Frau hier, von wem sie lieber behandelt werden möchte: von mir oder von Euch?«

»Das könnte Euch so passen. Ich weiß doch, dass Ihr zusammenhaltet. Aber wir tun es auch. Ich bin nicht so allein, wie Ihr immer noch glaubt.«

»Der Stadtarzt meint …«

»Ich weiß, ich weiß«, wehrte er gequält ab. »Den habt Ihr auch unter Eurer Fuchtel. Aber Ebel ist nicht mehr der Jüngste.«

»Er ist keine 50 Jahre.«

»Aber er ist nicht gesund.«

»Woher wisst Ihr das?«

»Ihr wisst es doch auch. Also hat mein Informant recht. Danke für die Bestätigung.«

Waltraut stöhnte und warf sich im Bett herum. Trine fasste den Medicus am Arm und wollte mit ihm draußen weitersprechen. Aber er entzog sich, als müsse er sich gegen einen körperlichen Angriff schützen. »Ich verlasse das Haus«, sagte er. »Aber ich bleibe in der Stadt. Ich lasse mich nicht verjagen. Und ich werde bei jeder Gelegenheit die Wahrheit über Euch und Euresgleichen verkünden.«

»Seid Ihr dafür in die Stadt gekommen?«

»Und wenn es so wäre? Ist die Verbreitung der Wahrheit kein ausreichender Grund, in Eure schöne, reiche Stadt zu kommen? Ihr Lübecker haltet Euch auf Eure Heimat viel zugute. Aber Ihr vergesst darüber, dass die Zeit voranschreitet. Ihr seid nicht arm. Aber Ihr habt bessere Zeiten gesehen, vor 100 Jahren, vor 200 Jahren. Die Zeit schreitet voran, der Stand der Medizin ist nicht mehr der gleiche wie vor hundert Jahren. Wir wissen mehr als damals.«

»Möchtet Ihr mir sagen, worauf Ihr anspielt, bevor Ihr gleich geht?«

Einen Moment dachte sie, sie sei zu weit gegangen. Mit wilden Augen blickte er sich im Raum um, als würde er nach einem

Gegenstand suchen, den er nach ihr schleudern könnte. Dann sagte er: »Ihr seid ungebildet. Damit meine ich nicht Euch persönlich. Ich werde den Teufel tun und mich mit einer der hiesigen Schutzheiligen anlegen. Hebammen an sich sind ungebildet. Eure Qualifikation, das ist Euer Geschlecht und das Hörensagen. Ihr arbeitet mit denselben Mitteln wie vor 500 Jahren. Das mag manchmal gut gehen. Oft richtet Ihr Unheil an.«

Die Schwangere beschwerte sich über den Lärm, mit einer herrischen Geste verbat er sich jede Unterbrechung. »Von uns Ärzten verlangt man, dass wir studieren, jahrelang, dass wir weite Reisen auf uns nehmen. Ich war in Rom und in Paris. Wo habt Ihr die Geburtshilfe gelernt? Ich nehme an, in einer schäbigen Kate bei Kerzenlicht, und Eure Lehrerin war eine zahnlose Alte, die in ihren Gläsern Fledermäuse und Hirschkot aufbewahrte und bei Vollmond die Mächte der Finsternis anrief. Ich weiß, wie viele gesunde Kinder ihr Leben lassen müssen, weil Ihr Hebammen nicht wisst, wie Ihr handeln müsst, und weil Ihr Mittel einsetzt, die einen Ochsen umbringen würden.«

»Ihr kennt Euch nicht aus. Ihr seid noch nicht lange …«

»Ich rede nicht von Lübeck. Ich rede von den Städten, die ich kennengelernt habe. Ich rede von den vielen Gesprächen, die ich mit Kollegen geführt habe. Niemand wird mich überzeugen, dass Lübeck die Ausnahme von der Regel ist.«

Trine schwieg.

»Ihr seid eigennützig«, fuhr er fort. »Ihr benutzt die Notlage der Schwangeren, um Euch zu bereichern.« Und als sie aufbegehren wollte: »Ich weiß von Fällen …«

»Nicht hier.«

»Nein, nicht hier. Lübeck ist nicht von dieser Welt. Lübeck ist das Paradies. Überall ist heutzutage Wissen nötig. In den Kontoren, auf den Schiffen, in den Banken, bei den Ärzten und in den Apotheken. Nur bei den Hebammen nicht. Ihr seid nicht Teil dieser Welt.«

»Ich kenne Ärzte, die so sind wie Ihr«, sagte Trine. »Es geht Euch nicht darum, dass die Schwangeren besser betreut werden. Es geht Euch um das Geld.«

»Was ist daran schlecht? Wir liefern eine Leistung, wir rauben die Kranken nicht aus.«

»Ich weiß, warum Ihr so erzürnt seid.«

»Oh natürlich, ich vergaß. Hellseherei gehört ja auch zu Euren Fähigkeiten.«

»Man ruft Euch nicht in die Häuser, in die Ihr so gern hineinkämt. Deshalb müsst Ihr in den Hospitälern praktizieren, wo die Armen versorgt werden, die Gebrechlichen und Alten oder die, die alles zusammen sind.«

»So denkt ihr Euch das also, seht an.«

»Und ich denke noch weiter. Ich denke, dass Ihr in den wenigen Monaten, die Ihr bei uns lebt, auch die Barbiere und Chirurgen hassen gelernt habt. Ihr verachtet die Barbiere, weil sie keine Universität besucht haben wie Ihr und weil ihnen die Menschen trotzdem vertrauen. Dabei wisst Ihr oder könntet wissen, dass die meisten unserer Barbiere Meister ihres Fachs sind. Einige von ihnen sind mit unseren Gesandten weit nach Westen und Osten gezogen. Sind Nowgorod und Reval nicht bald so weit entfernt wie Paris, wo Ihr Euch auskennt?«

»Sagt, was Ihr wollt«, entgegnete Rüster missmutig. »Ihr wollt nur vom Thema ablenken.«

»Ihr haltet mich für eine Hexenhebamme? Entschuldigt, aber das ist doch zu albern. Seht Ihr irgendwo den Arm eines neugeborenen Kindes, den ich bei mir trage? Hexenhebammen tun das bekanntlich. Wollt Ihr mich nicht untersuchen, um sicher zu gehen? Warum sträubt Ihr Euch? Habt Ihr etwa Angst vor mir?« Mit jedem Satz rückte sie Rüster dichter auf den Leib. Er wich zurück bis an die Wand, streckte die Hände aus, und während die Schwangere seltsame Laute ausstieß, bedrängte Trine den Arzt immer stärker. Er gehörte zur Gegenseite. Er war Teil der Fraktion, die Trines Berufsstand das Wasser abgraben wollte. Als ob die Geburtshilfe alle 10 Jahre neue Moden erfinden müsste! Als ob Kinder nicht seit Urzeiten auf die gleiche Weise zur Welt kämen! Trine kannte das Lehrbuch für Hebammen, das der Grieche Soranus verfasst hatte. Was dieser kluge Mann in grauer Vorzeit gefordert hatte, konnte Trine Wort für Wort unterschreiben. Soranus forderte scharfen Verstand, ein gutes Gedächtnis, Fleiß, normale Sinnesorgane, kräftige Gliedmaßen. Und die Forderung, die Fingernägel kurz gerundet zu tragen, bewies, dass der Mann wusste, wovon er schrieb.

»So beherrscht Euch doch!«, rief Doctor Rüster, bevor er fluchtartig den Raum verließ.

Sie führte die Untersuchung der Schwangeren durch. Ihre kundigen Händen fanden heraus, dass die Leibesfrucht die für die Geburt günstigste Lage hatte. Es gab keine Blutungen, alles deutete auf eine normale Geburt hin. Das Einzige, was Trine Sorgen bereitete, war Waltrauts Einstellung zu Kindern. »Was soll ich damit anfangen?«, fragte sie in jämmerlichem Ton. »Ich muss arbeiten, ich habe wenig Zeit, mich um ein Kind zu kümmern. Wenn ich einen dicken Bauch habe, wollen mich die Männer nicht mehr.«

»Wäre die Gesundheit deines Kindes diesen Preis nicht wert?«

Waltraut konnte nicht lesen und nicht schreiben. Aber sie war nicht dumm. Sie spürte, wie wichtig Trine das Wohlergehen des Kindes war. Um sich das Wohlwollen der Hebamme nicht zu verscherzen, redete sie weitschweifig und tat so, als würde sie sich bestimmt an das Kind gewöhnen. Trine dachte: hoffentlich. Du bist die einzige Chance, die dein Kind hat. Sie legte Waltraut ans Herz, sich zu schonen. Sie wusste, dass Waltraut sie anlog. Aber sie wusste auch, wo die Grenzen ihres Einflusses lagen.

Als sie sich zum Gehen fertig machte, sagte Waltraut beiläufig: »Sie gehen herum und fragen.«

Im Hafenviertel waren Ärzte unterwegs. Sie fragten, welche Frau in letzter Zeit niedergekommen war und welche Hebamme ihr während der Geburt beigestanden hatte. Weiter fragten sie, ob den Frauen an der Praxis der Hebamme etwas aufgefallen sei. Wurden Arzneimittel verabreicht, die nicht autorisiert waren, weder von der Kirche noch von den städtischen Stellen? Hatten die Hebammen Lohn verlangt, die städtischen, die das nicht durften und die anderen, denen dies zwar erlaubt war, aber nicht in beliebiger Höhe? Wie war die Geburt verlaufen? Waren die Kinder normal und könnten die Frauen sonst noch etwas über die Hebammen sagen, auch über andere Hebammen? Sie sollten vertrauensvoll berichten, auch über Dinge, die sie nur vom Hörensagen kannten.

Waltraut kannte zwei dieser Ärzte mit Namen, einer war Rüster. Im Hafenviertel waren sie unterwegs und in den Straßen, wo die Armen wohnten. Trine Deichmann bekam immer schlechtere Laune. Warum wusste sie nichts davon? Stimmten ihre Verbindungen nicht mehr? Waltraut wurde, als sie sah, wie es um Trine bestellt war, verzagt und bekam Angst, an ihrer Stimmung schuld zu sein. Trine verabschiedete sich und ermahnte die Prostituierte, nichts zu tun, was die Gesundheit ihres Kindes gefährden könnte.

Auf dem Weg zur Haustür begegnete sie einem Mann in der Kleidung der Seeleute. Es war offensichtlich, dass er nur darauf wartete, dass die Hebamme das Haus verließ. Trine blieb vor ihm stehen, sie hatte gute Lust, sich den Burschen zur Brust zu nehmen. Er grinste sie an, unsicher, aber frohgemut. Trine verließ das Haus.

7

Am Kai wurde eine Kogge entladen. Felle und Heringe aus Reval. Die Trave abwärts ankerten weitere Schiffe, die im Fernhandel fuhren. Waage, Kran und Ladebaum waren in Bewegung. Neben Deutsch hörte man russische, englische und polnische Stimmen. Trine trat zur Seite, um nicht dem Karren mit Fässern im Weg zu stehen. Die Fässer enthielten Wein aus dem Rheinland. Ein oder zwei würde sie später in ihrem eigenen Keller wiedersehen. Vielleicht würde sie in den Genuss des ersten Glases kommen. Joseph liebte seine Rituale, und Trine liebte es, dass er dabei an seine Frau dachte.

Sie schlenderte an den Hafenanlagen entlang, warm eingemummelt in den Pelzmantel, den sie im zweiten Winter trug. Minna Besendahl, Frau eines der wohlhabendsten Rentiers in der Stadt, hatte ihn ihr regelrecht aufgezwungen, damals, als ihre Tochter in einem Alter noch Mutter geworden war, in dem niemand mehr damit gerechnet hatte. Auch die Mutter selbst und erst recht der Erzeuger hatten verdutzte Mienen aufgesetzt, bevor sie das Unabänderliche akzeptiert hatten – nach einem tastend geführten Gespräch mit Trine Deichmann, in dessen Verlauf es darum gegangen war, wie unumkehrbar eine Schwangerschaft sei. Trine Deichmann führte keine Abtreibungen durch, andere taten es. Sie war nicht sicher gewesen, ob die Tochter Besendahl mit Anfang 30 noch Mutter werden wollte. Aber die Eltern der Schwangeren waren hingerissen von der Vorstellung, Großeltern zu werden, und nachdem sich Trine mit Händen und Füßen gegen Geschenke gewehrt hatte, lag eines Morgens ein Paket auf der Theke der Gaststätte. Inhalt: ein Pelzmantel. Trine war bewusst, dass sie den Mantel nicht hätte annehmen dürfen. Außer ihr wusste nur Joseph davon, und er konnte auf Kommando alles vergessen, was man von ihm wünschte, manchmal auch Dinge, die man nicht wünschte.

Die Weinfässer wanderten auf ein Schiff, vom Binnenhafen wurden Salzfässer herangerollt. Trine wollte sich umdrehen, um die verlorene halbe Stunde mit schnellem Schritt aufzuholen, als es ihren Kopf herumriss.

»Lili!« Mit wehenden Mantelschößen eilte sie auf das Schiff, kam schwer beladenen Männern in die Quere, kümmerte sich nicht um deren Flüche. Sie packte die Schultern des Mädchens. Lili krümmte sich und jammerte: »Das tut weh.«

Aber Trine musste erst einen Blick ins Gesicht des verdutzten Mannes werfen, mit dem Lili geredet hatte, bevor ihr aufging, wer sich hier momentan am unmanierlichsten benahm. Sie gab das Mädchen frei und fragte: »Was tust du im Hafen?«

Lili sagte leise: »Ich frage nach ihm.«

Der Mann, bei dem es sich um den Kapitän handelte, sprach leidlich deutsch und sagte zu Trine: »Kein Mann an Bord. Heute nicht, morgen nicht. Nie.«

Trine dirigierte das Mädchen vom Schiff. Lili war zu dünn angezogen, Mantel und Tuch nicht für Minusgrade geeignet. Vom Wasser her blies ein giftiger Wind. Schnee lag in der Luft.

Trine lockte die Tochter des Salzkaufmanns in das nächste Gasthaus. Lilis blaue Lippen und eiskalten Hände duldeten keinen Aufschub. So dicht beim Hafen war es keine Überraschung, dass Männer der Besatzungen und Arbeiter vom Hafen den Ton angaben. Die ältere und die blutjunge Frau fielen jedem auf, der noch geradeaus gucken konnte. Trine Deichmann grüßte den Wirt. Das war eine sichere Methode, um fortan frei von Belästigungen zu sein. Als Ehefrau eines Gastwirts kannte sie jeden Lübecker Kollegen.

Der Wirt schlug warmes Bier vor, Trine bat um zwei Becher Tee. Lili war so durchgefroren, dass sie Mühe hatte, den Becher mit beiden Händen zum Mund zu führen. Sie war seit dem Vormittag unterwegs und hatte jeden gefragt, der ihr über den Weg gelaufen war. Einige Männer hatte sie nicht verstanden und die Männer nicht das Mädchen. Aber die, mit denen sie sich verständigen konnte, hatten keinen Mann getroffen, der so aussah, wie Lili ihren Vater beschrieben hatte. Trine bat Lili, den Vater zu beschreiben. Lili machte ihn 15 Zentimeter größer und stärker. Bei ihr war er jünger und strahlend, das Haar voller, die Kleidung edel. In ihrer Liebe hatte sie ihren Vater so schön und stark und jung gezeichnet wie einen Ritter beim Turnier.

Alle, mit denen sie gesprochen hatte, wussten, dass Martha Schelling gestorben war. Fast alle hatten gehört, dass Heinrich Schelling vermisst wurde.

»Lili, Lili, versprich mir, dass du das nicht wieder tust«, sagte Trine Deichmann.

»Aber wir müssen ihn doch alle suchen.«

»Es gibt genug Erwachsene, die das in dieser Minute tun. Die fragen auch im Hafen nach.«

Trine brachte das immer noch nicht zusammen: den abwägenden, leisen Schelling und den Wunsch, das erstbeste Schiff zu besteigen, um vor dem persönlichen Unglück übers Meer davonzusegeln. Gleichzeitig verstand sie, dass ein großer persönlicher Schmerz einen Menschen zu mancherlei befremdlichem Tun bewegen kann. Die Ehe der Schellings hatte als glücklich gegolten. Selbst Joseph, der vieles wusste, was offiziell niemand kannte, verfügte über keine Informationen, dass sich der Schelling herumgetrieben hätte. Auch die Beschäftigten des Salzhauses berichteten nur das Beste. Diener und Magd, beide für ihr spitzes Mundwerk bekannt, priesen die Atmosphäre im Haus. Trine hatte sie nicht befragt, sie erfuhr einfach davon. Wenn eine bevorstehende Geburt sie in ein Haus führte, hielt sie es für richtig, das Ohr zu neigen, um aufzuschnappen, was man wisperte. Natürlich existierten in den Sippen der reichen

Kaufleute Geheimnisse – aber nicht so viele, wie die Kaufleute in ihrer Arglosigkeit glaubten.

Und dann geschah das Unglück.

In der Sekunde, in der Trine das Gesicht sah, wollte sie die Uhren anhalten und die Geschichte um einen Tag zurückdrehen. Aber da stürzte Beatrix Dünnebier schon auf Trine zu, stützte sich mit mächtigen Armen auf den Tisch, und während eine Alkoholwolke Trine einhüllte, sagte Beatrix mit dröhnender Altstimme: »Habe ich es gesagt oder habe ich es nicht gesagt? Der Wurm ist gut aufgehoben, habe ich gesagt, ist doch so.«

Trine sagte: »Darüber reden wir nachher …« Aber Beatrix, deren Wangen und Hals ihr violettes Rot nicht von der Kälte hatten, dröhnte verschwörerisch: »Lange wird der Wurm es nicht machen. Die Wette steht.« Und zu Lili: »Wer ist denn die junge Dame? Darfst du schon dabei sein, wenn die Bademome in solche Häuser geht?«

Lili fragte: »Welcher Wurm?«

Trine lächelte sie an und tätschelte Lilis Hand, aber ihr war klar, dass nichts mehr zu verhindern war. Dazu hätte man der stadtbekannten Trinkerin den Kopf vom Hals trennen müssen.

Beatrix winkte dem Wirt und sagte: »Du siehst nicht, ob es ein Mädchen ist oder ein Junge. Aber es will leben.«

Lili suchte Trines Blick: »Wovon spricht die Frau? Sag es mir sofort.«

Trine dachte: Sie weiß es oder ahnt es. Sie sagte: »Beatrix trinkt gern und viel. Du musst nicht auf jedes Wort hören.«

Beatrix lachte und sagte: »Hoho. Jetzt trinke ich wieder zu viel. Aber als Ihr jemand gebraucht habt, der jemand kennt, der Euch aus der Patsche hilft, wer war da richtig? Die gute alte Beatrix.«

Trine spürte Lilis brennenden Blick. Sie sagte zu Beatrix: »Das ist Lili Schelling.«

Beatrix ließ den Unterkiefer hängen. »Nein«, sagte sie überrascht, »du bist die kleine Schelling? Dann wirst du dich doch bestimmt freuen …«

»Beatrix! Halt den Mund!«

Das tat Beatrix, aber Neugier und Mitteilungswillen leuchteten auf ihrem Gesicht wie Elmsfeuer.

Trine Deichmann sah keine Möglichkeit, darum herumzukommen. Sie erhob sich und sagte zu Lili: »Wir werden mit der Kutsche fahren.«

80 Minuten später beugte sich Lili Schelling über die Wiege. Niemand sprach ein Wort. Vorsichtig streckte Lili ihre Hand aus, auf halbem Weg stockte sie.

Trine Deichmann sagte: »Du darfst ihn anfassen.«

Zart und ehrfürchtig fuhr eine kleine Hand über eine winzige Hand. Die winzige Hand besaß vier Finger und einen Daumen.

»Er ist doch gesund«, sagte Lili.

Trine hatte die Fahrt zu dem Dörfchen im Osten benutzt, um Lili vorzubereiten. So sagte sie: »Nimm das Kissen fort.«

Lili entfernte das Kissen, mit dem der Säugling zugedeckt war.

»Jetzt entferne das Tuch.«

Lili entfernte das Tuch, erst zaghaft, dann mit festem Griff. Trine war auf das Schlimmste eingestellt, aber Lili zuckte nicht einmal. Sie griff in die Wiege und hob den Säugling heraus.

»Er hat wirklich keine Beine«, sagte Lili. Ihre Stimme klang erstaunt, nicht ängstlich und keineswegs abgestoßen.

Der Säugling öffnete die Augen. Sie waren dunkelblau, fast schwarz, die Händchen klappten auf und zu.

»Es ist so klein«, sagte Lili.

Trine wechselte einen Blick mit der Amme.

»Und seine Haut ist so … so anders.«

»Das ist manchmal so bei diesen Kindern«, sagte Trine.

Sie trat neben Lili, weil sie sicher war, dass bald die befürchtete Reaktion eintreten musste. Lili hob den Kopf und sagte: »Wir nehmen ihn mit.«

»Das geht nicht«, sagte Trine Deichmann. »Dein Vater würde das nicht wollen.«

»Mein Vater ist nicht da.«

»Schon, aber wir rechnen doch alle fest damit, dass er bald …«

»Das hier ist mein Bruder, stimmt das?«

»Schon. Aber er ist sehr krank.«

»Nein, er sieht nur anders aus, weil seine Beine zusammengewachsen sind.«

»Lili, versteh das doch. Er wird nicht alt werden.«

»Wir werden ihm alle helfen.«

»Es gibt aber keine Mittel, um solchen Kindern zu helfen. Selbst der beste Arzt könnte es nicht.«

»Kann er sehen?«

»Ja natürlich.«

»Und hören?«

»Ich denke, ja.«

»Er hat Hunger“, sagte die Amme. »Bestimmt hat er es gern warm. Und er wird sich freuen, wenn er jemand hat, der mit ihm spielt.«

»Aber er wird nicht lange …«, sagte Trine und verstummte.

Lili beugte sich über den kleinen Körper und sagte: »Du hast eine merkwürdige Haut. Wie Schuppen.« Und ohne sich umzudrehen: »Hat er einen Namen?«

Trine blickte die Amme an. Die sagte leise: »Ich nenne ihn Kaspar.«

»Hat mein Vater diesen Namen ausgesucht, bevor er Euch das Kind gegeben hat?«

»Wie? Nein, nein. Das war ich.«

»Gut«, sagte Lili mit leiser, energischer Stimme zum Kind. »Du kennst den Namen. Du hast dich daran gewöhnt. Du darfst Kaspar heißen. Aber für mich bist du das … das Karpfenkind.«

8

Lübeck war eine große Stadt, in seinen Mauern lebten mehr als 25.000 Menschen. Bei dieser großen Zahl war es nicht möglich, dass jeder jeden kannte. Dazu kam der Geist von Rechtschaffenheit und kaufmännischen Grundsätzen, er hatte die Stadt groß gemacht, an ihm lag es, dass Lübeck bis auf den heutigen Tag eine der führenden Städte in Mitteleuropa war. Ein Standbein des Kaufmanns war die Verlässlichkeit, dazu kam eine gewisse Schwere des Gemüts, begründet in der Verbindung von nördlichem Charakter und Protestantismus. Die Abgeklärtheit in Denken und Handeln machte die Lübecker nicht weniger neugierig als die Bürger anderer Städte, doch während sich in südlicheren Gemeinwesen Neuigkeiten und Klatsch mit affenartiger Geschwindigkeit bis ins letzte Haus verbreiteten, benahmen sich Lübecker Gerüchte staatstragend und vornehm. Es musste schon viel passieren, bevor kommunale Sensationen wie Windhosen durch Kaiserstraße, Mengstraße, Parade, Fleischhauerstraße und Holstenstraße sausten, um Station in den Patrizierhäusern mit den prächtigen Renaissance-Treppengiebeln zu machen. Die Gerüchte hatten aber auch keine Scheu vor windschiefen Katen, vor denen die Gülle knöchelhoch stand und in denen die Bewohner die wichtigen Namen der Stadt nur vom Hörensagen kannten.

Auch in Lübeck klatschte man gern und kraftvoll über eheliche Verfehlungen in Kreisen der Kaufleute, Ratsherren, Künstler und Handwerker. Wochenlang war es Stadtgespräch gewesen, als die Gattin eines Weinhändlers mit einem fahrenden Artisten Richtung Süden durchgebrannt war und dem betrübten Ehemann nicht nur Gram und graue Haare, sondern auch einen zu drei Vierteln leergeräumten Weinkeller hinterlassen hatte.

Wenn jedoch der Tod mit ins Spiel kam und manche Rätselhaftigkeit in einer der angesehensten Familien dazu führte, dass binnen weniger Stunden eine Sippe halb ausradiert wurde, dann setzten die Lübecker ihre Masken der souveränen Neugier ab und ließen sich zu leidenschaftlichen Äußerungen hinreißen.

Am dritten Tag des neuen Jahrhunderts war es in der Stadt herum: Martha Schelling, die Frau des Salzbarons, war bei der Geburt gestorben und kurz darauf spurlos verschwunden. Und es hatte nur Stunden gedauert, bis ihr Mann ebenfalls verschwunden war. Dass bei der Geburt ein toter Säugling beklagt werden musste, war unter allen Neuigkeiten diejenige, die die Menschen am wenigsten umtrieb – nicht weil sie gefühllos waren, sondern weil der Tod im Kindbett nicht selten genug stattfand, um für Aufregung zu sorgen.

Den Salzbaron kannte fast jeder und wenn es nur dem Namen nach war. Martha und Heinrich Schelling hatten ein beherrschtes Leben geführt – keine Affären, keine krisenhaften Zuspitzungen, weder beruflich noch privat. Aber Schelling war mehr als der Name einer Kaufmannsdynastie. Der Name Schelling stand für die Stadt. Der Aufstieg aus kleinsten Anfängen war in einer Weise und Zielstrebigkeit verlaufen, die Lübeck einst groß gemacht hatten. Schelling, das waren Lübecker Geist und Fleisch.

Wie für ein Gerücht nötig, musste es Fett ansetzen, damit es nicht kränkelte und vor der Zeit an Kraft verlor. So kam es, dass in den Gesprächsrunden die objektiven Tatbestände zwar beachtet wurden, doch gab sich niemand mit ihnen zufrieden. Wie fette Saucen ein Essen in ein Mahl verwandelten, so bedurfte das Gerücht einer bekömmlichen Mischung aus Wahrheit und Wahrscheinlichkeit. Das war im Fall der Schellings keine leichte Sache, aber unmöglich war es auch nicht. So dauerte es keine 48 Stunden, bis Dinge ans Tageslicht kamen, von denen vor einer Woche niemand in Lübeck gewusst hatte. War aus dem Salzhaus in letzter Zeit nicht der Dampf draußen gewesen? War Schelling nicht vom Niedergang des Lüneburger Salzes überdurchschnittlich betroffen gewesen? Hatte es im Kontor nicht Streit gegeben, waren nicht in wenigen Monaten zwei langjährige Mitarbeiter entlassen worden, nachdem sie den Inhaber darauf hingewiesen hatten, dass akkurate Buchführung und erzielter Gewinn zwei Paar Schuhe waren? Und hatte sich Schelling nicht erst vor zwei Jahren böse verhoben, als er gemeinsam mit einem befreundeten Salzherrn in drei neue Schiffe investiert hatte, die dann aber erst nicht zum Termin fertig geworden waren und zweitens ein Drittel mehr kosten sollten als kalkuliert? Wenn sich an dieser Stelle fragende Stimmen erhoben, die den Zusammenhang zwischen einer Geburt und einer missglückten Investition nicht begreifen wollten, so wurden sie aufgeklärt, dass Martha Schelling nicht erst seit zwei Jahren kränkelte, sondern schon länger. Ihre Abwesenheit von Lübeck hatte offiziell den Namen Urlaub zum Zwecke der Stabilisierung von Lungen und Nerven getragen. Aber wusste man, wem eine schöne und zudem wohlhabende Frau in landschaftlich schönen Orten begegnen konnte? Hatte sie es mit ihren Reisen nicht übertrieben? Rührte nicht aus dieser Zeit der Rückzug Heinrich Schellings aus den kommunalpolitischen Geschäften? War er nicht seit dieser Zeit mit einem Gesicht herumgelaufen, das selten lächelte?

Für das Verschwinden von Heinrich Schelling mochte es noch einleuchtende Gründe geben: den Schock über den Tod von Frau und Kind natürlich. Er wäre nicht der Erste gewesen, der nach solchem Schicksalsschlag abtauchte, um nach einiger Zeit wieder aufzutauchen. Es war die verschwundene Leiche, die selbst nüchterne Gemüter zum Spekulieren brachte.

Mit mehr Niveau, aber nicht weniger Besorgnis tauschten die Mitglieder des Rates ihre Meinungen aus, als sich die Tagesordnung der turnusmäßigen Sitzung dem Ende zuneigte. Einerseits von staubtrockenem Temperament in der Erzeugung wilder Fantasien gebremst, andererseits durch lange Bekanntschaft mit Schelling auf beneidenswertem Informationsstand, drehte sich das Gespräch zwangsläufig um das Salzhaus. Der Zustand der Ehe gab nicht viel her. »Die Leidenschaft ist verschwunden«, sagte Cornelius Schnabel, seines Zeichens Weinhändler, »aber wo ist das nicht der Fall, wenn eine Ehe das 15. Jahr überschreitet? Mir ist Schelling nie unzufrieden vorgekommen.«

Diejenigen, die den engsten Kontakt mit dem Vermissten hatten, wurden behutsam einvernommen, ob sie Kunde von einer Liaison oder auch von mehreren hätten. Aber da war nichts.

Ganz im Gegensatz zu Rosländer, dem Reeder mit den mannigfaltigen geschäftlichen Beziehungen zu Holland und den Ostseeanrainern. Rosländer war der Mann, mit dem Schelling seinerzeit in Streit wegen Ablieferung und Preis der Schiffe geraten war. Angeblich habe kein Vertrag existiert, nichts Schriftliches, worauf man sich in einem Gerichtsverfahren hätte berufen können. Ein Handschlag hatte das Geschäft besiegelt, und Schellings Geschäftsfreund war mit dem rabiaten Reeder auch gut zurechtgekommen.

»Wie ist die Kalamität damals eigentlich ausgegangen?«, fragte ein Ratsherr.

»Sie haben sich verglichen.«

»Ohne Gericht?«

»Ohne Gericht. Aber mit viel Zähneknirschen.«

»Und wer musste mehr nachgeben?«

»Rosländer denkt: Rosländer. Schelling denkt: Schelling.«

»Und was denkt Ihr?«

»Schelling war vertrauensselig. Für meinen Geschmack zu sehr. Das geht in 99 von 100 Fällen gut. Aber wenn dann einer kommt wie Rosländer ...«

9

Das Haus in der Engelsgrube hatte bessere Tage gesehen. Erbaut im Jahre 1306, hatte es einer Handwerkersippe als Heimat gedient, bevor es vor 15 Jahren in den Besitz von Nikolaus Holl gekommen war. Zu diesem Zeitpunkt war von der soliden Ausstattung nicht mehr viel übrig gewesen, aber der neue Besitzer, der seinen Lebensunterhalt durch den Verkauf von Holzkohle verdiente, lebte problemlos mit den sich immer weiter häufenden Malaisen am Gebäude. Selbst bei dem Schaden im Dach vor wenigen Jahren war an eine Sanierung nicht zu denken gewesen, denn Holl hatte ein neues Interesse, das alle verfügbare Zeit des Mannes forderte.

Es waren mehr als 25 Gäste, die sich an diesem Abend in der Hollschen Küche drängten. Sie war nicht der größte Raum, aber der einzige, der sich anständig heizen ließ. Damit es auch an innerer Wärme nicht fehlen möge, hing ein Kessel über offenem Feuer, in dem ein Wein schwappte, den der Holl aus Schlehen gewann und der in Hirnen und Gedärmen ein Armageddon anzurichten pflegte. Holl spielte den Gastgeber nicht ohne Eleganz und gab jedem das Gefühl dazuzugehören. Das war nie wichtiger gewesen als an diesem Abend, denn 18 Personen hatten zum ersten Mal den Weg in die Gasse gefunden und fühlten sich noch fremd.

Als die Zeit gekommen war, trat Nikolaus Holl, der zur Feier des Tages ein sauberes Hemd angezogen hatte, vor die Gäste.

»Ich freue mich, dass ich heute so viele Gesichter sehen darf. Ich weiß, dass es dafür einen Anlass gibt, mehr als einen. Ich weiß, dass jeder einzelne dieser Anlässe hunderte von Menschen zu uns treiben müsste.«

»Die ersten Christen«, erklang eine Männerstimme aus dem Auditorium. »Die Vielen, das ist immer die Herde. Die Wenigen, das ist ...«

Holl, der wusste, dass er jetzt einhaken musste, wenn er das Heft des Handelns in der Hand behalten wollte, fuhr dem anderen in die Parade und sagte: »Vor wenigen Stunden haben wir ein Jahr verabschiedet, wie wir es regelmäßig tun. Aber dieses Mal hat sich ein komplettes Jahrhundert verabschiedet.«

»Streng genommen ja nicht!«, rief dieselbe Stimme wie eben. »Jedermann, der des Rechnens kundig ist, wird Euch bestätigen, dass das alte Jahrhundert erst am Ende dieses Jahres zu Ende ist.«

Geräusche der Überraschung. Holl hasste den Zwischenredner und dies um so mehr, weil er wusste, wie zurückhaltend sich Thaddäus Senftenberg im Alltag aufzuführen pflegte. Aber kaum hatte er Holls Haus betreten, fiel er aus seiner Rolle und war nicht mehr zu bremsen. Aufs Maul hauen, dachte Holl. Ein Brett und trocken aufs Maul. Alle Zähne raus. Dann kann er immer noch reden, aber niemand wird ihn verstehen.

Es kostete Holl mehrere Versuche, den Faden erneut aufzunehmen, zum Schluss rief er: »Senftenberg, was wollt Ihr? Sollen wir abbrechen und uns in einem Jahr wiedertreffen? Wollt Ihr, dass uns die Welt auslacht, weil wir nicht bis 100 zählen können?«

»Aber das ist es ja gerade«, konterte Senftenberg, der Anstalten machte, an den Fingern bis 100 zu zählen, dann aber einknickte, woran ein Ellenbogenstoß in seine Lebergegend nicht unschuldig war.

Jedenfalls unterbrach nun niemand mehr Holl, der mitten in das Thema sprang, das ihn umtrieb wie kein zweites. Holl sah die Welt auf einem gefährlichen Weg. Ihm, der es nie leicht gehabt hatte, der beruflich unter Druck stand und finanziell vor dem Abgrund, behagte der Aufenthalt in der reichen Stadt

Lübeck in keiner Weise. Er beklagte die Geschwindigkeit des Lebens und die Spaltung der Bevölkerung in eine immer kleiner werdende Gruppe von Reichen, der eine gleichzeitig immer größer werdende Gruppe von Gescheiterten, Armen, Kranken gegenüberstand. In der Stadt bestanden keine sozialen Spannungen, die zu Besorgnis Anlass gaben. Niemand wurde auf eine Weise unterdrückt, die nicht auf volles Verständnis der Bürger gestoßen wäre. Es gab einfach zu viele, die etwas zu verlieren hatten, und die Ausgliederung der Kranken in die Hospitäler, der Maladen in die Siechenhäuser und der Armen mit erwähnenswertem familiären Hintergrund in die wohltätigen Wohnanlagen nahm möglicher Konfrontation traditionell die Spitze. Aber das war nichts, was Holl und die, die so dachten wie er, beruhigen konnte. Sie suchten nach Sinn und fanden ihn nicht im seelsorgerischen Angebot der Kirche. Was von den protestantischen Kanzeln gepredigt wurde, rief ihren Hohn hervor. Und die Äußerungen der Katholiken waren so schwärmerisch wie es in der Diaspora nicht verwunderlich war. Die Reformation war über die Stadt gekommen wie eine Epidemie, sie war auf Herzen und Hirne getroffen, die bereit waren, sich den Zumutungen der jahrhundertelang herrschenden Lehre zu entziehen, weil die neue Richtung mehr der Art entsprach, wie sie ihren Beruf ausfüllten.

Nikolaus Holl führte den Kollaps der Katholiken auch auf das Wetter zurück. Je kälter, um so protestantischer. Je wärmer, um so römischer. Nikolaus Holl und die, die so dachten wie er, wollten zurück zu den alten Zeiten. Sie wollten nicht auf die Segnungen der modernen Zeiten verzichten, aber sie litten unter der Kälte der Städte und deren komplizierten Regeln, die ihnen den Atem nahmen. Stadtrecht, Zollrecht, Steuerrecht, Marktrecht, Gerichtsbarkeit, Bildung, Krankenpflege – das waren keine Errungenschaften, erzeugt von freier Stadtluft, stattdessen bedrohten diese Regeln die Menschen mit einer nicht mehr zu überschauenden Zahl von Sanktionen, nahmen ihnen Entfaltungsraum. Der moderne Verkehr und der Handel kreuz und quer über die Ostsee mit Ländern, von denen Holl nicht mehr kannte als ihre Namen, erzeugten große Unübersichtlichkeit. Die komplizierten neuen Bedingungen hatten eine große Zahl von Fachleuten hervorgebracht, deren vornehmste Aufgabe es war, ihre Profession gegen den Bürger zu verteidigen. Holl, der in der Vergangenheit mehrfach sein Recht vor den Gerichten gesucht hatte, dachte mit Grimm an die entwürdigenden Stunden zurück. Wie eine fremde Insel war ihm der Gerichtsraum erschienen, in dem studierte Menschen miteinander stritten und sich wunderten, wenn Holl darum bat, ihm die mit lateinischen Ausdrücken gespickten Wortwechsel zu übersetzen. Wenn Nikolaus Holl an Lübeck etwas schätzte, so war es das Fehlen einer Universität. Auf diese Weise blieben einige der schlimmsten Wortmetze und Sinnverdreher vor den Toren.

Holl brauchte einige Minuten, um in einen Redefluss einzumünden. Dann wusste er sich nicht übel zu artikulieren. Indes würde sein Vergnügen von kurzer Dauer sein, denn Holl bekleidete in der Gemeinschaft nichts weiter als den Posten eines Sekretärs und musste verstummen, wenn die Platzhirsche in den Ring stiegen. Dann riss auch schon Thaddäus Senftenberg, stellvertretender Leiter der Stadtschule bei St. Jakobi, das Wort an sich. Senftenberg, eine geduckte, zurückhaltende Erscheinung, kam, wenn er die Gegenwart geißelte, in einer Weise aus sich heraus, dass seine Mutter Schwierigkeiten gehabt hätte, ihn wiederzuerkennen.

Senftenberg brachte die leicht Entflammbaren in Hitze und weichte die Distanz der Zurückhaltenden auf.

Dann kam der Auftritt des Doctor Hindeloopen, eines Wundarztes und Barbiers, dem die Aufgabe zufiel, die Sottisen seines Vorredners mit Beweisen zu unterfüttern. Seit 18 Jahren suchte Hindeloopen in jeder freien Minute die Strände nach angeschwemmten Gütern ab. Ihm stand der Sinn nicht nach Bernstein oder einer Kiste Branntwein. Als er das Tuch von den Fundstücken zog, war die Küche erfüllt von Raunen. Vor den Gästen lagen die Reste von Vögeln und Fischen, teilweise waren nur noch die Knochengerüste vorhanden.

Er hatte vier Fundstücke mitgebracht. Bei einem Vogel waren die Beine auf kuriose Weise verwachsen. Bei den Fischen verwies Hindeloopen auf zwei hintere Skelett-Partien, die – obgleich vollständig ausgebildet – nur ein Drittel der Größe des vorderen Teils aufwiesen. Das Paradestück reservierte er bis zum Schluss. Es handelte sich um ein Kaninchen.

Eine Frau stieß einen Schrei aus, zwei Männer sprangen auf, umringten das Objekt, im nächsten Moment standen alle, und der Weinkessel kam ins Schlenkern.

Es dauerte lange, bis wieder Ruhe einkehrte. Ein Kaninchen mit Flügeln. Ein Lebewesen, das es nicht geben konnte. Hindeloopen ließ keinen Zweifel daran, dass es sich um das Skelett von Flügeln handelte, denn die Zahl der Beine war vollständig. Einige bekreuzigten sich. Hindeloopen nannte Zahlen: wie lange er die Strände absuchte, wie viele missgebildete Tiere er gefunden hatte. Er war nicht allein in seinem Tun. In Hamburg gab es einen Mann, der die Ufer des Elbstroms unter Kontrolle hatte. Von der Ilmenau im Süden kamen beunruhigende Nachrichten. Auch die unergründlichen norddeutschen Wälder brachten mancherlei Getier hervor, das im Schöpfungsplan nicht vorgesehen war: Wildschweine mit zwei Köpfen, siamesische Schlangen, Fledermäuse mit vier Flügeln.

»Wir müssen es als eine Warnung betrachten«, sagte Hindeloopen. »Etwas ist nicht mehr so, wie es zu Beginn gewesen ist. Man gibt uns Hinweise, unauffällige Hinweise. Aber sie nehmen zu. Ich habe mir erlaubt, eine Aufstellung anzufertigen. Als ich vor nun knapp 20 Jahren begann, einen Teil meines Lebens an den Strand zu verlegen, fand ich dort alles Mögliche, Appetitliches und Unappetitliches. Aber nichts, was ich nicht zu finden erwartet hätte. Dann fand ich das erste Monster, dann fand ich das zweite Monster, seitdem fand ich immer mehr in immer kürzeren Abständen. Aus anderen Orten berichten mir meine Gewährsleute, dass es ihnen nicht anders ergeht. Die Dämonen sind auf dem Vormarsch. Im Tierreich, aber nicht nur dort. Damit trete ich, bescheiden, wie es meine Art ist, ins Glied zurück.«

Hindeloopen nahm den von Holl offerierten Krug entgegen. Sein Gesicht nach dem ersten Schluck sah so aus, als würde er auch dieses Gebräu als Warnung betrachten, die der Schöpfer seiner renitent gewordenen Schöpfung zuteilwerden ließ.

Die Frau, die nun vor das Publikum trat, war jung, Mitte zwanzig. Elsa Peurin, Hebamme. Niemand hatte sie jemals in dieser Runde gesehen. Es waren ihre Augen, die im Betrachter einen nachhaltigen Eindruck hervorriefen. Sie besaßen eine Wucht, wie man sie nicht oft antraf. Zwei Minuten wirkten sie wie alltägliche Augen, dann verschärfte sich ihr Ausdruck, der Blick wurde sengend und bohrend, als würden hinter dem Gesicht der Peurin Kräfte wohnen, über die andere Menschen nicht verfügten. Es war kein Fanatismus, es war Intensität, selten anzutreffen und mitreißend zu erleben.

Elsa Peurin war vor einem halben Jahr mit ihrem Mann, einem Schiffsbauer, von der mecklenburgischen Küste in die Stadt gekommen. Sie hatte in ihrer Heimat als Hebamme gearbeitet und betonte, dass sie diese Profession gerne weiter ausüben würde. Weiter ging sie nicht ins Detail und sagte stattdessen: »Ihr seht, wie die heilige Ordnung in der Tierwelt ins Wanken geraten ist. Hindeloopen hat uns schreckliche Beweise gezeigt. Ich hatte die Gelegenheit, ihn vor kurzem zu Hause aufzusuchen, wo ich weitere Funde sehen konnte. Ich kann Blut sehen und Eiter, ich habe Kinder aus dem Bauch der Mutter geholt, indem ich den Bauch aufgeschnitten habe. Was ich bei Hindeloopen vorgefunden habe, ist von einem anderen Kaliber. Seitdem schlafe ich nicht mehr so gut wie früher.

Bisher sprachen wir über Tiere, Möwen, Fische und Kaninchen. Das wird jede mitfühlende Seele erschrecken. Aber es wird viele geben, die sagen: Tiere! Es sind doch nur Tiere. Das kommt in der Natur vor und ist immer vorgekommen. Liebe Freunde, Doctor Hindeloopen hat uns berichtet, dass die Zahl der Missgeburten seit einigen Jahren zunimmt.«

Sie nickte, eine jüngere Frau, kaum den Mädchenjahren entwachsen, trat nach vorne. In den Händen hielt sie ein helles Tuch, in das etwas eingeschlagen war. Im Herd knisterten die Scheite, sonst war im Raum kein Geräusch zu hören.

Als Elsa Peurin den Säugling in die Höhe hob, entstand keine Panik, auch kein Zeichen von Ekel und Widerwillen. Der Schreck war größer als beim Anblick der missgestalteten Tiere, aber man hatte Zeit gehabt, sich darauf einzustellen. Dennoch ging der Schreck sehr tief.

Elsa Peurin sagte: »Dieses Kind wurde vor einem Jahr in der Mühlenstraße geboren. Ich werde euch nicht verraten, in welchem Haus. Es hatte bei der Geburt keine Arme, und seine Beine waren, wenn auch vorhanden, so doch verkrüppelt. Es lebte keine Woche.«

Sie gab den balsamierten Säugling an die junge Frau zurück, die das Kind so fürsorglich hielt, als würde es leben, bevor sie es auf das Tuch legte.

»Von diesen Kindern erfährt man nichts. Sie kommen zur Welt, sie sterben schnell, eine Beerdigung findet nicht statt. Nach kurzer Zeit ist es, als habe es sie nie gegeben.«

Ein Mann meldete sich zu Wort, er war Goldschmied und kannte einen Gesellen, in dessen Familie so ein Kind zur Welt gekommen war.

Elsa Peurin sagte: »Ihr wisst, wie es zugeht bei einer Geburt. Die Hebamme ist dabei und eine Anzahl von Frauen. Wenn ihr herausfinden wollt, wie oft solche Kinder zur Welt kommen, müsst ihr entweder die Eltern und Nachbarn befragen oder die Hebammen. Dort habe ich angesetzt. In den letzten Monaten war ich viel unterwegs, in der Stadt und in den Dörfern. Wäre ich keine Hebamme, hätte ich mir die Reisen sparen können.

Aber unter Kolleginnen spricht es sich leichter, auch wenn es manchmal lange dauert.«

In den letzten fünf Jahren waren in Lübeck acht Kinder mit grässlichsten Entstellungen zur Welt gekommen. Keines von ihnen hatte überlebt, das älteste war nach zwei Monaten gestorben. In den umliegenden Dörfern hatten die Hebammen zwei Kinder zur Welt gebracht, deren Anblick sie den Eltern lieber erspart hätten. Ging man 50 Jahre zurück, so hatte sich in Lübeck die Zahl der Missbildungen vervierfacht. In den Dörfern ließ sich keine Veränderung feststellen.

Elsa Peurin sagte: »Ich habe mit Ärzten gesprochen. Sie haben mir bestätigt, dass man wie ein Wissenschaftler arbeitet, wenn man alle Betroffenen befragt und sich nicht nur um das letzte Jahr kümmert, sondern das große Ganze der Zeit im Auge hat. Was lernen wir also daraus, liebe Freunde? Es ist die Stadt, die Missbildungen fördert. Es ist die Stadt, die tötet, und zwar die Schwächsten der Schwachen. Die Stadt, die vorgibt, das Beste für ihre Bewohner zu wollen, wehrt sich gegen ihre kleinsten Bewohner.«

Elsa Peurin hatte eine Beschreibung aller Missgeburten erhalten, die sie nun dem erschauernden Publikum vor Augen stellte. Dabei wurde deutlich, dass es sich ausnahmslos um Wesen gehandelt hatte, die wie Mischwesen aus Mensch und Fisch aussahen. Sirenen, Nymphen, Nixen, die Beine miteinander verschmolzen. In der Hälfte der Fälle waren die Füße auf eine Weise nach außen gekehrt, dass sie wie gabelartige Schwanzflossen aussahen.

In einer Pause, die man benutzte, um vor dem Haus die Lungen von der verräucherten Küchenluft zu befreien, kam das Gespräch auch auf die Vorfälle im Hause Schelling. Alle spielten das Rätselspiel mit. Was war mit dem Leichnam der Martha Schelling geschehen? Wo steckte ihr Mann? Was würde mit den armen Kindern geschehen?

Holl sagte: »Ich habe gehört, sie kommen zur Tante.«

Schlagartig stand Thaddäus Senftenberg im Mittelpunkt, denn sein Vorgesetzter war der Ehemann von Martha Schellings Schwester. Erst spreizte sich der Vize eitel, ließ sich umschmeicheln und zehnmal bitten, bevor er sagte: »Ich weiß nichts Genaues. Aber es würde mich nicht überraschen, wenn Appolonia die Kinder zu sich nehmen würde.«

Nun wurden die anderen in Frage kommenden Geschwister durchgehechelt, um am Ende festzustellen, dass die Sache wohl auf Appolonia zulaufen würde.

»Die Älteste der Schelling-Sprösslinge soll doch aber schon 12 sein.«

»13. Und?«

»Mädchen sind manchmal sehr hartnäckig in diesem Alter.«

»Das ist Appolonia auch. Die Sache ist gelaufen. Sie wird die Kinder einsacken, und dann wird sie jede Nacht beten, dass der Schelling nicht auf den Gedanken kommt, zurückzukehren. Jedenfalls nicht lebendig.«

10

»Nein! Nein und noch mal nein! Ich verlasse das Haus nicht. Und Paul bleibt auch hier, damit das klar ist.«

»Aber meine Liebe«, sagte Appolonia Wendt und trat auf Lili zu. Doch ihre vereinnahmende Armbewegung traf ins Leere, denn Lili wich ihr aus und sagte: »Ich weiß genau, was Ihr vorhabt.«

»Aber doch nur das Allerbeste, mein Kind.«

»Ihr wollt uns unser Haus wegnehmen.«

»Wie kommst du nur auf diesen Gedanken? Ich bin genauso traurig wie du über das, was deinen armen Eltern passiert ist.«

»Mein Vater ist nicht tot.«

»Das habe ich doch auch nicht gesagt.«

»Ich muss hier sein, wenn er zurückkommt.«

»Aber das große Haus … Wer soll auf euch aufpassen?«

»Ich bin kein Kind mehr.«

»Aber du bist auch nicht erwachsen. Es wäre doch auch nur für einige Zeit. – Bis er zurückkehrt eben, dein Vater.«

Appolonia begann zu schwitzen, unter den Armen und auf der Oberlippe. Sie spürte den Widerstand des verstockten Kindes. Die Hände zu Fäusten geballt, das Kinn trotzig nach oben gereckt, in den Augen dieser hochfahrende Ausdruck, den Appolonia schon bei ihrer Schwester – Gott habe sie selig – nicht hatte ausstehen können. Und ständig führte sie Paul im Mund, den kleinen Bruder. Paul vorne, Paul hinten. Als wäre sie seine Mutter. Als hätte Appolonia nicht selbst vier Kinder zur Welt gebracht, von denen zwei in andere Städte gegangen waren, weil sie die herrschsüchtige Art ihrer Mutter nicht länger ertragen hatten. Die beiden Ortsfesten hatten zufriedenstellend geheiratet und waren in einem Karrierespiel über drei Banden in Positionen gelangt, von denen sie vorher nicht geträumt hatten. Appolonia war eine Meisterin in der Organisation von Lebenswegen. Sie kannte keine unüberwindbaren Hindernisse, weil sie keine Hemmungen kannte und über genug Geld verfügte, Mauern zu verrücken. Sie hatte sich 10 Minuten gegeben, um Lili mitzuteilen, was ihre Tante sich für sie als Lösung ausgedacht hatte. Aber Lili sagte: »Nein!« Am liebsten dreimal hintereinander und jedes Mal sturer und verstockter. Es war nicht heranzukommen an dieses Kind.

Appolonia spürte keine Versuchung, Lili zu schlagen, obwohl sie dies keine Minute ihres Schlafs gekostet hätte. Es war ihr Ehrgeiz, der sie von der einfachen Lösung abhielt. Das Kind musste doch vernünftigen Vorschlägen zugänglich sein. Vielleicht kam er tatsächlich zurück, Heinrich, der Witwer. Bis dahin würde Appolonia keine Gelegenheit verstreichen lassen, um den Kindern die Treulosigkeit ihres Vaters vor Augen zu führen. Immerhin hatte er sie im Stich gelassen. Kaum hatten sie ihre Mutter verloren und nebenbei ein Geschwisterchen, wenn auch ein grausiges, schon machte er sich auf eine Weise unsichtbar, die niemand gutheißen konnte. Weil die Gelegenheit günstig war, ließ Appolonia eine Spitze gegen ihren Schwager einfließen. Lili fauchte, Appolonia fauchte, es ging sehr feindselig zwischen ihnen zu – bis sie nicht mehr allein waren.

»Ja, was ist denn? Seht Ihr nicht, dass wir uns unterhalten?«, fauchte Appolonia.

»Das muss ich überhört haben«, sagte Jütte gelassen. Dann schoss er seine Pfeile ab. Er stellte Appolonia vor Augen, dass Heinrich Schelling in jedem Moment durch die Haustür treten könne. Es gäbe keinen konkreten Hinweis darauf, dass er Opfer eines Verbrechens geworden sein könne. Alles weise darauf hin, dass er die Nerven verloren habe und nach einer Bedenkzeit seine Pflichten als Vater und Inhaber der Firma erfüllen werde. Lili sei 13 Jahre alt und somit kein Kind mehr, eine Trennung von ihrem Bruder würde sich verbieten, weil niemand so gut auf Paul eingehen könne wie sie. Beiden stünde im Haus dieselbe Dienerschaft zur Verfügung wie bisher. Und aufgrund der schrecklichen Erlebnisse der letzten Tage sei es angemessen, die Kinder in ihrer gewohnten Umgebung zu belassen.

Appolonia gab zu bedenken, dass die Kinder den Wunsch verspüren könnten, den Ort der schrecklichen Erlebnisse zu verlassen. Noch während sie sprach, wusste sie, was passieren würde. Prompt schwor Lili jeden Eid, dass sie im Haus zu bleiben gedächte und sich dem auch gewachsen fühlte. Der Hauslehrer würde erscheinen wie bisher. Jütte sei jederzeit erreichbar. Für alle täglichen Belange seien Diener und Köchin da. »Und wenn alles schief geht«, sagte Lili zuckersüß, »dann kommen wir zu Euch und Eurem lieben Mann, Tante Appolonia.«

Die derart Angesprochene erwiderte das Lächeln. Danach fühlte sie sich erschöpft, wie nach einem Tag fasten.

11

Es war bullig warm im Raum, den das Licht der Kerzen in milden Schein tauchte. Fenster und Tür waren mit Säcken abgedichtet worden. Seit zwei Tagen schneite es ununterbrochen, Kälte und Zugluft wären für Mutter und Kind lebensgefährlich gewesen. Es gab nur eine kleine Heizstelle, die nicht weiter reichte als zwei Meter, aber die Frauen erzeugten so viel Wärme, dass Trine Deichmann zufrieden war.

»Wie sieht es aus?«, fragte eine Nachbarin.

»Es ist nichts zu befürchten«, antwortete die Hebamme. »Allerdings würde ich freier arbeiten können, wenn die Glücksbringer zur Seite geräumt würden.«

Die Nachbarin blickte zweifelnd, machte sich aber an die Arbeit. Zuerst nahm sie das Geburtssäckchen vom Bett, die Reliquie mit dem geheimen Inhalt, der unter keinen Umständen bekannt werden durfte. Sie überredete die Schwangere, endlich den Gürtel abzulegen, dem gläubige Frauen Wunderkräfte zusprachen. Das Glas Wasser, in dem traditionell auf Papier geschriebene Verse aus der Bibel aufgelöst wurden, wollte Trine ebenfalls außer Reichweite haben.

Beim Amulett gab es Schwierigkeiten. Die Schwangere protestierte, als Trine den hohlen Stein mit dem herumkollernden Steinchen weder am Oberkörper noch auf dem Bauch sehen wollte. Trine wusste, wie wichtig für manche Frauen Adlersteine waren. Solche Gegenstände wurden durch Generationen weitergereicht, meist in wohlhabenden Familien.

Mit nachdrücklicher Freundlichkeit sorgte die Hebamme dafür, dass endlich die Schlangenhaut, mit der der Bauch der Schwangeren umwickelt war, entfernt wurde. Sie bemühte sich, nicht hinzusehen, als eine Verwandte die Haut ehrfürchtig zusammenrollte. Trine Deichmann war keine Frau, die zu hysterischen Anfällen neigte, aber es war ihr lieb, wenn ihr Verhältnis zu Schlangen nicht öffentlich erörtert werden würde.

Im letzten Moment entdeckte sie den Magneten. Als sie das harte Stück auf dem Unterleib der Schwangeren ertastete, fürchtete sie im ersten Moment eine Verwachsung. Aber es war nur der alte Brauch, mit dem man das Kind aus dem Bauch locken wollte. Trine wunderte sich, wie geschmeidig die Dohrmanns ihre Religion und die magischen Bräuche miteinander zu verbinden wussten. Die Tücher vor Fenstern und Türen hatten ja nicht nur die Aufgabe, Kälte fernzuhalten. Mit ihrer Hilfe sollten auch böse Geister daran gehindert werden, in den Raum zu gelangen.

Die Geburt selbst verlief wie am Schnürchen, die Frau mit dem Pfeffer musste nicht in Aktion treten. Allerdings hätte Trine dies auch zu verhindern gewusst, denn sie hielt es für eine rohe Sitte, die Schwangere mit Hilfe von Pfeffer zum Niesen zu bringen, damit das Kind schneller austrat.

Trines Gebärstuhl leistete gute Dienste, obwohl die Schwangere mehrfach sagte: »Wozu der Aufwand? Ich weiß doch, wie es geht.«

Das sollte man annehmen nach acht Kindern. Aber Trine ließ in ihrer Konzentration nicht nach. Sie wusste, wie falsch es war, eine Geburt vor ihrem glücklichen Ende als gelungen zu betrachten. Der Teufel lauerte im Detail.

Kaum war das Mädchen auf der Welt und hatte den ersten Schrei ausgestoßen, war der Vater im Raum und verbreitete mit seiner ungeheuren Freude Helligkeit. Es war eine große Ausnahme, wenn ein Mann anwesend war. Die meisten rissen sich nicht darum, die anderen wussten, dass es nicht schicklich war, in die ureigene Sphäre der Frauen einzudringen.

Trine durchtrennte die Nabelschnur. Sie hütete sich, das nutzlos gewordene Stück wegzuwerfen. Das galt auch für die Placenta, der sich die gewordene Mutter entledigt hatte. Manche Mütter pflegten die Nabelschnur aufzubewahren, damit sie dem Kind später als Glücksbringer dienen konnte. Mit der Placenta hatte es eine außergewöhnlichere Bewandtnis. Sie wurde gern vergraben oder in den Grundmauern des Hauses versteckt. Trine konnte sich mit der grassierenden Vorstellung, bei der Placenta würde es sich um die Doppelgängerin des Kindes handeln, nicht anfreunden. Aber sie war nicht hier, um ihre Einstellung zu verbreiten. Sie ging mit dem Säugling zum Feuer, wo sie begann, ihn zu säubern. Weil für das Kind das Beste gerade gut genug war, wurden dem Wasser zerlassene Butter und ein Schuss Wein zugesetzt. Trine kannte Hebammen, die Wert darauf legten, dem Kind einige Löffel Wein, gesüßt mit Honig, einzuflößen. So sollte eine Reinigung von innen erfolgen.

Sie rieb den winzigen Körper sauber. Alles an ihm war vollkommen. Das Kind zappelte mit Armen und Beinen. Die Zahl der Finger und Zehen stimmte, die Augen des kleinen Mädchens waren offen und wirkten hellwach. Im Gegensatz zu den meisten Kindern, die weinten oder erschöpft aussahen, wirkte dieser Säugling, als habe er gerade ein lustiges Spiel gespielt. Im Raum herrschten Entspannung und Freude. Die Mutter war, wenngleich erschöpft, in guter Verfassung und scherzte mit dem Vater. In ihren Anfangsjahren hatte Trine sich einen Fingernagel lang wachsen lassen, mit dessen Hilfe sie das Zungenband zu durchtrennen pflegte. Dadurch sollte es dem Säugling leichter fallen zu saugen. Trine hatte das aufgegeben, denn auch ohne Durchtrennung bewältigten die Menschlein die lebenserhaltende Übung meist ohne Schwierigkeiten. Der Vater ging mit einem Krug herum, aus dem er einschenkte. Er legte Wert darauf, mit Trine anzustoßen.

»Ich freue mich, dass Ihr es so freudig nehmt – jedes Mal«, sagte sie.

»Ja, aber es ist doch auch jedes Mal ein Wunder«, sagte er strahlend. Trine nahm sich vor, mit ihm in einer ruhigen Stunde ein Gespräch zu führen. Für ihn war jedes neue Kind ein Segen. Dass es für seine Frau den Tod bedeuten könnte, dafür musste Trine die richtigen Worte finden. Aber sie kannte ihre Pappenheimer. Und die Katholiken waren die Schlimmsten von allen. Immerhin riefen die Dohrmanns, wenn die Stunde nahte, eine städtische Hebamme, ohne wie andere darüber Klage zu führen, dass für die katholischen Bürger keine Hebamme in ihren Farben zur Verfügung stand. Trine fand dieses Ansinnen gefährlich. Als Nächstes würden dann die Juden vor der Tür stehen, und von den Protestanten hatten sich kleine Gruppen getrennt, denen die herrschende Lehre zu nachgiebig war. Auch die würden ihr Recht fordern. Da sorgte Trine lieber dafür, dass die anderen drei städtischen Hebammen tadellos auftraten und sich Äußerungen über religiöse Sitten und Gebräuche verkniffen, mochte es ihnen auch schwerfallen.

Sie wickelte das kleine Mädchen in ein großes Tuch, schlug unter, verknotete, steckte ein, zog glatt. Am Ende der Aktion, die sie tausend Mal absolviert hatte, schaute ein kleines Gesicht aus dem Tuch, nicht knittrig, sehr glatt, die Haut rot wie geschrubbt, die wenigen Haare zu einem Kamm zusammengestrichen – eine Angewohnheit, mit der sich Trine keine Freunde machte, von der sie jedoch partout nicht lassen mochte.

Allmählich ging die Geburt in ein Fest über. Trine musste einige Minuten bleiben, wie es die Höflichkeit verlangte. Der Gebärstuhl würde morgen auf einem Karren zu Trines Haus zurückgebracht werden.

Als sie das Haus verließ, bekam sie keine Luft. Der Übergang vom stickigen Raum in die schneegeschwängerte Kälte nahm der Hebamme für einige Sekunden den Atem. Sie blieb im Hauseingang stehen, schlug den Kragen hoch und wandte sich nach links, wo sie mit Joseph das Haus bewohnte, in dem auch die Gaststätte untergebracht war. Trine ahnte die Schatten mehr als dass sie sie sah. Sie bekam einen Schreck, nicht weil sie eine furchtsame Frau war, sondern weil die Schatten kein

Geräusch verursachten und weil sie so schnell waren, schnell und geschmeidig wie – Kinder.

»Lili! Was hast du hier zu suchen? Um diese Zeit? Was soll dein Bruder hier?«

»Wie findet Ihr mich?«, fragte Lili und wiegte sich kokett im Kreis. »Letztes Mal habt Ihr gesagt, ich wüsste nicht, wie man sich im Winter kleidet. Jetzt habe ich einen warmen Mantel.«

Der Mantel war schön, aber das Gesicht des 13-jährigen Mädchens sprach Bände über die Qual, die Lili bedrückte. Trine wusste, was jetzt kommen würde. Lili wollte ihren Bruder sehen, ob Trine nicht dafür sorgen könnte, dass Kaspar künftig in der Stadt leben könnte. Dann sei alles weniger mühsam, weil sie sich dann um ihn kümmern könnte. »Er kann doch bei uns wohnen. Und die Amme kommt mit. Es ist genug Platz für alle da. Außerdem sind wir Geschwister, und Geschwister müssen zusammenleben. Das findet Ihr bestimmt auch, nicht wahr, ich habe doch recht.«

Am Ende war es ein Flehen geworden, und Trine hielt eine kleine kalte Hand zwischen ihren Händen.

12

Sie nahm die Kinder mit nach Hause, aber nicht in die Gaststube, obwohl es dort anständiger zuging als in der Kaschemme am Hafen. In der Küche stellte sie ihnen das Beste hin, was die Speisekammer bot. Aber Lili aß wie ein Spatz. »Es geht nichts hinein«, sagte sie entschuldigend. »Ich weiß, dass ich essen muss, aber es ist alles zu.«

Paul, der kleine Bruder, fraß wie ein Scheunendrescher. So hatte Trine eine Sorge weniger. Sie ließ sich berichten, wie Appolonia Wendt versucht hatte, die Herrschaft im Salzhaus an sich zu reißen und wie sie vom treuen Jütte ausgebremst worden war. »Das wird sie ihm nie verzeihen«, kicherte Lili. Trine fragte sich, wie viel das Kind von dem, was um sie herum vorging, wirklich begriff.

Während sie noch überlegte, mit welchen Worten sie Lilis Enttäuschung am geringsten halten könnte, sagte die Tochter des Salzbarons: »Und er muss getauft werden.«

Ein Messer fiel auf den Holztisch.

»Lili, das wird nicht gehen.«

»Aber warum nicht? Jedes Kind wird getauft.«

»Jedes Kind, ja. Aber … Kaspar ist nicht gesund, weißt du.«

»Ändert das etwas?«

»Wenn er einen gebrochenen Arm hätte, nein. Wenn er taub wäre oder nur ein Auge hätte, nein.«

»Ihr redet ja so, als sei mein Bruder kein Mensch.«

»Viele Leute glauben, er ist kein Kind.«

»Aber was denn?«

»Ein … Tier. Oder ein Monstrum.«

Trine kannte die Bücher. Es handelte sich nicht um Traktate vom Jahrmarkt, sondern um hoch angesehene Werke wie das

Hebammenbuch des Jacob Rueff. In diesem Werk hatte Trine Menschen gesehen, die einen in den Schlaf verfolgen konnten: der Mann mit dem zweiten Kopf in Höhe des Nabels; Zwillinge, im Bereich der Brust miteinander verwachsen. Trine verschwieg dem Kind, dass berühmte Mediziner Vererbung für die Ursache dieser Missbildungen hielten. Natürlich hatte sie sich sachkundig gemacht. In den Familien von Martha und Heinrich Schelling waren nie solche Abnormitäten aufgetaucht, Trine hatte es nicht anders erwartet. Denn auch alle anderen Monster, denen sie als Hebamme begegnet war oder von deren Existenz sie gehört hatte, stammten aus Familien, die nicht mit anderen Fehlgeburten gestraft waren.

So offen wie möglich legte sie Lili dar, dass niemand einen Vorteil davon hätte, wenn sich die Nachricht von Kaspar herumsprechen würde. Natürlich protestierte Lili. Aber Trine wusste, was dieses zum Tode verurteilte Kind für den Ruf des Salzbarons bedeuten würde. Fortan würde man ihn und seine Firma mit diesem Wesen in Verbindung bringen. Man würde nicht sagen, dass er Schuld auf sich geladen habe. Aber es würde eine Nähe entstehen: von einem angesehenen Bürger zu einem Wesen, das zu einer anderen Sphäre gehörte. Auch seine gesunden Kinder würden mit dem Schatten dieses Wesens leben müssen. Und es war die Frage, ob sie dafür die nötige Stärke besitzen würden. Auf den Jahrmärkten gruselten sich die Menschen vor den Monstern, die dort ausgestellt wurden: Riesen, Zwerge, Tiermenschen, behaart vom Kopf bis zu den Zehen. Trine hielt manche dieser Figuren für das Ergebnis von Zauberkünstlern. Aber diese Wesen waren Schaustücke, zu denen es einen zog wie zu einer Hinrichtung. Die Faszination des Krankhaften, Wesen aus einer anderen Welt, in der teuflische Mächte herrschten.

Trine redete auf Lili ein. Lili hielt dagegen, sie machte Trine das Leben schwer und erhöhte dadurch deren Sympathie für sie immer weiter.

Am Ende trafen sie sich in der Mitte, aber erst als Trine betont hatte, dass Kaspars Sicherheit in der Stadt nicht so gewährleistet sei wie in der Dorfkate, die niemand kannte. »Bedenke eins«, sagte Trine, »noch weiß niemand, dass es ihn überhaupt gibt. Wenn bekannt wird, dass er lebt und wie er aussieht, werden Menschen vor deinem Haus stehen, und sie werden dir Geld bieten, um deinen Bruder sehen zu dürfen. Es wird sein wie auf dem Jahrmarkt. Willst du das deinem kleinen Bruder zumuten?«

Lili gab nach, dafür versprach ihr die Hebamme, sich um einen Pastor zu kümmern.

Trine Deichmann trank nur selten, auch Joseph, ihr Mann, war fähig, einen gefüllten Krug stehen zu lassen. Aber im Gegensatz zu ihm, der große Mengen schlucken konnte, vertrug sie nicht viel. Zwei Krüge Wein – dann färbten sich Trines Wangen rot. Ihre Stimme wurde lauter, und obwohl sie spürte, dass sie besser an sich halten sollte, schlug sie mit der Faust auf den Tisch und redete mit einer Verve, die ihr sonst abging. Joseph war jedes Mal selig, wenn seine Trine duhn war. Nicht dass er es darauf anlegte. Aber sie gefiel ihm, wenn sie feurig wurde. Er hatte dann das Gefühl, im Grunde mit zwei Frauen verheiratet zu sein.

Zwischen den Eheleuten hatte es sich eingebürgert, dass sie, wenn die Gaststube abgesperrt war, noch einige Minuten zusammensaßen. Trine sah ihrem Mann dabei zu, wie er die Stühle auf die Tische stellte und das Geschirr in die Küche trug, wo es das Dienstmädchen morgen säubern würde.

Nach dem zweiten Krug berichtete Trine von dem Gespräch mit Lili. Auch Joseph hatte im Verlauf des Abends vom Salzbaron gehört. Die Gerüchte wurden mit jeder Stunde wagemutiger. Jetzt hatte Schelling eine Geliebte, mit der er durchgebrannt war. Jetzt hatte er seine Frau ermordet, indem er sie in den letzten Wochen der Schwangerschaft durch winzige Gaben von Gift so weit geschwächt hatte, dass sie die Geburt nicht überleben konnte. Auch vom Scheintod der verschwundenen Frau war die Rede.

»Sie wissen nichts«, sagte Trine.

»Aber das finden sie aufregend. Ich habe heute ein Drittel mehr Umsatz gemacht, weil sie durch das viele Mutmaßen so in Hitze geraten sind.«

Joseph löschte die Lichter und trat, bevor er den Riegel vorlegte, noch einmal vors Haus. Es schneite nun schon den dritten Tag in Folge. Beinahe hätte Joseph das Papier übersehen. Er befreite es vom Schnee und las es unter der Tür im schlechten Licht. Er trat auf die Straße und blickte sich um. Schlafend lag die Stadt in ihrem weißen Kleid.

Joseph sagte: »Du bist müde. Du kannst es genauso gut morgen lesen.«

Trine schnappte ihm das Papier aus der Hand.

Eine neue Zeit – das alte Leid!

Lübeck, die Feine und Teure, hat dem neuen Jahrhundert einen festlichen Empfang bereitet. Sehnsüchtig warten die Weinhändler auf die nächste Fuhre aus dem Rheinland. Alles ausgesoffen, trunken vor Fortschritt.

Aber unter dem Pflaster lauert das Verderben! Die himmlischen Mächte sind besorgt über den Verlauf der Dinge. In den Herzen der Menschen nistet Kälte. Lübeck handelt mit allem, was nicht niet- und nagelfest ist. Das hat viel Geld in die Stadt gebracht. Aber es hat auch den Glauben getötet. Nächstenliebe findet bei uns nur statt, weil reiche Menschen, die ein schlechtes Gewissen haben, sie sich leisten. Unser Leben ist oberflächlich geworden, Soll und Haben heißt die neue Bibel, die Stadt frisst die Menschen auf. Wer nicht mehr mitkommt im Wettlauf um den Taler, kann sehen, wo er bleibt.

Das neue Jahrhundert ist für uns Anlass, alte Fragen zu stellen. Wir müssen zurück zu den Wurzeln der Vergangenheit, als die Menschen in Frieden miteinander lebten und der Wert eines Menschen nicht am Inhalt seiner Truhen und der Pracht seiner Fassaden gemessen wurde.

Im neuen Jahrhundert wollen wir das Rad zurückdrehen, bevor die Geschwindigkeit zu groß wird und wir in alle Himmelsrichtungen auseinander fliegen.

Haltet ein in eurem Streben nach immer mehr Reichtum! Lest in der Bibel, wie es den Städten erging, die dem Mammon huldigten und darüber vergaßen, dass der Mensch des Menschen Bruder ist.

Weniger ist mehr. Kleiner ist groß. Lübeck, unsere Heimatstadt, muss Luft holen, sonst wird eine schreckliche Strafe über sie kommen.

Die himmlischen Mächte schicken uns Warnungen. Die Schöpfung gerät aus dem Gleichgewicht. Tiere und Menschen verwandeln sich. Der Leibhaftige reibt sich die Hände. In Lübeck kommen Monster zur Welt. Grässliche Mischwesen aus Mensch und Fisch mahnen uns zur Umkehr. Die reichen Kaufleute kümmern sich nicht um die Mitbürger. Sie haben nur Augen für ihr Geschäft. Jetzt schlägt die Natur zurück. Vor einer Woche wurde dem stadtbekannten Salzhändler Schelling ein Fischkind geboren. Seine Frau starb vor Entsetzen. Seitdem ist der Salzbaron verschwunden. Jetzt zahlt er die Zeche für jahrzehntelangen Raubbau an unseren Interessen. Die Frühjahrsstürme werden seinen Leichnam an den Strand werfen.

Vor zwei Jahren kam schon ein Fischkind zur Welt. Eltern: der Heringskaufmann Flicker und seine Frau. Lange lebten die Reichen in Saus und Braus. Jetzt zahlen sie die Zeche.

Kehrt um.

Tut Buße.

LEVIATHAN

13

Die beiden Männer hatten die Krägen ihrer Mäntel hochgeschlagen. Sie trugen Hüte mit breiten Krempen, aber Schutz gegen die Schneeflocken boten sie nicht. Der Wind kam von Norden, so eisig und unerbittlich, dass er Tränen aus den Augen trieb. Bei diesem Wetter verließ niemand das Haus, der nicht einen guten Grund dafür hatte. Die beiden Männer wollten ohne Zeugen miteinander sprechen, dafür war der Weg entlang der Steilküste im Norden der Stadt genau richtig.

Der größere der beiden hatte hier sein Sommerhaus. Von November bis in den April war es winterfest gemacht. Aber eine Depesche an den Hausmeister, der zwei Steinwürfe entfernt wohnte, hatte diesen am Morgen in Gang gesetzt. Jetzt stand er am Fenster seiner Wohnung und verfolgte die beiden Gestalten, die auf dem baumlosen Klippenweg aus großer Entfernung zu sehen waren. Die spinnen, die Reichen, dachte der Hausmeister, verabreichte seinem Jüngsten, weil der so günstig stand, eine zärtlich-derbe Kopfnuss und folgte dem Lockruf der Gattin, die den Sonntagskuchen aus dem Ofen geholt hatte.

»Wisst Ihr, woran ich merke, dass ich alt werde?«

Der gedrungene, wie ein fideles Fass wirkende Mann blickte überrascht zur Seite. Seit wann standen sie auf so vertrautem Fuß?

Der Erste sagte: »Ich denke in letzter Zeit viel an die Vergangenheit. Ihr werdet zugeben, dass ich dafür keinen Grund besitze. Die Geschäfte laufen zufriedenstellend, das letzte Jahr war das beste der letzten fünf. Aber dennoch, aber dennoch …«

»Ich weiß, was Ihr meint. Es geht nicht um die Geschicke Eures eigenen Hauses.«

»Sondern?«

»Sondern um das große Ganze. Um das Salz. Das Salz an sich.«

»Nennt noch die Stadt, dann habt Ihr alles zusammen. Das Salz und Lübeck.«

»Unter unwesentlicher Mitwirkung meiner Wenigkeit.«

»Macht Euch nicht klein. Ich vergesse keine Sekunde, wie ich dastehen würde, wenn ich nicht eine so gute Ware anzubieten hätte.«

»Es ist die beste.«

»Über das Lüneburger Salz geht nichts. Niemand bestreitet das.«

Die Lüneburger und die Lübecker Interessen liefen seit Langem parallel. Bis weit ins 14. Jahrhundert hinein hatte Lübeck das Monopol auf den Handel mit Lüneburger Salz innegehabt. Die Schiffe stachen mit den Zielen Rostock, Wismar, Stettin, Kulm, Thorn, Elbing, Danzig und Königsberg in See. Der Verkauf an ferne russische Städte lag in der Hand der Lübecker. Schiffe aus Lübeck legten in allen Häfen der nördlichen Ostsee an.

Dann kam das Baiensalz, die billige Ware aus Frankreich und Portugal. Die Lübecker reagierten mit Stolz und Hochmut. Man hatte das bessere Produkt und die älteren Beziehungen. Man hatte Monopole und die nötige Rücksichtslosigkeit, um sie durchzusetzen. Weil Lübeck in Geld schwamm, kauften die Salzverfrachter die Produktion im Voraus auf. Der Preis wurde von Lübeck festgesetzt. So entstand die enge Bindung zwischen Lüneburger Siedehütten und Lübecker Großkaufleuten, die familiäre Ausmaße annahm, als die Lüneburger Ende des 15. Jahrhunderts begannen, Handlungsgehilfen an die Trave zu entsenden, die beim Geschäftspartner wohnten, das Salz in Empfang nahmen und verkauften.

Der Besucher aus Lüneburg kannte seine Lübecker Pappenheimer und achtete darauf, ihre Empfindlichkeiten nicht zu reizen. Seine Tochter war mit dem Erben einer Lübecker Brauerei verheiratet. So kam das Beste der jungen Generationen zusammen, um eine gemeinsame Zukunft zu bereiten.

Der Lüneburger kannte Kaufleute von der Trave in allen Farben und Temperamenten: Derbe, kultivierte, eitle, verschlagene, auch wohltätige. Kaufleute haben bei allen Unterschieden eine Gemeinsamkeit: Sie können rechnen, sie sind auf ihren Vorteil bedacht, sie sind optimistisch und tun einiges dafür, damit der Optimismus gedeiht. Die Schwärze des Gemüts, die sich neben ihm seit einer Stunde Bahn brach, erschreckte den Lüneburger sehr. Es lag an Schelling. Der verschwundene Salzbaron hinterließ nicht nur Gerüchte, er hatte zumindest einen Kollegen in tiefe Nachdenklichkeit gestürzt. Der Mann neben dem Lüneburger bezeichnete sich als Freund, er kannte die Schellingsche Familie. Er war Gast im Haus gewesen, man hatte gemeinsam im Rat gesessen und bezog seine Weine vom selben Händler. Die Frauen verkehrten freundschaftlich. Die Kinder hatten zeitweise denselben Hauslehrer gehabt.

»Es ist eine Familientragödie, was mit Schelling passiert ist«, sagte der Lüneburger.

»Eben nicht. Eben nicht. Es ist ein Zeichen.«

»Zeichen wofür?«, fragte der Lüneburger perplex.

»Eine Zeit geht vorüber«, sagte der Lübecker. »Schelling hat es getroffen, es hätte genauso gut jeden von uns treffen können. Freut sich auf ein Kind und bekommt ein Monster, das muss man sich vorstellen.«

»Ein Monster«, wiederholte der Lüneburger, der den Faden zu verlieren drohte.

»Er ist nicht zufällig bei Euch in Lüneburg?«

»Nicht dass ich wüsste.«

»Wüsstet Ihr es denn?«

»Das will ich meinen, bei den langen und engen geschäftlichen Bezie…«

»Ja, ja. Aber bei wem würde er sich zuerst melden? Bei Euch?«

»Das nehme ich doch an.«

»Würdet Ihr mir den Gefallen tun und Euch umhören?«

Der Lüneburger spürte die Nervosität des anderen und sagte alles zu, was man von ihm verlangte. Als er zu frieren begann, traten sie den Rückweg an.

Während der Gast beköstigt wurde, erging sich der Lübecker in Äußerungen über Phasen in der Geschichte, die aufsteigen, ihren Höhepunkt erreichen und verschwinden. Damit meinte er die Hanse, den großen Bund der Städte, gegen den mehrere hundert Jahre nichts gegangen war. Die Hanse hatte Kriege geführt, so mächtig war sie gewesen. Wie man Konkurrenten ausschaltet – die Hanse hatte es in ihrer Blütezeit zur Perfektion getrieben. Mancher Fürst und König hatte einen hohen Blutzoll gezahlt, wenn seine Interessen denen der Hanse in die Quere gekommen waren. Lübeck war die erste unter den Hansestädten gewesen. Jetzt war man nicht mehr mächtig genug, um Kriege zu führen. Was der Hansetag beschloss, entfaltete nicht mehr die bindende Kraft von einst. Neue Handelshäuser mischten sich ein, englische Kompanien drängten in den Handel mit Russland und dem Baltikum.

Der Gast aus Lüneburg hatte innerlich längst abgeschaltet, das war ihm alles zu politisch, und überheizt war es im Raum überdies. Als der Lübecker erkannte, dass er aus dem Fenster predigte, holte er die Köchin und den Diener an den Tisch. Die waren erst gehemmt, nach Zufuhr von Wein jedoch recht meinungsfreudig. Aber ihr Interesse ging nicht darüber hinaus, wie grauenvoll wohl der Lübecker Säugling ausgesehen haben mochte. Als die letzte Kerze gelöscht wurde, war es nach Mitternacht.

14

Nikolaus Holl war kein Mann, der sein Herz auf der Zunge trug. Das Leben hatte ihn gelehrt, sich nicht zu weit aus dem Fenster zu lehnen, weil die Gefahr bestand, von einem just in diesem Moment durchgehenden Pferdegespann zerstückelt zu werden. Seit zwei Tagen jedoch befand er sich in einem Zustand der Euphorie. Das Flugblatt hatte die Stadt aufgerüttelt, in den Straßen und auf den Märkten, im Hafen und in den Werkstätten ging es um nichts anderes als das Flugblatt, für dessen Formulierung Holl keine geringe Verantwortung trug. Gut, über Schelling redeten die Leute auch, aber jetzt kannten sie den größeren Zusammenhang, in dem das private Schicksal gesehen werden musste. Das Allerschönste jedoch war, dass die Geheimhaltung beendet werden konnte. Als offensichtlich war, wie wohlwollend die Menschen auf das Flugblatt reagierten, wollte Holl sie nicht darüber im Unklaren lassen, dass der Quell aufklärenden Denkens mitten unter ihnen sprudelte. Ehe er sich versah, hatte er sich bekannt – erst beim Bäcker, danach beim Fleischhauer. Es dauerte zwei Tage, bis die Kunde von Holls heldenhafter Tat ihre Runde durch die Stadt vollendete.

»Die Vernunft wird siegen!«, rief Holl dem Lehrer Senftenberg zu, als er ihn unangemeldet an dessen Arbeitsplatz in der Schule aufsuchte. Umso größer war der Schock des redlichen Mannes, als Senftenberg ihn mit beiden Armen packte und fauchte: »Ein Wort noch, du Dummkopf, und man wird dich morgen aus der Trave fischen.«

Verdattert fühlte sich Holl in einen abgelegenen Raum gezogen, wo Senftenberg ihm klarmachte, dass Holl ein toter Mann wäre, wenn er Namen nennen würde. Namen von Mitstreitern, womöglich sogar prominente Namen. »Ich streite alles ab!«, sagte Senftenberg. »Es wird an Euch hängen bleiben.«

»Aber was denn bloß?«, rief wehklagend der irritierte Sekretär. »Es läuft doch in unserem Sinn. Wir waren uns doch einig, dass der Tag kommt, an dem wir uns bekennen ...«

»Der Tag ist noch nicht da. Und Ihr seid nicht dazu befugt, den Zeitpunkt zu bestimmen.«

Holl erinnerte sich anders. Hatte man nicht mehr als einmal zu vorgerückter Stunde über den Tag schwadroniert, an dem die Stadt reif sein würde für die Erkenntnisse der geheimen Gesellschaft? »Wir sind der Dünger«, hatte Hindeloopen gerufen. Und Senftenberg war es gewesen, der gesagt hatte: »Die Lehrpläne sind fertig. Meine Schule kann morgen anfangen, den neuen Wissensstoff zu vermitteln. Und alle anderen Schulen auch, denn wir werden dann bestimmen, was unsere Kinder künftig lernen.«

Holl erinnerte sich genau. Man hatte oft zusammengesessen und war sich jedes Mal einig gewesen.

»Aber wir haben doch nichts zu verbergen«, sagte er eingeschüchtert. »Ihr selbst habt gesagt, dass die Menschen wissen müssen, wie unsere Gesichter aussehen.«

»Wenn der Tag gekommen ist. Keine Stunde eher. Würdet Ihr mir die Freundlichkeit tun und Euch aus meinem Blickfeld entfernen? Mir läuft sonst die Galle über.«

Holl war bereits an der Tür, als Senftenberg sagte: »Keine Eigenmächtigkeiten mehr. Nichts ohne vorherige Rückfrage. Haben wir uns verstanden?«

15

Die Pflicht einer Hebamme beschränkte sich nicht darauf, das Kind auf die Welt zu holen und es der Mutter in die Arme zu legen. Die Hebamme begleitete die Schwangere auf ihrem Weg. Mit Sicherheit sahen sich die Frauen acht bis 10 Wochen vor der Niederkunft, wenn sich nicht in einem früheren Stadium der Schwangerschaft Unregelmäßigkeiten ergaben. Ein enges Verhältnis entstand immer dann, wenn sich die Mutter mit warmen Gefühlen an die Hebamme erinnerte. Dann würde sie sie auch bei späteren Schwangerschaften rufen. Trine Deichmann war so lange in ihrem Metier und zugleich dermaßen beliebt, dass sie jede dritte Schwangerschaft in ein Haus führte, das sie in Ausübung ihrer Profession bereits betreten hatte. Margaret Vierhaus vom stadtbekannten Kürschnerhaus und Pelzhandel Hippolyt Vierhaus war so eine Frau. Drei Kinder hatte Trine geholt, einen Jungen leider nur tot. Auch die Mutter wäre damals beinahe dahingegangen, sie hatte viel Blut verloren, und Trine war es nur mithilfe einer selten angewandten Mixtur gelungen, das Blut im Körper der Frau zurückzuhalten. Hätte Joseph aus seiner Zeit, in der er die Apotheke geführt hatte, nicht zwei Regale voller Gläser übrig behalten, hätte es für Margaret übel ausgehen können. War dies schon ein Grund für das vertraute Verhältnis der Frauen, so hatte Trine das Herz der Eheleute Vierhaus bereits ein Jahr vorher gewonnen. Ohne nähere Begründung ins Haus gerufen, war die Hebamme mit einem heiklen ehelichen Problem konfrontiert worden: Margaret wollte einfach nicht schwanger werden. Was dagegen zu tun sei? Trine solle freimütig reden. Das tat sie auch und saß dabei zwei Menschen gegenüber, denen die Schamesröte Hälse und Köpfe färbte. Sie erklärte den Eheleuten, wie sie die Qualität des Samens überprüfen könnten, und ließ sie nicht im Unklaren darüber, wie der Samen auszusehen und wie er zu riechen habe. An dieser Stelle der Unterhaltung hatte der Kürschner um eine Unterbrechung gebeten. »Es ist nicht einfach für mich«, hatte er gesagt, während er unruhig im Raum umhergewandert war, immer mit rotem Kopf. So bestärkte er Trines Verdacht, dass es diesem Mannsbild an der wünschenswerten Lockerheit gebrach, denn an mangelhafter Durchblutung lag es ja wohl nicht. Sie riet dem Paar, es mit der Häufigkeit des Verkehrs nicht zu übertreiben. Beide verlangten nach exakten Zahlen, er drängender als seine Frau. Trine nannte günstige und ungünstige Nahrungsmittel und verhehlte nicht die Möglichkeit, Lenden und Geschlechtsteile mit Holunderöl, in dem zuvor Ameisen aufgelöst worden waren, zu bestreichen. Vor allem legte sie den beiden nahe, sich Zeit zu nehmen und nicht hektisch zu werden. »Ihr liebt euch doch?«, fragte sie, und die Angesprochenen ergriffen so verlegen ihre Hände, dass Trine vom guten Ausgang überzeugt war.

Wenige Monate später hatte sie zum ersten Mal am Bett der schwangeren Margaret gesessen. Das erste Kind war wie ein Dammbruch gewesen. »Jetzt ist es ein Kinderspiel«, hatte der glückliche Vater jubiliert. Insgeheim hoffte Trine, dass die beiden nach drei Geburten in kurzer Folge eine Pause einlegen würden. Aber offenbar gab es einen Bestandteil des Liebesspiels oder in den Minuten vor Beginn des Liebesspiels, der besonders Hippolyt jedes Mal in höchstes Entzücken versetzte. Doch wollte Margaret nicht mit der Sprache herausrücken.

Heute befanden sich werdende Mutter und Leibesfrucht in feinstem Zustand, und Margaret sagte frohgemut: »Es geht mit jedem Kind besser. Wie wird es erst nach dem achten werden?«

Dann kam die Rede auf das Flugblatt und den verschwundenen Schelling. Obwohl Trine betonte, dass eins nichts mit dem anderen zu tun hatte, ging Margaret offensichtlich davon aus, dass es die Geburt des Monstrums gewesen sei, die nachdenkliche Mitbürger dazu gebracht hatte, sich zu Wort zu melden. Mittlerweile lag eine Reaktion der Kirche vor. Übellaunig, wie er gemeinhin war, hatte der Bischof betont, dass die Kirche es nicht am nötigen Ernst fehlen lassen und sich seit jeher als Mahner der Zeitläufte betrachten würde.

»Man könnte Angst kriegen«, sagte Margaret. »Die Heringshändler bekommen ein Fischkind. Der Salzbaron bekommt ein Fischkind. Und wenn ich nun ein Tier kriege? Eins mit Fell?«

»Aber warum denn bloß?«, fragte Trine erschüttert.

»Ja, versteht Ihr denn nicht? Hering und Fisch, Salz und Fisch, weil der Fisch das Salz braucht, um frisch zu bleiben. Der Kürschner und das Fell, weil er Felle bearbeitet.«

Vergeblich suchte Trine nach dem verräterischen Blinzeln in den Augen der Schwangeren. Margaret war es ernst.

»Und was meint Ihr?«, fragte sie. »Warum trifft es den Heringshändler und Schelling? Was haben sie verbrochen? Sind sie schlechte Menschen?«

Margaret kannte die Schellings und wusste nur Gutes über sie zu berichten. Dann wiederholte sie, was im Flugblatt gestanden hatte. Der Hochmut der Menschen. Die Verlockung durch den Reichtum. Die Macht des Geldes gegen die Macht der Wohltätigkeit. Es war ihr ernst, sie war besorgt. Trine Deichmann begriff nicht, wie diese frommen Menschen es fertig kriegten, an einen dermaßen grausamen Schöpfer zu glauben. Sie hielt sich zurück, die Schwangere sollte sich nicht aufregen.

Aber eins musste doch heraus: »Meine liebe Margaret, es geht doch um Kinder. Das Unschuldigste auf der Erde. Warum gibt uns Gott seine Signale, indem er kleine Wesen dem Tod überantwortet?«

»Sie sind doch gar keine Menschen. Es sind Monster.«

»Seid Ihr davon überzeugt?«

Sie war so überzeugt, dass sie Trines Frage nicht verstand. Trine fühlte sich nicht wohl. Sie wusste, dass Margaret nicht irre redete. Menschen konnten Tiere zur Welt bringen. Menschen waren fähig, in die Körper von Tieren zu schlüpfen. Götter taten dies ohne Unterlass. Nicht Gott, Gott nicht. Aber er war nicht allein im Himmel. Es ging auch rückwärts. Tiere verwandelten sich in Menschen oder Götter. Es war keine schreckliche Vorstellung, ein Tier zur Welt zu bringen. Aber Trine war Hebamme, und Hebammen halfen Kindern über die Schwelle in diese Welt. Der Heringshändler und seine Frau hatten die Geburt nicht verkraftet. Sie waren gebrochene Menschen. Das Geschäft war in wenig mehr als einem Jahr am Boden gewesen. Hätten sich Kollegen und Freunde nicht so loyal gezeigt, hätten die beiden hungern müssen. Trine hatte lange nicht mehr mit ihnen geredet, sie hatten den Kontakt zu ihrer alten Welt abgebrochen. Wenn man sie auf der Straße traf, was selten geschah, wirkten sie, als wären sie geschrumpft.

»Es muss wehtun«, sagte Margaret mit fester Stimme. »Ohne Schmerz lernen wir nicht.«

Auch sie hatte eine Meinung zum Verbleib von Heinrich Schelling: Er sei geflüchtet, weil er so entsetzt gewesen sei. Und seine Frau, wie war sie verschwunden? Margarets Augen glänzten. »Vielleicht hat sie ein Medicus geholt«, sagte sie. »Einer, der wissen will, wo die Tiere herkommen. Der herausfinden will, was an der armen Frau anders war als an anderen Frauen.«

Trine forderte die Schwangere auf, sich zu beruhigen. Margaret war eine gehorsame Patientin. Sie frisierte sich nicht selbst, weil es nicht gut war, die Arme zu heben. Sie ging nicht in die Armenviertel der Stadt, weil es nicht gut war, Krüppel zu betrachten. Natürlich kannte sie auch das Verbot, während der Schwangerschaft ein Tier zu ängstigen, weil Frauen, die das taten, häufiger ein Monstrum zur Welt brachten.

»Glaubt Ihr, dass ich für mein Kind das Beste tue?«, fragte Margaret verzagt.

»Das meine ich in der Tat«, sagte Trine und rüstete sich zum Aufbruch.

»Und meint Ihr auch, dass man zu einem Kind streng sein muss, wenn es gedeihen soll?«

»Auch das meine ich. Wir sollen die Kinder nicht prügeln. Aber sie sollen wissen, was sie dürfen und was nicht. Sonst gedeihen sie nicht.«

»Danke«, sagte Margaret und entspannte sich. Sie musterte die Hebamme. Wie gern hätte sie gesagt, was sie wusste. Aber Hippolyt hatte es ihr drakonisch verboten mit den Worten: »Sie ist eine Hebamme. Man weiß nicht, wo Hebammen stehen.«

»Aber sie hilft uns – jedes Mal.«

»Sie spricht mit den Leuten über unschickliche Dinge.«

»Auch damit hat sie uns geholfen. Du hast es selbst gesagt. Und tauchst du nicht immer gern den Finger in deinen Samen, um zu sehen, ob er richtig ist?«

Hippolyt lief rot an. Und das Blut sammelte sich nicht nur in seinem Gesicht.

16

Leise knarrend öffnete sich die Tür. Die Gestalt hob den Kopf und ließ ihn gleich wieder sinken. Der Besucher blieb unter dem Türrahmen stehen. Der Schatten hinter ihm schob ihn sanft in den Raum hinein. Die Gestalt behielt den Besucher im Auge. Der Besucher zögerte, aber er war auch neugierig. Er kannte diesen Raum nicht, nichts, was er hier vorfand, hatte er jemals gesehen.

Der kleine Körper an der Wand hielt den Kopf gesenkt.

Der Besucher betrat den Raum.

Zeit verging. Der eine verhielt sich unbeteiligt. Den anderen zog es näher, aber er war vorsichtig. Dann fiel die Entscheidung, und er trat vor den Körper an der Wand. Stand vor ihm, mehr tat er nicht.

Der an der Wand hob den Kopf.

Vier Augen hatten zum ersten Mal Kontakt.

Der Besucher lächelte.

Der an der Wand lächelte nicht.

Der Besucher ging in die Hocke, die beiden blickten sich unentwegt an. Der Besucher lächelte, dann legte er eine Hand auf den Arm des anderen.

Das war ein Fehler.

Der an der Wand schlug zu, einmal, zweimal. Mit voller Gewalt schlug er dem Besucher die Faust ins Gesicht. Der Besucher weinte, er kniete vor dem anderen und weinte. Der an der Wand hielt den Kopf gesenkt wie am Anfang.

»Abbrechen«, sagte der Schatten hinter der Wand.

»Fangt nicht wieder damit an«, stöhnte die Gestalt am zweiten Loch.

»Aber wenn sie sich etwas antun …«

»Er weint doch nur. Sie schlagen sich nicht tot. Obwohl ...«

»Sagt es ruhig«, forderte der Erste den anderen auf.

»Wenn Ihr es hören wollt ... Es gibt Abmachungen, Ihr werdet Euch gewiss daran erinnern, weil Ihr der Einzige wart, der seinerzeit dagegen gestimmt hat.«

»Weil ich kein Unmensch bin.«

»Ihr suhlt Euch in eurer Gutartigkeit. Damit können wir hier nichts anfangen. Und deshalb wiederhole ich: Wenn Schwarz auf die Idee kommen sollte, Weiß zu zerfleischen, dann wird es geschehen. Dies ist Sinn und Ziel des Spiels.«

»Wie könnt Ihr ...?«

»Ich bleibe nicht gern auf halbem Weg stehen. Wir werden nur dann eine Chance haben, das herauszufinden, was wir wissen wollen, wenn wir Schwarz und Weiß sich selbst überlassen. Keine Dressur, so war es abgemacht. Erinnert Ihr euch?«

»Ja, ja«, erklang es unwillig, während nebenan Schluchzen zu hören war.

»Dann sind wir uns ja einig.«

Beide beobachteten die Szene nebenan, die weinende Gestalt, die Gestalt an der Wand, die sich jetzt erhob. Sie stand vor dem weinenden Besucher. Sein Fuß traf den Besucher ins Gesicht. Der Besucher kippte um, wie von der Axt gefällt.

17

»Komm her und hilf mir«, rief Lili.

»Ich gehe da nicht runter«, kam verzagt die Antwort von der Kellertreppe. Paul stand oben, hatte beide Arme um den Brustkorb geschlungen und schien zu frieren.

»Ich habe eine Leiter gefunden«, rief Lili. »Das ist gut, so kommen wir an die Decke.«

In diesem Moment rief das Dienstmädchen aus dem ersten Stock: »Hier sind die Vorhänge. Sie waren doch in einer der Truhen.«

»Ruhe verdammt noch mal!«, blökte Rademacher, der Schreiber aus dem Bureau. Jedes laute Geräusch fand Niederschlag im Kontorbuch in Form eines uneleganten Schlenkers. Rademacher verschrieb sich nicht, das hätte er auch nicht getan, hätte man eine Kanone neben ihm abgefeuert. Aber die Unruhe im Haus brachte ihn aus dem Rhythmus, und der Rhythmus war das Geheimnis seiner Schrift. Rademachers Zahlen sahen aus wie gedruckt.

Jütte spürte am Hinterkopf, dass jemand den Raum betreten hatte. »So geht das nicht weiter«, behauptete Rademacher. »Ihr müsst die Kinder stoppen.«

»Lili sagt, es ist bald vorbei.«

»Das hat sie auch schon gestern gesagt.«

Dem konnte Jütte nicht widersprechen. Aber sollte er die Tochter des Chefs zur Ordnung rufen? Um Rademacher zu beruhigen, stieg er die Treppe hinauf.

Im ersten Raum holte er mit der Tür beinahe den Maler von der Leiter. Dessen Gesicht sah aus wie die Decke, dunkelblau. Der große Raum schlug Jütte sofort in den Bann.

»Lobt, wenn Euch nach Lob ist«, forderte ihn der Mann mit dem Strohhut und der Palette auf. Er war dabei, die Küche der Puppenstube zu bemalen. Aber es war keine gewöhnliche Puppenstube, denn er konnte bei der Arbeit aufrecht in der Küche stehen.

»Ich kenne Euch«, sagte Jütte.

»Wer kennt mich nicht?«, sagte der Maler eitel. »Ihr kennt ja auch den Tag und die Nacht und das Wasser.«

Um kein Risiko einzugehen, stellte sich Adam Kropf, Maler nach der Wirklichkeit, sicherheitshalber vor. Man hatte ihm hinterbracht, wer in diesem Haus die Hand am Geldbeutel hatte. Diese Menschen wurden von seinem Lächeln mehr bedacht als andere, die Kinder beispielsweise. Adam Kropf hielt die Idee mit der überdimensionierten Puppenstube für überspannt. Aber er kannte auch den Fürstenhof. Die reichen Lübecker Bürger mussten noch einiges an Fantasie und Dekadenz zulegen, bevor sie auf Ideen verfielen, die am Hof Alltag waren. Allerdings hatten die Bürgerlichen auch Vorteile, sie zahlten verlässlicher. Schneller vor allem. Bar auf die Hand, genau das, was Adam Kropf gebrauchen konnte. Die Kinder aßen von Woche zu Woche mehr. Er sah den Tag voraus, an dem er den Schwächsten von ihnen an seine Geschwister verfüttern würde.

»Geht die Arbeit voran?«, fragte Jütte. Er war sonst nicht auf den Mund gefallen und fand für jeden Kunden ein Wort. Selbst mit den rohen Gesellen, die am Hafen das Salz umluden, kam er aus. Und wenn zweimal im Jahr höchster Besuch aus dem Baltikum im Bureau stand, der mit dem Zaren verwandt war, bestritt Jütte die Konversation, als wäre sie sein tägliches Brot.

Aber er konnte keine Künstler leiden.

Er wusste nicht, was sie antrieb und wie sie funktionierten. Er hielt sie für faul und überheblich, für laut und eitel. Adam Kropf war der schlimmste, denn er verachtete alles, was Jütte respektierte: die Goldschmiede, die Uhrmacher, die Tischler, die Glockengießer. Was für Jütte eine staunenswerte Melange aus Handwerk und Fantasie war, reduzierte sich für Kropf auf die Herstellung banaler Gegenstände. Alles, was man erlernen konnte, war für Kropf das Gegenteil von Kunst. Jütte wusste das, weil Kropf gern die Gelegenheit wahrnahm, sich weitschweifig über seine Kunst zu verbreiten. Und so wie im Märchen am Ende die Guten siegten, stand in seinen Erzählungen immer Adam Kropf als strahlender Heros da.

Jütte brachte die Begegnung mit dem Wichtigtuer hinter sich und überhörte dessen Bemerkung über die trockene Luft, die zu Durst führen würde. Er half Lili, die Leiter aus dem Keller nach oben zu tragen. Sie glühte vor Eifer, Paul fühlte sich an den Rand gedrängt, Jütte ernannte ihn zum Wächter für den Raum mit dem Nachthimmel und amüsierte sich, als er sah, wie Paul mit geschultertem Besenstiel vor der Tür im Flur wichtig hin- und hermarschierte. Lili hielt das Dienstmädchen auf Trab, aber die musste nicht gebeten werden, wenn es darum ging, Stoffe, die sich angenehm anfühlten, über Sessel und Tische zu breiten, sie mit Schränken zu verbinden und auf diese Weise Höhlen aus Leinen und Samt zu bauen, in denen Paul verschwand und nicht mehr gesehen ward. Lili hatte sich den kompletten zweiten Stock ausbedungen, den sie nach ihren Plänen umgestalten wollte.

»Ich brauche jemanden, der Töpfe aus der Küche hinaufträgt.«

Jütte betrachtete das strahlende Gesicht. Sie hatte wieder Farbe bekommen und sah aus wie ein glückliches Mädchen von 13 Jahren. So hat deine Tochter auch einmal ausgesehen, dachte Jütte. Der Gedanke riss ihn beinahe von den Beinen. Wie konnte es passieren, dass etwas, das er so sorgfältig verschlossen hatte, plötzlich frei herumlief?

»Ich helfe dir«, sagte er zu Lili.

18

Auch das zweite Flugblatt kam nachts. Es schneite nicht mehr, die Flocken waren von grimmigem Frost gelähmt worden. Als Trine Deichmann um vier Uhr in der Frühe ihr Heim verließ, weil ein Bote sie ins Haus einer Hochschwangeren gerufen hatte, fand sie das Blatt auf den Riegel gespießt. Sie steckte es in die Tasche, machte sich eilig auf den Weg und kam viele Stunden nicht dazu, sich um das Flugblatt zu kümmern. Dabei war es nicht das Kind, das Schwierigkeiten bereitete, und überhaupt bestand zu keiner Minute Lebensgefahr. Es war die Mutter, eine Erstgebärende, die die Geburt zur Qual für alle Anwesenden werden ließ. Anstatt die Ratschläge der Hebamme zu befolgen und sich in die Hände der erfahrenen Frauen fallen zu lassen, führte sie sich auf, als habe ihr letztes Stündlein geschlagen. Sie schrie, trat um sich, wusste alles besser, forderte dies, lehnte das ab, um es eine Minute später energisch zu verlangen. Wohl zehnmal wies sie die Hebamme aus dem Raum, weil sie angeblich nicht mit ihr auskam. Trine betrachtete solche Frauen als schwere Prüfung. Die Geburt an sich war komplikationsfrei, das Kind machte alles allein, und es hätte weniger Handgriffe bedurft, wäre nicht die Mutter gewesen. Nach einer halben Stunde hatte sie sich heiser geschrien, was sie jedoch nicht dazu brachte, endlich stille zu sein. Zuerst besaß sie das Verständnis aller Anwesenden. Sie hatte ja nur Angst. Aber sie war leider auch hysterisch, beklagte das Los der Frauen im Allgemeinen und stellte dem Kind Strafen in Aussicht, weil es seiner Mutter solche Schmerzen zufügen würde. Als alles nichts half, holte man den Vater herbei. Doch der hatte sich in der Küche dem Trunk ergeben; als seine Frau die Fahne roch, trennte sie sich von ihm und verwies ihn des Raums. Anstatt Ruhe zu geben, schlich er sich erneut herein und wollte von Trine wissen, ob seine Frau das ernst gemeint habe und was er unternehmen könne, um sein Ein und Alles milde zu stimmen. Zu allem Überfluss mischte sich der Bruder der Schwangeren ein. Er war Student der Theologie aus Wittenberg und quälte die Anwesenden mit angeblichen Ansichten Gottes zu den Menschen und zur Fortpflanzung. Trine sah den Gesichtern der mithelfenden Frauen an, dass ihre Geduld erschöpft war.

Als die Zeit kam, um die Gebärende auf den Stuhl zu setzen, steigerte die ihren Protest ins Unermessliche. Sie wollte das Bett nicht verlassen und unterstellte der Hebamme, sie töten zu wollen. Der Theologiestudent dachte nicht daran, den Raum zu verlassen, gleichzeitig machte der Kindsvater mit einer Flasche die Runde und bestand darauf, mit jedem auf ewig während Freundschaft zu trinken. Es war ein rechter Irrsinn, über dem das grelle Schreien der Gebärenden lag: »Sie wollen mich töten! Sie wollen mich töten!«

Dann klatschte es, schlagartig herrschte eine Stille, als habe jemand alle Geräusche durchgeschnitten, wie man es mit Fäden tut. Trine spürte, dass alle sie anstarrten, auch die Gebärende. Während sie darüber nachdachte, ob eine Entschuldigung angemessen wäre, presste die Schwangere, im Stuhl sitzend, wie Trine es von ihr verlangt hatte, gestützt von zwei Frauen auf der Rückseite des Stuhls. Zeit verging, die Stille zog sich, dann ein schwappendes Geräusch, Trines Hände, die auffingen und zupackten und das dünne Wehklagen des neuen Erdenbürgers.

Nun war alles Routine, die junge Mutter bekam ihr Kind gezeigt, ihr Gesicht zeigte jene Zärtlichkeit und Rührung, die sie vorher so hartnäckig hatte vermissen lassen.

»Ich hätte nicht anders gehandelt«, sagte eine der Frauen, die Trine unterstützt hatten. Und als sie im Gesicht der Hebamme wohl immer noch Zweifel fand, fügte sie hinzu: »Eine Ohrfeige zur rechten Zeit hat noch niemand geschadet.«

Nach einem reichhaltigen Essen zur Feier der Geburt kam Trine Deichmann endlich aus dem Haus. Auf dem Rückweg fiel ihr das Blatt wieder ein.

Die Medizin von heute – nicht die Frauen von gestern!

Stadtarzt und Stadtphysicus müssen viele Jahre studieren und lernen, bevor sie ihre Kenntnisse an Menschen anwenden dürfen. Ärzte, Chirurgen und Bader wissen heutzutage mehr als vor 50 Jahren und viel mehr als vor 100 Jahren.

Für Wohl und Leben der Patienten ist kein Preis zu hoch.

Aber es gibt einen Berufsstand, der nicht studiert, der nicht lernt und sein Wissen vor keinem Gremium beweisen muss.

Warum dürfen Hebammen arbeiten wie vor 50 Jahren? Wie vor 100 Jahren? Wie vor 200 Jahren? Ihre Arbeit entscheidet über Leben und Tod. Aber Hebammen besitzen keine Ausbildung. Sie lernen von älteren Hebammen, die von älteren Hebammen lernten, die wiederum von älteren lernten … ad infinitum.

Darf der Fortschritt vor der Medizin Halt machen?

Warum müssen Hebammen nicht beweisen, was sie können und woher sie ihr Wissen beziehen?

Wann bekennt sich die Hebamme zu ihrer Verantwortung? Sie weiß, wie das Fischkind des Heringshändlers Flicker ums Leben kam.

Wir wissen es auch.

Stoppt das Unwesen, das die Hebammen treiben.

Ohne Hebammen keine Monster.

Hebammen, bekennt euch zu euren Fehlern!

Die Zeit ist reif.

19

Die Kapelle bot Platz für 30 Personen und keine mehr. Der Altar stand auf einer schiefen Kommode, weil die Wand an der Stirnseite feucht war und kein Nagel Halt fand. Der dreiteilige Altar hatte seinen rechten Flügel verloren. An den verbliebenen Teilen hatten sich hilfreiche Hände versucht, denen es erkennbar an handwerklichem Geschick gebrach. Die nachgebesserten Farben hatte man mal zu dick, mal zu dünn aufgetragen. Christus war man mit einem Messer auf den Leib gerückt, um zu verbergen, dass im Bereich der Lenden handtellergroße Stücke abgeplatzt waren.

Vier große Kerzen brannten, gegen die Kälte standen sie auf verlorenem Posten, zumal die Fensteröffnungen nicht abgedichtet waren. Im Grunde war es, als säße man im Freien.

Vor den vermummten Gestalten stand der Pastor. Über dem geistlichen Gewand trug er einen warmen Mantel. Seine Sprache hörte sich wunderlich an.

Lili zupfte an Trine Deichmanns Ärmel und flüsterte: »Warum redet er nicht in unserer Sprache?«

»So reden die Menschen auf den Dörfern.«

»Und sie verstehen sich?«

»So gut wie wir in der Stadt.«

»Kannst du auch diese Sprache sprechen?«

Trine nickte ohne Überzeugung. Als Mädchen hatte sie fließend niederdeutsch gesprochen. Aber es war der Zeitpunkt gekommen, ab dem sie sich bemüht hatte, so zu reden wie die Bürger. Es war kein bewusster Entschluss gewesen. Aber das Leben, das sie damals zu führen begonnen hatte, legte ihr nahe, die Sprache der vornehmen Leute zu sprechen. Joseph war bis zum heutigen Tag in beiden Sprachen zu Hause. Manchmal sprang er innerhalb eines Satzes zwischen beiden Idiomen hin und her.

Der Pastor hatte ein rotes Gesicht, aber am rötesten war seine Nase. Die großen Poren sahen aus wie Wunden. Lili fürchtete sich ein wenig vor dem frommen Mann. Paul hatte sich in der Bank zusammengekauert, seine Augen blickten wach und hell. Für ihn war das ein Abenteuer.

Kaspar schlief auf den Armen der Amme. Lili hatte sich gewünscht, ihn während der Zeremonie halten zu dürfen. Aber es war zu kalt, schon nach wenigen Minuten hatte sie kein Gefühl mehr in ihren Armen gehabt.

Außer den beiden Schelling-Kindern, dem Täufling, der Amme und Trine Deichmann bevölkerten vier weitere Frauen die Bänke. Der Pastor begann zu singen, es geschah ohne Vorwarnung. Jeder Ton wackelte, aber der Gottesmann sang sich ein. Seine Stimme wurde lauter und fest, sein Brummbass verbreitete die Ahnung von Wärme. Die fremden Frauen begleiteten ihn. Sie waren musikalischer, wenn auch leiser.

Nach zwei Strophen wirkte der Pastor erschöpft. Trine hätte sich nicht gewundert, wenn er jetzt eine Flasche aus dem Mantel gezogen hätte. Er wahrte die Form, wenn er schon nicht nüchtern war.

Als er ans Taufbecken bat, legte die Amme den Täufling in Lilis Arme. Der Pastor benetzte den Säugling mit Wasser. Trine hatte diese Zeremonie oft genug mitgemacht, um zu wissen, wie sie winters in den Kirchen das Wasser flüssig hielten. Der Schnapsgeruch, den Kaspar ausstrahlte, durchdrang den kleinen Raum. Der Pastor schlug ein Kreuz, schlug noch ein Kreuz. Unvermittelt streichelte er Lili über die Wange. Trine trat näher, um Auswüchse zu unterbinden. Sie sah, wie der Pastor ein Aufstoßen unterdrückte.

Die Taufe ging zu Ende. Der Pastor eilte aus dem Kirchlein. Lili setzte sich auf die Bank und sagte zu Paul: »Jetzt ist er ein kleiner Christ. Jetzt kommt er nicht in die Hölle.«

»Aber ist er auch ein Mensch?«, fragte Paul leise.

Lili sah ihn erschrocken an. Sie hatte versucht, den kleinen Bruder abzuschirmen, aber einiges aus der gemeinen Welt erreichte ihn doch.

»Du wirst ihn lieb haben«, sagte Lili streng. »Er ist unser Bruder. Unsere Mutter hat ihn zur Welt gebracht. Begreifst du, was das bedeutet?«

Pauls Augen wurden feucht. Er hatte schreckliche Sehnsucht nach seiner Mutter. Tagelang hatte er unbeteiligt gewirkt. Jetzt begann der Schmerz zu wirken.

»Danke«, sagte sie zur Hebamme. »Das haben wir Euch zu verdanken.«

»Ach was«, sagte Trine. Sie klang fast unfreundlich.

»Wenn unser Vater wieder da ist, werde ich es ihm sagen.«

Trine blickte Lili an und dachte: Glaube bloß nicht, dass ich Geschenke annehme. Ein Mantel genügt.

Das Treffen fand früh morgens in der Schankstube von Joseph Deichmanns Gasthaus statt. Trine begrüßte Katharina, die Hebammen-Schülerin, die neben ihrer Schönheit den gewohnten Missmut im Gesicht trug. Emma Tüschen, die kürzlich ihren Mann verloren hatte, sah übernächtigt und blass aus. Sie wusste nicht, wie sie ihre vier Kinder durchbringen sollte. Ein neuer Mann musste her und würde sich finden. Adelheid Jörgensen wirkte wie gewohnt hellwach und Neuem gegenüber aufgeschlossen. Zwar war sie mit 46 Jahren die älteste städtische Hebamme, doch ihre Vitalität knabberte fünf Jahre von ihrem Alter ab. Sie war eine Frau von unerschöpflicher Energie. Vier eigene Kinder hatte sie, dazu zwei angenommene, sie arbeitete in einem Altenstift, nachdem ihr untersagt worden war, die Arbeit in einem Siechenhaus anzunehmen.

Alle kannten das neue Flugblatt, Trine konnte sofort zum Thema kommen.

»Das ist der Angriff«, sagte Emma Tüschen. »Ich habe damit gerechnet.«

»Aber warum bloß?«, rief Katharina. »Wer ist LEVIATHAN? Was haben sie gegen uns? Glauben sie, die Kinder kommen von allein auf die Welt?«

»Bei den Tieren tun sie das«, sagte Adelheid munter.

Und Trine sagte: »Ich rate, die Angelegenheit ernst zu nehmen. Und es ist nicht LEVIATHAN, der dahintersteckt.«

Vom ersten Flugblatt hatten nicht alle Frauen Kenntnis erhalten. Als Trine es herumgegeben hatte und bemerkte, wie schwer sich Adelheid mit der Lektüre tat, las sie laut vor und erkannte, dass nicht alles verstanden worden war. Ihr Verdacht – mehr war es zu diesem Zeitpunkt nicht – verhärtete sich zu grimmiger Gewissheit.

»Die Flugblätter stammen nicht beide von LEVIATHAN«, sagte sie.

Staunen bei den Kolleginnen.

»Seht ihr den Unterschied denn nicht? Das erste Flugblatt handelt von dem Jahr 1600. Ein neues Jahrhundert hat begonnen. Ich finde es schön, dass ich das erleben darf. Andere finden es nicht schön, und im Flugblatt sagen sie uns, was ihnen an unserer Zeit nicht gefällt. Ich finde, sie haben nicht recht. Aber ich kann sie verstehen. Nun kommt das zweite Flugblatt: Auf einmal ist von einem Beruf die Rede, von uns. Im gesamten ersten Flugblatt geht es immer nur um das Große und Ganze. Im zweiten Flugblatt geht es um Hebammen. Glaubt ihr, dass wir Hebammen das Schlimmste sind, wovor man in einem neuen Jahrhundert Angst haben muss?«

Trine spürte, wie sich ihre üble Laune auf die Kolleginnen übertrug. Warum stellten sie sich so begriffsstutzig an?

»Du musst entschuldigen«, sagte Emma Tüschen. »Im ersten Flugblatt, das du uns vorgelesen hast, geht es um Dinge, die ich nicht verstehe. Das, was uns betrifft, verstehe ich. Ich finde es auch nicht schlimm. Viele Menschen denken so von uns. Das wissen wir doch.«

»Wie kannst du das so leicht nehmen?«, sagte Trine. »Sie greifen uns an. Das hat es lange nicht gegeben. Natürlich kenne ich Menschen, die nichts von uns halten. Sie sehen Hexen in uns. Und der Hexenhammer will, dass wir verboten und verfolgt werden.«

»Das ist lange her«, sagte Katharina. »Jetzt sind wir Ärztinnen.«

»100 Jahre sind nicht viel«, sagte Trine. »Ich habe immer nur zwischen Tür und Angel gehört, wenn einer schlechte Dinge über uns sagt. Ich habe geschwiegen, und wenn es schlimm wurde, habe ich ihnen einiges erklärt. Aber dieses Flugblatt – das ist für alle Menschen in der Stadt. Und sie nennen nur uns. Nicht die Pastoren, nicht die Huren und Quacksalber. Nur die Hebammen.«

»Wer hat der Frau des Fischhändlers beigestanden?«

Trine starrte Katharina an, auf diese Frage hatte sie gewartet.

»Das war ich«, sagte Emma. »Was ist damit?«

»Es ist die Rede davon«, sagte Katharina. »Was ist bei der Geburt passiert? Du hast die Missgeburt doch angezeigt, wie es unsere Pflicht ist?«

Emma wurde nervös. Dann log sie. Warum? Sie wusste doch, dass alle Missgeburten an das Gremium der Stadt zu melden waren. An der Art, wie Emma Trines Blick auswich, spürte die, was geschehen war. Emma hatte die Missgeburt nicht angezeigt. Aus Mitleid mit den Eltern, die sich vor dem Gerede der Leute gefürchtet hatten? Vielleicht. Vielleicht auch aus einem anderen Grund. Trine dachte: Ich muss mit ihr über Geld reden. Wenn sie erpresst werden kann, wird ein Unglück passieren.

20

Nikolaus Holl saß mit dem Rücken zum Feuer. Auf diese Weise behielt er die Haustür im Auge. Mit dem Knüppel neben dem Stuhl und dem wärmenden Feuer im Rücken sah er der kommenden Nacht entgegen. Die letzte Nacht hatte er genauso verbracht, aber heute würde er mehr trinken müssen, um einschlafen zu können. Holl war übermüdet, aber Unruhe und Angst ließen ihn keinen Schlaf finden. Das zweite Flugblatt hätte nicht geschehen dürfen. Holl wusste nicht, wer es verfasst hatte. Aber er konnte sich lebhaft vorstellen, wie Senftenberg und die anderen darauf reagieren würden. Sie hatten Holl verboten, etwas zu tun, was von ihnen nicht abgesegnet worden war. Daran hielt sich Holl peinlich genau, denn nur Gehorsam würde seinen lädierten Ruf reparieren. Aber er war nicht sicher, ob sie ihm Glauben schenken würden. Senftenberg hatte Drohungen ausgestoßen. Das fand Holl kurios, denn Senftenberg war so ein sanfter Mann – nach außen. Er würde Holl nichts tun. Aber Senftenberg war Lehrer und kannte viele Menschen, die meisten von ihnen jung und kräftig. Wie eigens gebaut, um andere Menschen zu verprügeln. Leviathan bestand aus einigen Dutzend Menschen. Sie waren keine eingetragenen Mitglieder, aber sie gehörten dazu. Holl kannte sie, jeden Einzelnen. Er war nicht sicher, ob das gut war. Es gab zwei Stadträte, die zu keiner Versammlung gekommen waren. Aber sie gehörten dazu. Senftenberg traf sich mit ihnen, sie hatten Geld gegeben, weil sie die Überzeugungen von Leviathan für richtig hielten. Holl wusste das nicht offiziell, aber die Kunde hatte ihn erreicht, weil er sich gekümmert hatte. Er hatte ja sonst nichts. Er fand die Ideen von Leviathan richtig. Aber er hätte sich auch für den Ausbau der Kanalisation eingesetzt. Er wollte sich nur nützlich machen. Und jetzt dies. Etwas brach zusammen, Holl sprang auf, den Knüppel in der Hand, blickte mit wirren Augen um sich. Das gestapelte Holz im Herd war zusammengebrochen, sonst nichts.

Er holte einen Streifen Speck aus der Speisekammer. Etwas lebte dort, auf dem Fußboden war Bewegung, jedes Mal, wenn er die Tür öffnete. Gut, dass es im Haus so schummrig war. Man musste nicht alles genau wissen. Nur die Stunde seines Todes, die hätte Nikolaus Holl für sein Leben gern gewusst.

21

»SIEH SIE DIR an. Tut so, als könnte sie kein Wässerchen trüben. Aber wenn sie allein ist, tanzen die kleinen Teufel auf dem Tisch.«

Trine Deichmann zog den Kopf zwischen die Schultern und bahnte sich ihren Weg durch die Wahmstraße. Sie durfte sich nicht umdrehen, sie durfte sich nicht umdrehen. Darauf warteten sie nur. Auf keinen Fall in Gespräche verwickeln lassen. Ins Gesicht würden sie ihr die schlimmen Dinge nicht sagen. Aber hinter den Türen ihrer Häuser würden sie über sie herfallen. Jemand rempelte Trine an, das geschah hier häufig. Aber heute war es etwas anderes. Trine beeilte sich, vorwärtszukommen. Doch nach dieser Straße würde eine andere Straße kommen und noch eine dritte. Trine dachte: Du darfst das nicht zulassen. Es ist alles Lüge. Jemand rempelte sie an. »Passt doch auf! Habt Ihr keine Augen?«

Trine musterte den Mann. Er trug die Schürze des Tischlers und Leisten aus Holz unter dem Arm. Ein Versehen. Trine freute sich.

Als aber am Abend plötzlich Katharina in ihrer Stube stand, aufgelöst, mit Haaren, die sich den Spangen widersetzten, und Augen, die wild vor Ärger und Wut waren, wusste Trine vor dem ersten Wort, dass sie aufhören mussten, sich etwas vorzumachen.

»Es ist nicht zu glauben«, zürnte die jüngste der vier städtischen Hebammen. »Sie verfolgen mich. Sie werfen mir Dinge vor, die ich noch nie gehört habe.«

»Aber Katharina«, sagte Trine behutsam, »haben wir nicht seinerzeit darüber gesprochen, auf welchem Boden wir uns bewegen?«

Trine stellte den Kuchen auf den Tisch, den Joseph am Nachmittag gebacken hatte.

»Ihr habt zwei Männer geheiratet«, sagte Katharina kauend. »Er kann so viel. Und ist so nützlich. Das sind die wenigsten Männer.«

Am Nachmittag war Katharina in einem Geschäft angegriffen worden. Sie kannte den Mann nicht, aber je länger sie über ihn erzählte, desto bekannter kam er Trine vor. Er hatte Katharina der Zauberei bezichtigt. Offenbar wusste er, wen er vor sich hatte.

»Ich habe ihm gesagt, er soll nicht trinken, wenn er keinen Schnaps verträgt. Da haben die anderen seine Partei ergriffen. Sie taten, als wäre er ein frommer Mann.«

In diesem Moment fiel bei Trine der Groschen. Emanuel Distelkamp, der Theologe, der den Protestanten sagte, in welche Richtung es mit ihnen zu gehen habe; gut bekannt mit jedem in der Stadt, solange er ein reputierlicher Bürger war oder bereit, der Kirche manche Münze zuzustecken. Praktisch war er ein frommer Geldeintreiber, er hatte den Dom zu seinem Anliegen gemacht und wollte ihn genau so prächtig ausstatten wie die reichsten der katholischen Gotteshäuser. Distelkamp litt darunter, dass ein Teil des Doms bis vor 30 Jahren als Zentrum der Katholiken bezeichnet werden durfte. Ihm ging es mit der Rückdrängung der alten Ordnung viel zu langsam.

Trine dachte: Den hab ich doch vor kurzem erst …

Dann schlug sie sich die Hand vor die Stirn.

Vor einer Stunde hatte Trine den Theologen in der Gaststube sitzen sehen. Zu ihm ging sie jetzt mit Katharina. Nachdem Distelkamp zum wiederholten Mal gesagt hatte: »Es behagt mir nicht, in einer Gaststube zu sitzen, wo Frauensleute Zutritt haben«, ging Katharina hoch und beschimpfte den frommen Mann auf eine Weise, dass die Honoratioren, mit denen er zusammensaß, erst schockiert und danach mit scheinheiliger Ablehnung zuhörten. Joseph Deichmann, der ein Auge auf jede Ecke seiner Gaststätte zu haben pflegte, trat an den Tisch und erkundigte sich, ob alle zufrieden seien. Seine verbindliche Art war bekannt und wirkungsvoll. Jeder Gast überlegte es sich zweimal, ob er den Wirt gegen sich aufbringen sollte, wenn er in diesem Etablissement in Zukunft einen freien Stuhl erwarten wollte.

Weibliche Gäste gab es hier selten, in anderen Gaststätten verhielt es sich nicht anders. Ohne Begleitung kamen sie gar nicht, erst ein Patrizier an ihrer Seite verwandelte weibliche Gäste in respektable Gäste. Anna Rosländer hätte keiner männlichen Begleitung bedurft. Die Frau des größten Reeders war allgemein bekannt. Anna Rosländer besaß einen großrahmigen Körper, der ihr gut zu Gesicht stand. Ihre Gesichtszüge waren nicht fein, sondern ausdrucksstark. Ihre Augen funkelten, die Falten zeugten von einem Leben, in dem sie oft gelacht hatte. Ihr Busen war ein mörderisches Ding, ihr Schritt war sicher. Sieben Kinder hatte sie dem Reeder geschenkt, von denen vier noch am Leben waren.

Rosländers führten ein offenes Haus. Wenn sie nicht zu Hause feierten, gingen sie gern in die Stadt. Bei sich hatten sie einen Rattenschwanz von Freunden und Nutznießern. Die Gruppe von mehr als 10 Leuten war in der Stadt bekannt. Der Wirt, der sie als Gäste gewann, rieb sich die Hände, denn sie tranken und aßen ohne Ende, wurden laut und lustig und tranken und aßen immer weiter, auch wenn sich am Ende jeder Zweite auf der Straße erbrach oder ohnmächtig neben dem Komposthaufen endete. Allerdings nie Anna Rosländer. Sie wahrte die Fasson, er genoss das Leben und ging gern jungen Frauen an die Wäsche und darunter.

Heute Abend belegten sie den besten Tisch. Neben Anna waren zwei weitere Frauen zugegen. Deshalb konnte kein Zweifel bestehen, dass Distelkamps wiederholte Anspielung auf Katharinas Anwesenheit eine gezielte Provokation darstellte.

Allerdings kannte er Trine Deichmann und ihren Status. Niemand, der nüchtern war und vernünftig, würde eine Person angreifen, auf der der Segen der Stadt lag. Trine konnte Distelkamp nicht leiden. Er hatte etwas von einem Lehrer, der pausenlos Zensuren verteilte, Strafen und Belohnungen. In seiner Gegenwart mochte man sich nicht entspannen, denn Distelkamp war neunmalklug und scheute sich nicht, sein immenses Wissen als Waffe zu verwenden. Es war die menschliche Wärme, die Trine an dem Theologen vermisste. Er war ein Mann der Zuspitzung und Konfrontation. Darin war er groß. Sie versuchte, ihn sich an einem Krankenbett vorzustellen, wie er eine fieberheiße Hand berührte und über eine schweißnasse Stirn strich. Es wollte ihr nicht gelingen.

Aber es bereitete ihr keine Schwierigkeiten, die Vorwürfe Distelkamps zu begreifen. Er redete deutlich genug, nichts blieb unter dem Mantel der Höflichkeit verborgen.

»Machen wir uns doch nichts vor«, sagte er in seiner weichen Aussprache, die in seltsamem Widerspruch zur Unerbittlichkeit des Inhalts stand. »Zauberei, Segnerei, Aberglauben mit Gebeten, Kräutern und anderem, so sieht es aus, wenn Ihr in Aktion tretet.«

Er wandte sich nur noch an Trine, ignorierte Katharina, was die, kaum abgekühlt, erneut aufbrachte.

Trine kannte den Vorwurf. Sie wusste, dass Distelkamps Aufzählung in einer Kirchenordnung der Protestanten stand. Angeekelt berichtete er über Erscheinungsformen der Zauberei, von heiligen Brunnen, heiligen Bäumen und heiligen Gräbern.

»Das hat nichts mit uns zu tun«, sagte Trine, während sie insgeheim versuchte, alle umsitzenden Männer nach Namen und Funktion einzuordnen. Ihre Mienen hielten sich bedeckt, Zuspruch durfte sie nicht erwarten.

»Jedenfalls ist die Zauberei die Angelegenheit der Frauen«, sagte Distelkamp. Wenn er eine Position nicht halten konnte, räumte er sie ohne viel Federlesens.

»Da habt Ihr mehr recht, als Ihr vielleicht denkt«, sagte Trine. »Was glaubt Ihr wohl, von wie vielen Frauen wir aufgefordert werden, bestimmte Handlungen vorzunehmen?«

»Das ist in Lübeck undenkbar«, sagte einer der Männer am Tisch, den Trine als Weinhändler erkannt hatte.

Sie lachte lauter, als es klug war. Aber sein Tonfall war so herzig. Er wusste nichts, aber er hatte eine Meinung.

»Wir sind hier nicht auf einem Dorf der Katholiken im tiefen Süden«, sagte Distelkamp. »Wir befinden uns im Jahre 1600.«

»Der Glaube richtet sich nicht nach dem Kalender«, sagte Katharina.

»Wir haben die Taufe nicht aus Vergnügen erfunden«, sagte Distelkamp.

»Die neue Kirche hat es nicht mit dem Vergnügen«, sagte Trine.

»Unter der Geburt und im Wochenbett ist die Frau unrein«, deklamierte Distelkamp.

Es war seine Art zu reden, die bei Trine den Wunsch auslöste, ihm zu widersprechen. »Wie kann etwas so Wunderbares wie die Geburt unrein sein?«, fragte sie.

Zum ersten Mal zeigte Distelkamps Gesicht aufrichtiges Interesse. Ein Streitgespräch lag in der Luft. Dafür brauchte er einen Partner so dringend wie der Schach- oder Trictracspieler.

»Es gibt Mittel gegen den Teufel«, sagte der Theologe.

Seine Kirche bannte den Teufel mit geweihtem Taufwasser. Sie erlaubte es, den Säugling mit Salz und Öl zu bestreichen. Er durfte bepustet werden, mit Weihwasser benetzt. Kerzen, Bekreuzigungen, Besprechen.

»Aber was werft Ihr uns denn genau vor?«, fragte Trine. »Man wehrt sich leichter, wenn man weiß, worum es geht.«

Distelkamp dachte: Deshalb sind schwammige Regeln nicht

die schlechtesten, mein eifriges Mädchen. Sie lassen sich so schön dehnen und verlangen nach jemand, der sie auslegt.

»Ich werde Euch sagen, welche Praktiken wir unter keinen Umständen dulden können«, erklärte Distelkamp. »Jede magische Handlung – ich wiederhole: jede magische Handlung – widerspricht dem ersten Gebot. Ein Christ vertraut allein auf Gottes Gnade. Wenn er sich Hilfe durch Magie verspricht, wendet er sich von Gott ab und handelt wie ein Eingeborener.«

»Das sind die Reste der Papisten«, sagte ein Mann aus der Runde. »Ich billige es nicht, aber ich verstehe es. 1.500 Jahre dringen tief in den Menschen ein.«

»Ihr wollt aber gewiss nicht behaupten, wir würden noch einmal 1.500 Jahre benötigen, bevor wir das römische Blut aus ihnen herausgewaschen haben«, sagte Distelkamp leutselig. Trine wurde besonders aufmerksam, wenn er sich zu scherzhaften Formulierungen verstieg. »Die Papisten«, fuhr er fort, »sind mit der Zauberei ein Bündnis eingegangen. Werft alle ihre Hostien auf einen Haufen, und er wäre so hoch, dass die Sonne dahinter verschwindet.«

»Sie verkaufen das Taufwasser«, sagte einer aus der Runde schaudernd.

»Ihr müsstet die Bücher verbrennen«, sagte Trine. »Es sind die Bücher, in denen geschrieben steht, dass man Schlangenhäute auf den Bauch der gebärenden Frau legen soll. Es sind die Bücher, in denen steht, dass die Frau während der Geburt einen Magneten in der Hand halten soll.«

»In der rechten Hand«, sagte der jüngste Mann am Tisch. Ihn hatte Trine noch nie gesehen. Sie nahm sich vor, nachher Joseph zu befragen.

»Es ist nicht so schwer«, setzte der Unbekannte hinzu. »Jedes Arzneimittel, das auf der Säftelehre beruht, ist gebührlich und von Gott geordnet. Das sagen die Doctoren der Theologie …«

»... und die Mediziner sind so klug, es sich mit uns nicht zu verderben«, sagte Distelkamp, während er seinen Krug leerte.

In Trines Wohnung standen die Bücher, die sie erwähnt hatte: von Männern geschriebene Lehrbücher für Hebammen.

»Warum ängstigt Ihr die Frauen?«, fragte Katharina kiebig. »Wenn die Haut der Schlange sie beruhigt, sollen sie sie haben. Aber Ihr stellt dies alles unter Strafe.«

»Unter strenge Strafe«, betonte Distelkamp zufrieden. »Drakonisch, unerbittlich. Es stimmt, unsere Gesetze gegen Hexerei sind schärfer als bei den Katholiken. Warum sollten sich die Papisten freiwillig selbst bestrafen? Sie mögen Heuchler sein, aber sie sind nicht dumm.«

Am Tisch ertönte gehässiges Gelächter.

»Wir dürfen uns nicht um den Glauben kümmern«, sagte Trine. »Wir sind dafür da, Kinder auf die Welt zu bringen und die Mütter zu beschützen.«

»Ihr meint also, es ist das Wichtigste, Kinder zur Welt zu bringen. Dafür ist alles erlaubt.«

»Nicht alles.«

»Aber Zauberei.«

»Wenn sie die Frau beruhigt ...«

»Natürlich beruhigt sie die Frau. Dafür ist Zauberei ja da. Der Wein macht den Zecher ohnmächtig, dafür ist der Wein da.«

»Es ist nicht viel, was Ihr uns vorwerft«, sagte Trine.

»Seid nicht zu sicher«, entgegnete Distelkamp. »Wir haben die magischen Praktiken verboten. Wir sagen klar, welche Arznei- und Abwehrmittel zugelassen sind und welche nicht. Wer dagegen handelt, fällt vom rechten Glauben ab. Er begeht Hexerei. Die Hexe hat einen Verbündeten, das ist der Widerchrist, der Teufel. Und das, meine Verehrte, ist die größte Sünde von allen – mag es Eure Gebärenden auch hundertmal beruhigen.«

»Wir zaubern nicht.«

»Warum weigert Ihr Euch dann so hartnäckig, Euch auf die Finger sehen zu lassen?«, fragte der unbekannte Mann.

»Lasst uns etwas festhalten«, sagte Distelkamp. Von den Papisten hatte er die Angewohnheit übernommen, im Pluralis zu reden, eine Übung, von der er nicht mehr lassen mochte. »In unserer schönen Heimatstadt Lübeck geht die Welt ein und aus. Im Bereich des Hafens könnt Ihr 10 Minuten herumspazieren, ohne ein deutsches Wort zu hören. Bei uns ist die Welt zu Gast, vielen gefällt das gut. Es kann nicht ganz schlecht sein, wenn es die Geschäfte vorantreibt. Aber die Fremden sind Gäste, und ein guter Gast ordnet sich den Gesetzen seines Gastgebers unter.«

»Ich weiß, worauf Ihr hinauswollt«, sagte Trine.

»Ach ja? Schon?«

»Ja. Ihr wollt sagen, dass eine Hebamme eine Fremde ist.«

»Habe ich das wirklich gesagt?«

»Ihr deutet es an.«

»Sollte die Wahrheitsliebe mit mir durchgegangen sein? Nun, dann kann ich mir den Rest ja sparen. Ich brauche nicht mehr zu sagen, dass auch für Fremde die hiesigen Gesetze gelten. Und das wichtigste aller Gesetze ist für jeden Christenmenschen immer noch: Kein Pakt mit dem Teufel oder er verwirkt alles. Einem Menschen aus Nowgorod oder von Gotland könnte ich einen Irrtum vergeben. Er spricht unsere Sprache nicht. Er hat mit uns nur die Liebe zum Hering gemeinsam. Aber wenn jemand, der von hier stammt, der unsere Sprache so gut spricht wie ich oder sagen wir: wie der gemeine Mann auf der Straße; wenn so jemand bewusst die Gesetze bricht und das Wichtigste besonders, jedes Mal, wenn sie ihren Beruf ausübt, dann frage ich mich als Bürger, wie viel ist in den Mauern unserer Heimatstadt möglich, bevor die Wucht des Gesetzes unbarmherzig zuschlägt?«

War es Zufall oder nicht, jedenfalls stand Joseph Deichmann

am Tisch, und ein Patrizier sagte munter: »Wirt, Eurer Frau geht es an den Kragen.«

Daraufhin geschah nichts.

Einfach nichts.

Joseph Deichmann schaute einen nach dem anderen an, seine Trine am kürzesten von allen. Dann blickte er den Theologen Distelkamp an, die Augen der beiden Männer wollten sich nicht mehr voneinander lösen. Auch an den Nebentischen wurde es still.

Trine dachte: Mach es nicht, mein lieber Joseph.

Distelkamp war ein geübter Streiter. An Universitäten hatte er sich den letzten Schliff geholt. In theologischen Seminaren hatte er mit seiner Logik reiche Ernte eingefahren. Aber weder da noch dort hatte er jemals befürchtet, im nächsten Moment einen Hieb an den Kopf zu erhalten wie in dieser Gaststätte in diesen Sekunden. Nicht, dass der Wirt ihn bedrohte. Er trat nicht einmal einen Schritt auf ihn zu. Aber er war ihm so schrecklich nahe, und alles an diesem Mann war auf Distelkamp gerichtet. Der war nicht klein und war nicht schwach. Aber ihm war klar, dass er nach dem ersten Hieb dieses Mannes auf dem Boden liegen und nach dem zweiten Hieb ein Fall für den Medicus sein würde. Wurde er nicht an den Schlägen sterben, würde er es sicher nach der Blamage tun.

Niemand sagte ein Wort, es war, als würden Joseph und der Theologe aufeinander zuwachsen.

Dann sagte der Weinhändler: »Lasst uns miteinander streiten, wie es sich gehört. Wir sind erwachsene Menschen.«

Distelkamps Lunge entrang sich ein mächtiger Seufzer. Keine Sekunde länger hätte er die Luft anhalten können.

Joseph blickte seine Frau an, sie senkte kaum sichtbar den Kopf, und Joseph Deichmann war wieder unter den Menschen.

»Es ist ganz einfach«, sagte der unbekannte Mann: »In unserer Stadt hat ein ordentlicher Untertan zwei Möglichkeiten, gesund zu werden: die erlaubten Arzneimittel und das Gebet. Alles Weitere ist von Übel. Das liebe ich an der evangelischen Ordnung: Sie ist so einfach, sie hat nicht so viele Äste und Ranken ausgebildet wie die Regeln der Papisten. Möge es auch in 500 Jahren noch so sein.«

»Es ist nicht schwer«, sagte Distelkamp mit erzwungener Ruhe. Die Angst wühlte in seinen Gedärmen, langsam wuchs der Hass auf den Wirt ins Unermessliche.

Distelkamp sagte: »So wie die Lage ist, sind es bis auf Weiteres die Frauen, die am Bett der Gebärenden Platz nehmen. Wenn das aber so ist, liegt es am Pfarrer, sie in den evangelischen Regeln zu unterrichten. Hebammen haben eine große religiöse Verantwortung.«

»Also, was soll ich tun?«, fragte Katharina. »Reicht es, wenn ich nicht katholisch bin oder muss ich auch noch aufhören zu zaubern?«

»Vor allem müsst Ihr aufhören, so frech zu sein«, erwiderte Distelkamp. Er brauchte jetzt kleine Siege, um wieder gesund zu werden. »Tröstet durch Predigt und Gebet, damit die Frauen nicht nach Zauberei verlangen.«

»Predigen? Ich? Das ist nicht meine Aufgabe.«

»Seht Ihr«, sagte der Theologe zu Trine. »Die Kirche reicht Euch die Hand, und Ihr schlagt sie aus.«

Trine ging zur Theke und wartete auf Joseph, bis der mit Wein aus dem Keller kam.

»Ich hätte ihn gern …«, hob er an.

»Es ist gut, dass du es nicht getan hast.«

Sie fragte ihn nach dem unbekannten Mann aus. Joseph kannte ihn nicht, aber er brauchte keine zwei Minuten, um vom Tisch des Reeders die Nachricht zu holen, dass es sich um einen Medicus handelte, kürzlich zugezogen aus Lüneburg, wo es einen Skandal mit der Tochter eines Salzsieders gegeben haben sollte, bis der Medicus Hals über Kopf geflüchtet war.

Trine lotste Katharina aus der Runde. Die Hebammen-Schülerin war rechtschaffen müde und trat den Heimweg an, ohne Widerworte zu geben.

»Manchmal denke ich, du bist ihre große Schwester«, sagte Joseph Deichmann.

»Manchmal denke ich, sie sind meine kleinen Schwestern. Kleine Schwestern darf man triezen, damit sie schneller lernen.«

22

Das Lagerhaus stand in zweiter Reihe am Binnenhafen, grau und abgeblättert sah es aus nach einem Leben voller Arbeit. Lili blickte sich um, Sven war verloren gegangen. Das passierte jedes Mal im Hafen. Sie schnappte sich Paul, bevor der ebenfalls auf Abwege geraten konnte, und zwang ihn, in den Schnee zu rotzen. Als er die schöne Spur sah, die sein Nasenschleim verursacht hatte, war er begeistert und schleuderte eine Ladung nach der anderen hinterher. »Das ist wie Bleigießen«, sagte er lachend. Lili wischte ihm mit dem Ärmel die Nase ab. Wenn Paul krank war, bekam er keine schlechte Laune. Bei Lili war das anders.

Sven trottete heran, in der Hand einen Räucherfisch. Der Däne aus dem Bureau biss dem Fisch den Kopf ab. Es krachte, wenn er kaute. Das Fett an den Händen wischte er mit Schnee ab. Den ersten Schneeball bekam Paul gegen die Brust, Sven warf sehr zart. Den zweiten Ball schleuderte er gegen die Wand des Lagerhauses. Dass ein Mensch so weit werfen konnte!

Sven war mitgekommen, um das Holz zu tragen, das Lili für das Puppenhaus fehlte. Sven freute sich, wenn er an die frische Luft kam. Er freute sich auch über das Puppenhaus. Ständig fand dieser Mann etwas, was ihn zum Lachen brachte. Manchmal dachte Lili, er sei nicht ganz richtig im Kopf.

Das Lagerhaus gehörte dem Kaufmann John Bay, einem Engländer, gut bekannt mit den Schellings. Jütte hatte Lilis Besuch angekündigt: Holz, so viel, wie ein Mann tragen konnte. Bay hatte gelacht, als er von dem Puppenhaus hörte. Aber er mochte Kinder, und Mädchen mochte er zehnmal so sehr wie Jungen. Er hatte fünf Söhne.

Sven stieß die schwere Tür auf. Drinnen roch es nach geschältem Holz, links lag das Sägemehl knöchelhoch. Mit beiden Händen wühlte Lili darin herum. Sägemehl! Wie herrlich es sich anfühlte. Damit musste man etwas anfangen. »Sven! Ein Sack Sägemehl«, sagte sie. Sie liebte es, ihn herumkommandieren zu können. Sven lachte. Lili dachte: Den heirate ich nicht.

Das Sägemehl zog sie ins Haus hinein. Hier lag es in dicken Kringeln, da fein wie Sand. Zu Anfang forderte sie Paul noch auf, nicht wegzulaufen. Dann verlor sie sich in der Welt aus Geruch und Gefühl. Alles musste berührt werden. Sie strich mit der flachen Hand über glatte Flächen, kratzte an Stellen, wo Harz austrat, und atmete mit geschlossenen Augen ein. Hier lagen Holzlatten, daneben Stämme, mit Rinde und ohne. Erst war Sven neben ihr und sprach sie an. Dann war er hinter ihr und rief ihr etwas zu. Dann war sie allein. Der Raum war ungeheuerlich. Kaum zu glauben, dass darüber ein Dach war und nicht der Himmel. Als sie sich um die eigene Achse drehte, war die nächste Wand kilometerweit entfernt.

»Paul! Wo steckst du?«

Statt des Bruders erschien Sven, über der Schulter die gewünschten Holzlatten. Gemeinsam machten sie sich auf die Suche. Die Gänge zwischen den Holzstämmen waren schmal. Jetzt nahm Lili bewusst wahr, wie hoch die Stämme gestapelt waren – und wie kümmerlich die Pfosten, die sie in den Boden getrieben hatten, um die Stämme aufschichten zu können. Wenn so ein Stamm wegbricht …? Lili schüttelte den Gedanken ab, unwillkürlich ging sie schneller. Dann lief sie.

»Paul!«

Rechts herum, links herum, sie stieß mit Sven zusammen, dass es sie von den Füßen holte. Niemand hatte Paul gesehen. Sie trennten sich erneut und verabredeten als Treffpunkt den Eingang.

Paul hatte es nicht darauf angelegt, sich zu verlaufen. Er fand sein Malheur auch nicht gut, denn Lili wartete nur darauf, ihn als kleines Kind hinstellen zu können. Aber sie hatte nur noch Augen für ihr Sägemehl gehabt, und Paul wollte nach kleinen Holzstücken suchen, solchen, die er anmalen konnte, die dann ein Schiff wären oder ein Haus. Die Halle war so groß, aber nirgendwo kleine Holzstücke. Immer nur Baumstämme. Ein Wald, der auf der Seite lag, schlafende Bäume. Paul versuchte, auf einen Stamm zu klettern. Er balancierte gern, besonders, wenn die Eltern dabei waren. Sie fürchteten dann immer, er könne sich den Hals brechen. Das fand Paul schön. Jetzt waren die Eltern unterwegs, jetzt war eine gute Gelegenheit. Er musste nur eine Stelle finden, wo er auf einen dieser Stämme ... Sie waren alle so riesig, und Paul war so klein. Energisch marschierte er vorwärts, an jeder Gabelung in eine neue Richtung. Es musste doch endlich ... Da! Geräusche! Schritte! »Lili! Warte, ich bin hier. Ich bin gleich hinter der ...«

Paul rannte den anderen über den Haufen und ging zu Boden. Verdattert starrte er die Gestalt an. Kleiner als er. Ein Baby. Bestimmt konnte es noch nicht sprechen. Und das Baby war schwarz. Nicht die Haut, aber sein Kleid war schwarz. Und das auf dem Kopf? Auch schwarz, eine seltsame Mütze. Der schwarze Kerl saß auf dem Hintern und starrte Paul an. Es geschah nicht oft, dass Paul ein Kind traf, das jünger war als er. Demgemäß war er froh und jagte dem anderen gleich etwas Angst ein. Der schwarze Winzling weinte nicht, er schrie auch nicht vor Schreck. Paul zog Grimassen, klatschte in die Hände und gebärdete sich entsetzlich. Der schwarze Kerl wurde immer neugieriger. Paul nahm ihm die Mütze weg. Das hatte der Kleine nicht erwartet. Seine Augen füllten sich mit Tränen. Paul freute sich. Jetzt konnte er den Kleinen trösten, dann würde er ihn aus Dank lieb haben, und Paul würde endlich einen kleinen Bru... Es wurde schwarz vor Pauls Augen, aber das lag nicht an dem schwarzen Kerl. Paul fühlte keinen Boden mehr unter den Füßen. Er schrie, aber er konnte nicht schreien. Etwas steckte in seinem Mund. Oder lag auf seinem Mund. »Lili«, flüsterte Paul schockiert. »Ich mache das auch bestimmt nicht wieder.« Aber er konnte es nicht sagen, er dachte es nur.

Lili suchte schon 20 Minuten und hatte ihren Bruder immer noch nicht gefunden. Sven war auf der Suche nach einem Arbeiter, er sollte ihnen helfen. Vielleicht war Paul durch einen Nebeneingang ins Freie verschwunden und fror jetzt entsetzlich. Sven machte sich Vorwürfe. Andererseits wusste er, wie kleine Kinder waren. Fix und unberechenbar. Erst die Frau des Salzbarons, dann Schelling und nun sein Sohn. Sven dachte: Wir müssen auf Lili aufpassen. Sie wird immer wertvoller.

Und wütender. Erst auf den kleinen Bruder, dann auf sich. Die Eltern waren momentan nicht vorhanden, also musste Lili sich besonders erwachsen benehmen.

Sven trieb einen Arbeiter auf, blass, sommersprossig, stumm. Er antwortete mit Nicken und Kopfschütteln. Den Namen Schelling hatte er schon gehört, jetzt half er bei der Suche. Sven schlug vor, die Lagerhalle systematisch zu durchkämmen.

Zeit verging, Lili wurde immer unglücklicher. Wie konnte jemand in einem Haus verschwinden? Vielleicht waren die Eltern deshalb weggegangen: weil sie es nicht aushielten, wie tumb ihre Tochter war. Lili spürte die Tränenflut. Was sollte Sven denken? Und dieser seltsame andere Mann? Wie er sie angesehen hatte, als er erfahren hatte, zu wem sie gehörte.

30 Minuten, 40 Minuten. Längst stand sie mit Sven am Eingangstor. Der Däne mit dem lustigen Akzent spielte den Clown, um Lili zu trösten. Vergeblich.

Dann stand der Stumme neben ihnen, auf dem Arm hatte er Paul. Lili brach in Tränen aus, der Stumme verkrümelte sich. Lili verabreichte Paul die Ohrfeige seines Lebens. Paul weinte nicht, Lili umarmte ihn. Sie untersuchten den Jungen, er war unverletzt. Keine Schramme, nichts. Sie fragten ihn aus. Verlaufen hatte er sich angeblich, aber das wussten sie ja schon.

Gefürchtet hatte er sich. Und Menschen? Nein, er hatte niemand getroffen. Bis auf den Mann mit den Sommersprossen.

Zu Hause verwöhnten sie Paul mit Kakao und süßem Teig.

In dieser Nacht schlief Paul schlecht. Er warf sich hin und her, schwitzte, fuhr hoch, blickte mit wirren Augen, schien aber nichts wahrzunehmen und sackte zur Seite, um weiterzuschlafen.

23

Emma Tüschen war nervlich nie die Stabilste gewesen. Seit dem Heimgang ihres Mannes stand sie mit den Kindern allein da. In den letzten Monaten seiner Krankheit hatte Emma mehrere Ärzte verpflichtet. Jeder hatte seine Kunst an dem schwächer werdenden Patienten ausprobiert, um am Ende zu sagen, wie leid es ihm täte, dass er nicht habe helfen können. Aber die Hand hatten alle aufgehalten, und die Arzneien waren teuer gewesen. Teilweise musste Emma sie aus dem Süden kommen lassen, bis aus Italien. Jetzt rannten ihr die Geldverleiher die Tür ein, ihre Forderungen wurden immer drängender. Emma fühlte sich erschöpft, sie schlief schlecht, schrie die Kinder an und schlug sie auch. Den Nachbarn blieb nicht verborgen, dass sie ein Nervenbündel war. An dem Morgen, an dem Emma den Teufel vorfand, wurde alles noch schlimmer. Die Silhouette des Leibhaftigen war aus Stoff ausgeschnitten und an der Außenseite von Emmas Tür befestigt. Als sie den Teufel entdeckte, brach sie in Tränen aus. Anstatt die Denunzierung herunterzureißen, eilte sie in ihre Wohnung, wo sie sich mit sinnlosen Beschäftigungen ablenkte, während draußen eine Menschentraube entstand. Als geklopft wurde, öffnete Emma nicht. Vor Rufen und Lästerworten flüchtete sie ins Bett und verbot den Kindern, ein Lebenszeichen von sich zu geben, was zu Streit und Tränen führte. Am Nachmittag war Emma Tüschen ein Schatten ihrer selbst. Aber da stand ihr das Schlimmste erst noch bevor.

Jütte hatte keine Sehnsucht nach der Obrigkeit. Aber er hatte Mitleid mit Lili und Paul. So suchte er denjenigen Ratsherrn aus, von dem er wusste, dass er mit Heinrich Schelling befreundet war. Doch just dieser Ratsherr hütete in den eiskalten Januartagen das Bett. Eine Erkältung war ihm auf die Lungen geschlagen, es gab Anlass zu ernsthafter Besorgnis. So musste der Buchhalter mit Goldinger vorlieb nehmen, Edgar Goldinger, dem Bürgermeister. Geboren in Passau, eingeheiratet in eine alteingesessene Schiffersippe, deren Renommee er zu seinem Renommee gemacht hatte.

Man war im Rathaus verabredet, wie jedes Mal, wenn Jütte sich im Labyrinth des Riesengebäudes zwischen Nordbau, Langem Haus und Neuem Gemach zurechtfinden musste, lief er erst einmal in die Irre, um am Ende im Audienzsaal zu landen. Das machte ihn fuchsig, aber den Rest gab ihm das Getue des Bürgermeisters, seine wichtige Art, seine Umtriebigkeit, mit der er signalisierte, dass er viel zu tun habe, dass man auf ihn warte, dass er im Grunde keine Zeit habe.

»Ich bin untröstlich«, hob Goldinger pflichtgemäß an. »Wir alle sind betrübt. Ich darf Euch versichern, dass es im Rathaus kein anderes Thema gibt als das Schicksal des armen Schelling.«

Jütte kam zum Thema: »Sucht ihn! Wartet nicht, bis er eines Tages wieder auftaucht! Stellt eine Mannschaft zusammen und sucht ihn!«

»Guter Mann, wie stellt Ihr Euch das vor? Ihr tut ja gerade so, als sei er verschleppt worden.«

»Was glaubt Ihr, was geschehen ist?«

»Er hat sich zurückgezogen, um über den Verlust seiner Frau hinwegzukommen. Ich kannte die liebe Martha gut. Wenn ich mir vorstelle …«

Er schüttelte sich.

Jütte betonte, wie ungewöhnlich es für einen pflichtversessenen Mann wie Schelling sei, einfach zu verschwinden. Nie würde er seine Kinder im Ungewissen zurücklassen, nie das Geschäft. Die Stadt müsse aktiv werden. Eine Hand voll Männer, die überall herumfragten, die den Hafen durchkämmten.

Schelling müsse irgendwo wohnen, in einem Gasthaus oder bei Freunden. Jütte bot an, eine Liste mit allen Verwandten, Freunden und Kollegen Schellings zu erstellen. Goldinger zog sich auf einen formalen Standpunkt zurück. Es gäbe keinen Hinweis auf ein Verbrechen, außerdem sei ja auch der Leichnam von Martha Schelling verschwunden, was darauf hindeute, dass dunkle, magische Kräfte am Werk seien, keineswegs aber verbrecherische.

»Was wollt Ihr damit sagen?«, fragte Jütte. »Denkt Ihr an schwarze Messen? An gotteslästerlichen Umgang mit Leichen?«

Goldinger wies das von sich. Der Mann war nicht zu fassen. Geschmeidig wie ein Aal beharrte er darauf, dass Schellings Verschwinden eine private Angelegenheit darstellte. »Er braucht Ruhe. Er würde sich nicht freuen, wenn wir ihm mit einem Regiment Husaren auf den Leib rücken würden.«

Jütte wies darauf hin, dass man in der Stadt über den Fall reden würde.

»Das liegt nur an dem Kind«, sagte Goldinger leichthin. »Wer ein Monster bekommt …«

Jütte fühlte ein Schaudern. Zu den Dingen auf der Erde, bei denen er nicht zugegen sein wollte, gehörten Hinrichtung und Folter. Am stärksten graute ihm aber vor der Geburt. Er war dankbar, dass sich Frauen dafür hergaben, den Gebärenden beizustehen. Er selbst hatte es damals nicht gekonnt. Es fiel ihm schwer, daran nur zu denken.

Schlecht gelaunt schlenderte Jütte durch die Straßen Richtung Bureau. Die Sonne schien, die Menschen wechselten die Seiten der Gassen, um in den Genuss der wärmenden Strahlen zu kommen.

Den Marktplatz wollte sich Jütte anfangs ersparen. Aber in Gedanken versunken, ließ er sich mit der Menge treiben. Ein Zahnreißer bot seine Dienste an, schlagartig spürte Jütte die beiden Backenzähne, die ihm seit geraumer Zeit Sorgen bereiteten.

Im Vorbau der Schiffergesellschaft, dem Gotteskeller, trieben sich wie an jedem Tag die Armen herum. Jütte war schon vorbeigegangen, zögerte, ging weiter, zögerte erneut. Dann bezog er Posten auf der anderen Straßenseite und beobachtete die zerlumpten und verfrorenen Gestalten. Es war ihnen erlaubt, sich im Vorbau aufzuhalten und dort auch zu schlafen. Jetzt standen sie in der Sonne, steckten in bodenlangen Gewändern, die vielfach zerrissen und geflickt waren. Die Gesichter waren vernarbt, in den Mündern wehrten sich letzte Zähne gegen das Unausweichliche. Zwei Kapitäne verließen die Schiffergesellschaft, ein Obdachloser stand ihnen im Weg und fing sich einen Stockhieb ein. Er rieb den Arm, wo der Streich getroffen hatte. Aber er blieb still.

Jütte überlegte. Es wäre eine Möglichkeit. Natürlich kannten sie Schelling nicht. Aber sie verkehrten in einem Teil der Stadt, in dem anständige Bürger auffallen würden. Jütte überquerte die Straße. Anfangs wichen sie zurück, aber er war nicht mehr jung und kräftig, und er war allein. Sie bildeten einen Kreis um ihn, der Gestank verschlug Jütte den Atem. Bei ihm zu Hause roch es auch nicht nach Rosenblättern. Mit Barbara war nicht nur der gute Geist des Hauses gegangen. Seitdem er allein lebte, vergaß Jütte immer häufiger, sauber zu machen. Sein Bett stand vor Dreck, die eingetrockneten Essensreste an Tellern und Löffeln ließen sich auch mit spitzem Fingernagel nicht mehr abkratzen. Und an die vielbeinigen Mitbewohner in der Küche hatte er sich so sehr gewöhnt, dass er sie nicht mehr wahrnahm. Seit Jahren hatte er keinen Besuch mehr zu Hause empfangen.

Die Gestalten hatten kein Haus, das sie verkommen lassen konnten. Fast alle sprachen niederdeutsch. Den Salzbaron kannte niemand, einer hatte immerhin von ihm gehört. Jütte beschrieb seinen Herrn, aber je mehr er ins Detail ging, um so unbekannter wollte ihm die Gestalt erscheinen. Er konzentrierte sich auf die Kleider. Eine Inspektion der Kleiderschränke an der Seite des Dienstmädchens hatte ergeben, dass Schelling verschwunden war, ohne sich mit Kleidern auszustatten. Natürlich war es für ihn leicht, unterwegs neue Kleider zu besorgen. Aber Jütte musste sich an das klammern, was er hatte.

Die Obdachlosen erklärten sich bereit, in der nächsten Zeit Ohren und Augen offen zu halten. Im Erfolgsfall sollten sie sofort ins Bureau kommen. Jütte stellte eine Belohnung in Aussicht, für einen guten Start drückte er jedem ein Geldstück in die Hand.

Keine halbe Stunde später betrat er den Innenhof. An dem kahlen, reich verzweigten Baum hingen Püppchen, Kugeln und Sterne in Silber und Gold. Auf der Bank, die noch Sonne abbekam, saß mit geschlossenen Augen ein Paar. Beide waren alt, sicher über 70. Sie trug ein festliches Kleid mit reicher weißer Spitze, er war ein alter Kapitän. Sie ließen nicht erkennen, ob sie Jütte bemerkt hatten. Einen Moment spielte er mit dem Gedanken, sich auf den freien Platz zu quetschen. Aber dazu hätte er die beiden zur Seite schieben müssen.

Er wünschte den Senioren nachträglich ein schönes neues Jahr und gab seiner Freude Ausdruck, dass sie in gesegnetem Alter das Glück hatten, die Ankunft eines neuen Jahrhunderts zu erleben.

Er blickte sich um und sprach über die Wohnanlage. Sie war erst vor einigen Jahren fertig gestellt worden, der Anbau war keine 18 Monate alt. Finanziert hatten die Wohnungen die Lübecker Salzkaufleute unter Federführung von Heinrich Schelling. Zwar hatte er nur den Druck weitergegeben, den seine Martha ausgeübt hatte, aber das wusste kaum jemand, und Jütte konnte es für sich behalten. Nach außen hin war nur Schelling in Erscheinung getreten, während der Bauarbeiten, bei der Einweihung, und Schelling war nicht nur Weihnachten aufgetaucht, um nach dem Rechten zu sehen, wenngleich einer seiner Mitarbeiter sich hier besser auskannte. Deshalb hatte Jütte darauf verzichtet, sich eigens vorzustellen.

Kurz sprach er über das Interesse, das Schelling an der Wohnanlage für betagte Schiffer und Kapitäne sowie die Witwen von Seefahrern und Kaufleuten an den Tag gelegt hatte. Dann berichtete er von der Geburt, der blutigen letzten Nacht des alten Jahrhunderts.

Die Alten rückten sich auf der Bank zurecht, die Augen blieben geschlossen.

Marthas Tod nach stundenlanger Qual, die verweinten Gesichter der Kinder, das Entsetzen von Heinrich Schelling, wie er verstummt war, wie er sich von der Welt entfernt hatte, das unbegreifliche Verschwinden von Marthas Leichnam und Schellings Verschwinden, das vorläufige Ende einer Familientragödie.

Er bat die Alten um Hilfe bei der Suche nach Heinrich Schelling. Irgendwo müsse er ja stecken, eine Möglichkeit sei, dass er Unterschlupf in einem der zahlreichen Stiftshöfe der Stadt gefunden hatte, wo betagte und bedürftige Menschen ihren Lebensabend verbrachten, weil wohlhabende Mitbürger es sich zur Pflicht gemacht hatten, andere Menschen an ihrem Wohlstand teilhaben zu lassen.

Jütte hatte sich in Hitze geredet, aber nun sagte ihm eine innere Stimme, dass es genug sei. Er hatte den Keim gelegt, wachsen und gedeihen musste er allein. Er wünschte den Alten einen schönen Tag und entfernte sich. Zuletzt brannte er darauf, sich umzudrehen. Er wollte sie mit offenen Augen erwischen, aber er wusste, dass er ihnen über war.

24

In der Nacht zum 18. Januar fanden zwei späte Zecher in der Hüxstraße eine Frau. Sie lag so dicht an einem Haus, dass sie sie für Abfall hielten. Erst als die Frau sich bewegte, wurden sie ihres Irrtums gewahr. Sie brachten sie ins städtische Krankenhaus. Dort hielt man sie für betrunken, aber das war es nicht. Allerdings fanden sich keine äußeren Verletzungen. Die Frau nannte, obwohl bei Bewusstsein, nicht ihren Namen.

Am Vormittag des folgenden Tages wurden die Bewohner eines Hauses in der Glockengießerstraße von weinenden Kindern im Nachbarhaus alarmiert. Ihre Mutter befand sich nicht im Haus.

Vom Verschwinden der Emma Tüschen erhielt Trine Deichmann am Nachmittag Kenntnis. Es dauerte bis zum Abend, bevor das Krankenhaus nach Neuaufnahmen befragt wurde. Emma Tüschen stand unter schwerem Schock. Sie erkannte Trine, sprach aber nur wirres Zeug. Sie rang mit dem Teufel, mit dem Fegefeuer und den Strafen der Hölle.

Trine ging zu Emmas Haus, weil sich jemand um die Kinder kümmern musste. Sie öffnete die Tür und stand einem Mann gegenüber. »Ich kenne Euch«, sagte sie. »Ihr saßt an dem Tisch von Distelkamp, dem Theologen.«

Der Mann stellte sich vor. Axel von Pirenne, was sich französisch aussprach, obwohl er sich nicht so anhörte. Er war ein gut aussehender Bursche. Pirenne schien sich seiner Wirkung sicher zu sein, denn er benahm sich, als wäre er hier zu Hause, obwohl er nach eigener Aussage das Haus betreten hatte, ohne von Emma dazu ermächtigt zu sein. »Es geht mir um die Kinder«, sagte er treuherzig. Die Kinder saßen essend am Tisch, gekämmt und friedlich kauend. Ein Bild des Friedens, das Trines Argwohn vergrößerte. Bevor sie fragen konnte, berichtete Pirenne, dass er im städtischen Krankenhaus arbeiten würde und dort zufällig Zeuge geworden sei, wie eine verwirrte Frau allen Rätsel aufgegeben hatte.

»Es ist meine Pflicht zu helfen«, sagte Pirenne. »Ich entnehme Eurer Miene, dass Ihr damit nicht zufrieden seid.«

Trine zwang sich zu Zurückhaltung. Der Mann war freundlich, sein Eingreifen hatte den Kindern geholfen und würde sich auch segensreich auf Emmas Nerven auswirken. Was also war es, das ihr so großes Unwohlsein bereitete?

Sie ging durch alle Räume und packte Kleider zusammen, denn Emma würde im Krankenhaus bleiben müssen. Trine ertappte sich dabei, dass sie auf einen Fehler Pirennes wartete, eine Grenzüberschreitung. Aber er verhielt sich tadellos, schnitt Brot für das jüngste Kind klein und alberte mit ihm herum. Langsam wurde Trine einiges klar: Sie war nicht auf diesen Medicus wütend, sondern auf Emma. Die Hebamme hatte Geheimnisse vor Trine gehabt. Das widersprach ihrem Verhältnis als Kolleginnen, das war in der jetzigen Lage besonders brisant, weil verhindert werden musste, dass ein Keil zwischen die Hebammen getrieben wurde. Katharina, die so leicht aufbrauste und Adelheid, die Ruhe in Person, sie würden keine Fehler begehen. Beide lebten auch in ausgeglichenen Verhältnissen. Emma dagegen – viele Kinder, kein Mann, kein Geld, die labile Gesundheit. Und vielleicht ein Geheimnis.

Die Gestalt verließ das Krankenhaus nach Einbruch der Dunkelheit. Zwei Passanten wunderten sich, denn abends war das Spital normalerweise verschlossen. Außerdem hatte die Gestalt ihren Kopf auf eine Weise verhüllt, die nicht allein mit der Kälte zu erklären war. Wozu also die Verhüllung? Und warum diese eilige Fortbewegungsweise? Einsichtig wäre gewesen, wenn sich ein Notfall eilig dem Tor des Krankenhauses genähert hätte. Die Gestalt strebte jedoch von ihm fort.

»Die Ärzte werden immer schlechter«, sagte der Passant lachend zu seinem Begleiter. Kurz darauf hatten sie die flüchtige Begegnung vergessen.

Es war still im Haus, so still wie jeden Tag seit einem Jahr. Sie saßen im größten Raum, die Kerzen brannten sparsam. Sie las, er blickte in die Luft. Sie ließ das Buch sinken, beobachtete ihn. Sie wollte etwas sagen, unterließ es, las weiter.

Die Schläge an der Tür ignorierten beide. Das Dienstmädchen war längst nach Hause gegangen, seit einem Jahr kam sie nur tagsüber stundenweise. Einmal hatte sie schon darum gebeten, nicht mehr kommen zu müssen. Sie würde sich vor der Stimmung im Haus fürchten. Sie bezahlten ihr mehr Geld, sie kam weiter. Aber sie sah nicht glücklich aus.

Das Klopfen ging weiter, endlich erhob er sich.

Emma Tüschen fiel mit ihrer Sorge über ihn her, ihre Stimme war das einzige Geräusch in der Straße. Er zog sie ins Haus und hielt das gleich für einen Fehler. In der Diele setzte die Besucherin ihre Suada fort. Er hätte sie am liebsten wieder vor die Tür gesetzt, aber da stand seine Frau hinter ihm.

Als sie in dem dunklen Raum saßen, spürte Emma nicht, wie kalt es hier drinnen war, sechs Grad oder acht, nicht mehr. Sie war angefüllt mit ihrer Angst und wollte von dem Paar hören, dass alles in Ordnung war und sie keinen Grund hätte, sich zu ängstigen.

Die Eheleute Flicker blickten sich an, während Emma redete, kurz davor, in Tränen auszubrechen.

Die Frau des ehemaligen Heringshändlers sagte: »Aber so beruhigt Euch doch. Was ist denn geschehen?«

Emma überschüttete sie mit den Neuigkeiten. Es ging drunter und drüber, und da sie Kenntnisse voraussetzte, über die die weltabgewandt lebenden Flickers nicht verfügten, verging Zeit, bis sich die Geschichte zusammenfügte. Und auch dann verstanden die Flickers längst nicht alles.

»Es darf nicht herauskommen«, schluchzte Emma. »Ich werde nie mehr glücklich. Ich muss fortziehen. Und die Schulden, die vielen Schulden …«

»Wir haben nichts verraten«, sagte Flicker. Er verabscheute es, über das Thema sprechen zu müssen und dann noch in Gegenwart seiner Frau, die prompt begann, am ganzen Körper zu zittern.

»Auch nicht aus Versehen?«, fragte Emma. »Zu einem Menschen, dem Ihr vertraut? Von dem Ihr nicht annehmen würdet, dass er …?«

»Aber ich sage doch: Nein.«

»Wie kann es dann passieren, dass sie davon erfahren haben? Das Flugblatt …«

»Wenn ich Euch recht verstanden habe, steht in diesem Papier doch lediglich, dass meine Frau eine … eine schwere Geburt hatte. Es ist nicht davon die Rede, wie es mit der … dem Wesen weitergegangen ist.«

Das traf zu. Mit der Nüchternheit, die den Kaufmann auszeichnet, war Flicker auf den Punkt gekommen. Hoffnungsvoll hing Emma an seinem Gesicht. Sie wollte, dass er weiterredete, dass er sie beruhigte, dass er beteuerte, nirgendwo würde eine Gefahr lauern.

»Wollt Ihr Geld?«

Verdutzt starrten Emma und Flicker dessen Frau an. »Wollt Ihr Geld?« wiederholte sie. »Ist es das, weshalb Ihr gekommen seid?«

»Ich habe getan, was Ihr wolltet«, sagte die Hebamme. »Ich war es nicht, die Euch den Vorschlag gemacht hat. Ihr seid an mich herangetreten. Weil Ihr es nicht mehr ausgehalten habt. Weil Ihr dachtet …«

»Schluss!«, rief Flicker mit lauter Stimme. »Seht Ihr nicht, wie schlecht es meiner Frau geht? Sie hat sich seitdem nicht mehr erholt, vielleicht wird sie nie darüber hinwegkommen. Ich bin dem Herrn dankbar für jeden Tag, den wir überleben.

Und jetzt platzt Ihr in unser Leben und rührt alles wieder auf. Was sollen wir davon halten?«

Emmas Lippen zitterten. Mit dem Rest, der ihr an klarem Verstand geblieben war, erkannte sie, dass sie gehen sollte. Es war dunkel im Raum, sie war so fremd, dass sie nicht auf Anhieb den Ausgang fand. In ihrer Verwirrung begriff sie nicht, was ihr da in die Hand gedrückt wurde. Aber sie behielt es, denn ihre Gedanken waren nur darauf gerichtet, diesen Ort zu verlassen.

Die Haustür war noch nicht lange ins Schloss gefallen, als nebenan ein Niesen ertönte. Aus dem zweiten Raum, dessen Tür offen stand, trat eine Gestalt zu dem Paar. »Wisst Ihr eigentlich, wie kalt es hier ist?«, fragte Doctor Rüster, rieb sich die Nase und schlug die Aufschläge seines Mantels um den Hals. »Hier holt man sich ja den Tod.«

»Uns ist nicht kalt«, entgegnete Flicker mit strenger Stimme.

»Ihr müsst es wissen«, sagte Rüster. »Wie viel hat sie gefordert?«

»Sie hat nichts gefordert«, stellte Flicker klar.

»Wie viel hat sie genommen?«

Sie hatten der Hebamme beim hektischen Aufbruch fünf Taler in die Hand gedrückt.

»In Ordnung«, sagte Rüster händereibend. »Da kommt einiges zusammen. Kindsmord, Nichtanzeigen einer Missgeburt, Erpressung. Was fehlt da noch? Ach ja, Abtreibung. Das wird ein Kinderspiel. Aber darauf können wir verzichten. Was wir haben, reicht aus, um ihr einen Strick zu drehen. Ich bin euch zu Dank verpflichtet. Ihr habt euch als rechtstreue Bürger erwiesen. Das werde ich an zuständiger Stelle einfließen lassen.«

»Sind wir dann jetzt fertig?«, fragte Flicker. Er wollte, dass der Mann verschwand. Seine Frau würde nicht mehr lange durchhalten. Er hatte dieser Belastung überhaupt nur zugestimmt, weil der Medicus versprochen hatte, sie ein für alle

Mal aus der Schusslinie zu nehmen. Sie hatten die Tat nicht begangen, aber sie hatten damals die Hebamme gebeten, es zu tun. Auch das war strafbar, obwohl es für das Ehepaar Flicker nicht mehr wichtig war, ob sie sich strafbar gemacht hatten oder nicht. Auch eine Verurteilung würde nicht an den Schmerz heranreichen, den sie seit einem Jahr spürten. Sie wollten nur noch Ruhe. Ruhe bis zum Tod, der ihnen nicht als Gespenst vor Augen stand. Der Tod war die Erlösung.

25

Im ersten Moment machte Lilis Herz einen Sprung. Die Gestalt strich die Kapuze vom Kopf und sagte: »Du musst dich nicht fürchten. Wir kennen uns.«

Lili legte den Kopf schief, das war ihre Art. Dann sagte sie: »Ihr wart bei der Taufe dabei.«

Sie bat die Besucherin hereinzukommen. Trotz ihrer Jugend wusste Lili, was von ihr erwartet wurde. Sie war die Tochter des Salzbarons, ihre Eltern hatten sie so erzogen, dass sie sich vor Fremden nicht fürchtete und höflich war zu jedermann. Außerdem teilte diese Frau mit Lili ein Geheimnis. Sie wusste, dass es einen kleinen Bruder gab.

Die Puppenstube war fast fertig. Sie erstreckte sich über zwei große Räume, jeder von ihnen beherbergte jetzt vier Räume: Küche, Wohnzimmer, zwei Kinderzimmer, Zimmer der Dienstboten, Vorratskammer, Dachboden, Keller. Die Räume waren klein, aber für Paul und Lili vollkommen ausreichend. Auch für Erwachsene war Platz, es durften nur nicht zu viele sein.

Paul saß im Kinderzimmer. Aber er spielte nicht mit seinen Figuren. Er saß nur da, sein Blick ging ins Leere. Das Dienstmädchen brachte ihn zu Bett, in das Bett, das im Kinderzimmer der Puppenstube stand. Währenddessen hielt sich Lili mit der Besucherin in ihrem Raum auf. »Ich brauche etwas Eigenes«, sagte Lili großspurig. »Ich bin ja kein Kind mehr.«

Sybille Pieper, so hieß die Frau aus dem Dorf, in dem Kaspar mit der Amme lebte, nickte und sagte: »Mädchen werden früher zur Frau als Jungen zu einem Mann.«

»Paul wird nie ein Mann«, sagte Lili ernsthaft. »Er ist so dumm. Er kann nicht einmal schlafen.«

Seit wenigen Tagen war mit Paul eine Verwandlung vor sich gegangen. Nachts schlief er schlecht und träumte schrecklich. Dafür war er am Tage müde, blieb nicht bei der Sache, und ihm stießen allerlei Unglücke zu. Auf der Treppe stolperte er, beim Essen verschluckte er sich und er erschrak, wenn er einen Schatten sah. Begegnete er auf der Straße Kindern, die kleiner waren, sprang er auf sie zu, zerrte an ihren Kleidern. Wäre kein Erwachsener dazwischengegangen, hätte er sie wohl trotz der Kälte ausgezogen. Wenn man ihn fragte, gab er keine Antwort oder wich in Albernheiten aus. Angeblich würde er alles nicht ernst meinen und es lustig finden. Aber er lachte nicht und sah nicht aus, als würde er Spaß haben.

Bis Paul eingeschlafen war, bekam Sybille Pieper zu essen: fett und viel, das mochte sie. Auch das Bier wurde nicht schal, wenn es neben ihrem Teller stand.

Ihre Haut war braun und trocken, mager und faltig. Lili wusste nicht, ob sie alt war oder jung. In der Stadt sah sie solche Menschen selten. Sybille sprach auch anders, aber sie gab sich Mühe, damit Lili sie verstehen konnte.

Die Frau aus dem Dorf berichtete von Kaspar, sie hatte ihn gestern besucht. Lili war schockiert über das, was sie erzählte. Kaspar ging es nicht gut, offenbar bekam er schlecht Luft. Die Amme ließ ihn an heißem Wasser riechen, in dem sie Kräuter aufgelöst hatte. Dann hustete Kaspar, aber es schien ihm gut zu tun. Sein Bauch war aufgetrieben, und obwohl er Appetit entwickelte, sah es nicht so aus, als würde er stärker werden.

»Er wird es schwer haben«, sagte Sybille Pieper. »Du bist eine kluge Frau, wenn du dich darauf einstellst, dass es schnell zu Ende gehen kann.«

Lili schluckte. So war das also, wenn Erwachsene mit einem redeten, als wäre man erwachsen. Man musste aufpassen, dass man nicht zu weinen begann. Sie wusste, dass Kaspar nicht gesund war. Aber er atmete, er wollte leben. Er trank Milch, er wollte wachsen. Er war ihr Bruder, die Mutter hatte sich gequält, um Kaspar auf die Welt zu bringen. Die Schmerzen der Mutter durften nicht vergebens gewesen sein.

Lili holte neues Bier. Es stammte aus der Brauerei von Wittmer, dem Nachbarn. Jeden zweiten Tag stand die freundliche Frau Wittmer vor der Tür und erkundigte sich, ob es Lili und Paul gut ging. Sie brachte ihnen jedes Mal etwas mit, meistens kleine Kuchen. Sie schmeckten herrlich und reichten nie.

Sybille erzählte von den Freunden, die sie im Dorf hatte. Einen nannte sie Nöck und Nixenmann. Sie traf ihn, wenn der Mond nicht von Wolken verdeckt war. Dann saß der Nöck am Ufer des Sees und spielte wunderschöne traurige Weisen. Der Nöck war hässlich, die Nase platt, die dicken Augen glotzten. Aber er war klug. Wer im Dorf Sorgen hatte, ging zum Nöck, er wusste immer einen Rat. Es gab da eine Frau, ihr Mann fuhr zur See, sie saß zu Hause und wartete auf seine Rückkehr. Aber der Termin verstrich. Sie dachte, sie habe sich um eine Woche geirrt. Aber auch nach einer Woche kam der Mann nicht zurück. Da wurde die Frau unruhig und fragte den Nöck. Er verlangte eine Flasche Schnaps, weil er dann besser denken könnte. Sie brachte sie ihm. Der Nöck trank sie aus und sang ein trauriges Lied. Als die Frau das Lied hörte, wurde sie auch traurig und weinte. Denn dieses Lied hatte sie ihrem Mann vorgesungen. Als der Nöck sicher war, dass beide an denselben Mann dachten, forderte er die Frau auf, ihm einen Kuss zu geben. Sie ekelte sich vor seinen wulstigen Lippen, er war beleidigt und sprang in den See.

Eine Woche stellte sie ihm jede Nacht eine Flasche Schnaps hin. Dann kam er aus dem Wasser, und sie küsste ihn. Da wusste der Nöck, dass sie ihren Mann wirklich liebte. Nun sollte sie ihn in beide Arme nehmen und gegen ihre Brüste drücken. Vorher aber sollte sie ihr Kleid aufschnüren, damit er ihre nackte Haut spüren konnte. Nur dann konnte er Kontakt zu ihrem Mann herstellen. Sie ging tief ins Schilf hinein, wo sie von niemand entdeckt werden konnte. Sie drückte den Nöck gegen ihre nackten Brüste, sie hatte wunderschöne Brüste, groß und weich, und der Nöck bekam keine Luft, aber das störte ihn nicht, denn er war glücklich und spielte ein lustiges Lied. Plötzlich kam immer derselbe Ton, er wurde höher und höher und immer höher und als er so hoch war, dass er der Frau in den Ohren wehtat, platzte der Nöck in tausend Teile auseinander. Sie raffte ihre Kleider zusammen, bevor sie floh, sah sie, dass die Teile des Nöcks auf dem Wasser ein Wort gebildet hatten. Der Mond war dabei, hinter einer Wolke zu verschwinden, deshalb konnte sie das Wort nur eine Sekunde erkennen. Es hieß: MORGEN.

»Und er ist wirklich am nächsten Tag gekommen?«, fragte Lili mit heißen Wangen.

»Zur Mittagsstunde am nächsten Tag stand er vor ihrem Haus. Neun Monate später bekamen sie ihr erstes Kind. Es hatte Schwimmhäute zwischen den Fingern und den Zehen. Aber sonst sah es aus wie du und ich.«

Eine Woche, nachdem der Nöck an ihrem Busen geplatzt war, saß ein neuer Nöck am Ufer, und sein Gesang war noch schöner und trauriger.

»Glaubt Ihr, der Nöck könnte mir sagen, wo mein Vater steckt, wenn ich ihn freundlich bitte?«

Prüfend sah Sybille das Mädchen an. Sie strich über Lilis Brust, drückte in ihre Oberschenkel und sagte: »Du brauchst noch etwas Zeit.«

Lili holte zweimal frisches Bier, das ihre Besucherin mit nicht geringer werdendem Durst austrank.

Plötzlich stand Jütte im Raum. Er verließ keinen Abend das Haus, ohne bei den Kindern vorbeigeschaut zu haben. Sybille begann ihm schönzutun, nannte ihn mehrfach *schöner Mann* und lachte mit einem Mund, in dem doppelt so viele Zähne Platz gefunden hätten. Jütte war nicht sicher, ob diese verwahrloste Frau der richtige Umgang für Lili war. Aber er wusste, wer Sybille war, Lili hatte es ihm vorhin gesagt. Und auch Jütte hatte Kenntnis von Pauls Wesensänderung erhalten. So hielt er einen Versuch für sinnvoll. Er bot an, den Frauen Gesellschaft zu leisten, aber Sybille schickte ihn hinaus, weil ein schöner Mann sie bei ihren Gedanken stören würde.

Auf dem Weg in sein trostloses Zuhause fragte sich Jütte, wann ihn zum letzten Mal eine Frau schön gefunden hatte. Danach fragte er sich, warum ihn so ein Lob ausgerechnet von einer zahnlosen alten Vettel ereilen musste.

Er stellte den Stuhl so vor die Eingangstür, dass seine Lehne den Drücker blockierte. Die Fenster waren mit Holz verbarrikadiert, und weil er sie an den Rahmen gehämmert hatte, sah er seit Tagen davon ab, das Holz bei Tage wieder zu entfernen. Nikolaus Holl lebte in selbst verordneter Dunkelheit, aber da sie ihm ein Gefühl der Sicherheit eintrug, verzichtete er leichten Herzens auf die wärmende Kraft der Sonne. Da er es nicht mehr wagte, das Haus zu verlassen, saß er pausenlos in den zwei Räumen, in denen, da der Abzug des Herdes schlecht funktionierte, ständig Rauch hing. Holl nahm nicht wahr, dass er häufig hustete. Das Brennholz war alle. Morgen musste er Nachschub besorgen oder damit beginnen, seine Möbel zu verfeuern. Er überlegte, was sicherer war: nachts nach draußen zu schleichen oder es bei Tage zu tun, wenn die Straße belebt war.

Er fragte sich, auf welchem Weg sie ihn angreifen würden. Sie konnten über das Dach kommen oder durch die Fenster. Beides würde Lärm machen, selbst wenn er einschlafen sollte, würden sie ihn vorbereitet treffen. Holl besaß einige Messer und einen Knüppel. Das Essen ging ebenfalls zur Neige. Wäre es nicht so kalt gewesen, wären die Würste in der Vorratskammer noch schneller verschimmelt.

Mehrfach hatte er seine Rede formuliert, mit der er Senftenberg und die anderen von seiner Unschuld überzeugen wollte. Aber je mehr er beteuerte, nichts mit dem zweiten Flugblatt zu tun zu haben, um so verdächtiger machte er sich. Sie hatten ihm erlaubt, an einer großen Konfession mitzuwirken, und er hatte alles zunichtegemacht. Er hatte das Flugblatt nicht in Umlauf gebracht, aber wenn alle dachten, er könne es gewesen sein, konnte er es gewesen sein. Sie hatten Vertrauen in ihn gesetzt, und er hatte es ihnen schlecht gelohnt. Jetzt waren sie entsetzt und bereiteten sich darauf vor, ihn zu bestrafen. Er schämte sich, weil er nicht genug Mut besaß, mit erhobenem Haupt in ihre Mitte zu treten. Schon als Kind hatte er entsetzliche Angst vor Schmerzen gehabt. Sie würden ihm die Folter nicht ersparen, und er hatte sie verdient. Er war seiner Aufgabe nicht gewachsen, auch dieser Aufgabe nicht. Wie hatte er sich damals gefreut, dass sie gerade ihn ausersehen hatten, seine Räume für die Treffen von LEVIATHAN zur Verfügung zu stellen. Es gab andere, die besser dafür geeignet gewesen waren. Einmal hatte er versagt, das war eine Katastrophe. Aber es gab ein noch größeres Unglück: zweimal zu versagen. Holl nahm sich vor, diesmal seinen Mann zu stehen. Er würde eine gute Figur abgeben. Sein Leben war nichts mehr wert. Aber bis vor einem Jahr war sein Leben auch nichts wert gewesen. Sein Selbstbewusstsein war mit LEVIATHAN gekommen, und mit LEVIATHAN würde es wieder davongehen. Er hatte Erfahrung damit, wie es war, ein Nichts zu sein. Tot zu sein war eine andere Form von Nichts. Der Übergang würde nicht so radikal sein, wie er tagelang befürchtet hatte. Schade, dass er nichts von dem begriffen hatte, worum es ging. Aber nachdem er akzeptiert hatte, dass er nicht mit den studierten Doctores mithalten konnte, hatte er seinen Ehrgeiz dareingesetzt, ein guter Gastgeber zu sein. Er hatte ihnen die Wünsche von den Augen abgelesen, und selbst Menschen mit hohen Ansprüchen hatten ihm bestätigt, dass sie sich bei ihm wie zu Hause gefühlt hatten. Nun war das vorüber. Er legte ein Scheit in den Herd. Er musste sparsam mit der Feuerung sein. Aber warum eigentlich? Wenn es ihm gelingen würde, seine Furcht abzustellen, konnte er das restliche Holz innerhalb weniger Stunden verheizen. Danach würde es kalt werden, eiskalt.

»Paul! Paul, hörst du mich? Ich bins, deine Schwester.«

Der Junge wälzte sich im Bett herum, Gesicht und Brust waren verschwitzt. Kalter Schweiß, kein gutes Zeichen.

»Er hört dich nicht«, flüsterte Sybille Pieper. Im Puppenstuben-Raum war es dunkel, die Kerzen reichten gerade aus, um zu erkennen, wie sehr sich das Kind quälte.

Unverständliche Worte kamen aus Pauls Mund, aber Lili, die sie nicht zum ersten Mal hörte, gab der Besucherin Hinweise. »Schwarz, er sagt schwarz. Und weiß, die Farbe weiß. Und von Zwergen redet er.«

»Warum hat er diese Mütze auf?«

»Das weiß ich nicht. Ich habe sie vorher nie gesehen.«

»Hat sie ihm jemand geschenkt?«

»Ich glaube nicht. Ich bin doch immer bei ihm. Die Mütze ist auch zu klein.«

Vorsichtig zog sie Paul die Mütze vom Kopf, sie war für Puppen gemacht, für Spielzeug. Oder für kleine Kinder. Vielleicht hatte er eine Kommode aufgezogen, in der die Mutter alte Kleider sammelte.

Plötzlich saß Paul aufrecht im Bett. Seine Augen waren weit aufgerissen.

»Der Teufel ist ein Zwerg.« Das war deutlich zu verstehen gewesen. Sybille drängte sich nach vorn.

»Schwarzer Zwerg, weißer Zwerg. Ich bin ganz lieb, dann haben sie mich auch lieb.«

Sybille nahm Pauls Gesicht in beide Hände und drehte seinen Kopf zu sich herum. Paul wehrte sich, aber die Frau zwang ihm ihren Willen auf, ohne ihm wehzutun. Er musterte ihr Gesicht ohne Angst. Er war wach und doch nicht da. »Ganz lieb«, murmelte er leise. »Weißer Zwerg auch lieb. Schwarzer

Zwerg ärgerlich. Will mich haben. Hat Angst vor mir. Wenn er frech wird, klebe ich ihm eine.«

Paul kicherte, so lachte kein Kind.

Sybille hielt etwas in der Hand, dicht vor Pauls Gesicht ließ sie es hin- und herschwingen. Es war ein Knochen mit Fell, die Pfote eines Tieres.

»Hör mir zu, Paul«, sagte die Frau eindringlich. »Du hast etwas Schreckliches erlebt. Sage mir, was geschehen ist. Hast du geträumt? Sag die Wahrheit, die Wahrheit, die Wahrheit.«

Pauls Augen verfolgten die schwingende Pfote. Mit der freien Hand griff die Frau in ihr Kleid und brachte ein Fläschchen zum Vorschein, das sie Paul unter die Nase hielt. Paul schnüffelte und verdrehte die Augen. Sein Blick ging ins Weite, mit fester Stimme sagte er: »Sie sagen, Paul ist eine Gefahr. Der weiße Zwerg findet das nicht. Der schwarze Zwerg schreit herum. Er sagt, Paul gehört ihm, weil er ihn gefunden hat. Er spinnt. Ich habe ihn umgerannt. Wenn er frech wird, hau ich ihn um. Aber sie halten mich fest.«

»Wer hält dich fest?«, fragte Sybille sanft. Die Pfote pendelte, das Fläschchen verbreitete seinen betörenden Geruch. Pauls Haare waren zerzaust, sein Gesicht glänzte vor Schweiß. Dennoch wirkte er auf Lili nicht wie ein Kranker, vielmehr kam er ihr stark vor.

»Wer hält dich fest, Paul? Sag es mir.«

»Männer.«

»Wie viele? Einer? Zwei?«

»Weiß nicht. Reden nicht, Pauls Augen zu.«

»Aber du hast doch die Zwerge gesehen, den weißen und den schwarzen.«

»Zwei Räume. In einem kann Paul sehen, im anderen nicht.«

»In einem Raum waren die Zwerge und im anderen die Männer?«

Paul stöhnte und fixierte das Pendel.

Sybille sagte: »Die schwarze Mütze, die du trägst, wo kommt die her?«

»Paul rennt den Zwerg um, Zwerg fällt hin, Mütze fällt herunter.«

Paul schnüffelte hingebungsvoll und fiel seufzend auf die Seite.

»Nicht einschlafen, kleiner Mann«, sagte Sybille. »Sag mir, wo du die Zwerge getroffen hast.«

»Weiß nicht«, murmelte Paul erschöpft.

»Hast du von den Zwergen geträumt oder hast du sie wirklich gesehen? Im Wald oder in der Stadt? In deinem Haus?«

Paul kicherte. »In meinem Haus«, wiederholte er. »So ein Unsinn. In meinem Haus.«

»In einem anderen Haus?«

»Großes Haus. Riecht gut.«

»So gut wie meine Flasche?«

»Fast so gut.«

Sie hielt ihm die Flasche hin, mit geschlossenen Augen schnüffelte er selig.

»Wonach riecht es in dem großen Haus?«

»Holz.«

»Haus?«

»Nicht Haus. Holz. Haus riecht nicht. Holz riecht.«

»Sägespäne«, sagte Lili laut.

Paul nickte. »Sägespäne«, sagte er selig. »Lili und Paul und Sven. Und die Zwerge.«

Dann sagte er nichts mehr. Nur noch leises Röcheln war zu hören.

Lili fragte: »Was ist in der Flasche?«

»Allerlei, was der Mensch gerne riecht und was seine Adern öffnet.«

»Und was genau?«

Sie antwortete weitschweifig und Lili dachte: Sie ist eine Hexe.

Sie wiederholten sich gegenseitig, was Paul gesagt hatte, um sicher zu sein, dass beide ihn gleich verstanden hatten. Es war das Lagerhaus voller Holz. Dort hatte Paul die Zwerge getroffen. Was hatte das zu bedeuten? Lili fragte Sybille, die zuckte mit den Schultern. »Kleine Menschen«, sagte sie. »Kleine Arbeiter. Er denkt, es sind Zwerge.«

Aber die Mütze würde keinem Erwachsenen passen, mochte er noch so klein sein. Sie war ja schon für Paul zu klein. Was gab es in einem Lagerhaus anderes als viel Platz für das, was dort gelagert wurde? Holz, Salz oder Fässer.

Sybille sagte: »Ich glaube, dein Bruder hat viel Fantasie.«

Letztlich war es die Mütze, die den Ausschlag gab.

»Ich weiß, was du vorhast«, sagte Sybille. »Du willst noch einmal in das Lagerhaus.«

26

Als der Bote ihr den Brief überreichte, war Trine Deichmann nicht überrascht. Appolonia Wendt, die Vorsitzende des Ausschusses, der die städtischen Hebammen berief und kontrollierte, bat um ein Gespräch, noch heute.

Mit Joseph besprach Trine, was das zu bedeuten haben könnte.

»Es ist ihr zu unruhig«, sagte er. »In der Stadt wird zu viel über Hebammen geredet.«

»Das würde aufhören, wenn der Ausschuss sich endlich öffentlich äußern würde.«

»Sie warten ab, aus welcher Richtung der Wind bläst.«

»Glaubst du, sie sind so feige?«

Er zuckte die Schultern. Trine war besorgt. Ihr Mann besaß einen guten Instinkt, das hatte er in der Vergangenheit oft bewiesen.

Sie hatte nicht vorgehabt, Doctor Ebel aufzusuchen. Aber ihr Weg führte sie am Krankenhaus vorbei, kurz entschlossen bog sie ab. Um diese Zeit traf man den Stadtarzt mit Sicherheit an seinem Arbeitsplatz. Trine verstand sich gut mit Ebel, zu keinem Medicus war ihr Verhältnis entspannter. Ebel war 50 Jahre und musste niemand etwas beweisen. Mit milder Hand regierte er über die Ärzte der Stadt und ließ Trine den Spielraum, den sie wünschte. Die beiden sahen sich einmal im Monat. Alles lief wie geölt, zum Besten der Patienten und Gebärenden.

»Den Stadtarzt, wo finde ich ihn?«

Der Pfleger blickte Trine verdutzt an und schützte Unwissenheit vor. Sie fragte sich durch, die Antworten wurden immer wolkiger. Ein Pfleger, den sie seit Langem kannte, schenkte ihr reinen Wein ein. Dieser Mann war vor Jahren mit dem Wunsch an sie herangetreten, künftig als männliche Hebamme, wenigstens als zweite Kraft bei den Geburten arbeiten zu dürfen. Trine hatte ihn abweisen müssen, es hatte ihr Verhältnis nicht nachhaltig belastet.

»Sagt das noch einmal!«, forderte sie den Pfleger auf.

»Ja, habt Ihr denn keine Kenntnis erhalten?«

»Ebel ist nicht mehr da?«

»Ebel ist nicht mehr Stadtarzt. Er hat darum gebeten, von diesem Posten entbunden zu werden.«

»Ist er denn krank?«

»Das weiß ich nicht. Er machte mir nicht den Eindruck, als ob ...«

»Er hat nicht nur einen Urlaub angetreten?«

Der Pfleger musste zugeben, dass er alles, was er wusste, hintenherum erfahren hatte. Trine hielt jeden Arzt, dem sie begegnete, am Arm fest. Nur Doctor Rüster, den fasste sie nicht an.

»Neue Zeiten stehen uns bevor«, sagte er strahlend. »Lübeck ist also doch Teil der zivilisierten Welt. Ich habe es Euch prophezeit.«

Nein, Ebel war nicht krank. Er hatte freiwillig aufgegeben und befand sich nicht mehr im Krankenhaus. Nein, ein Nachfolger stand noch nicht fest. Aber natürlich wurden Namen gehandelt. Doctor Beckmann etwa, kaum jünger als Ebel, offensichtlich ein Freund von Rüster, der ihn mit warmen Worten empfahl.

»Jetzt seid Ihr überrascht«, sagte Rüster hämisch. »Hättet Ihr auf mich gehört, hättet Ihr Euch nicht an die Kräfte der Vergangenheit gebunden.«

Trine war überrascht, auch enttäuscht. Aber selbst in diesem Moment sah sie noch keine Gefahr für sich und ihr Handwerk.

Die Räume im Hause des Leiters der Stadtschule waren überladen mit Büchern aller Formate. Sogar auf dem Fußboden waren sie gestapelt, machten die Räume klein, aber auch gemütlich. Appolonia Wendt befand sich in aufgeräumter Stimmung. Sie summte vor sich hin, nahm dem Dienstmädchen die Schüsseln ab und bestand darauf, dass Trine mit ihr und der dritten Person zu Mittag aß. Dabei handelte es sich um Melchior Voigt, den Verbindungsmann des Rats zu dem Ausschuss ehrbarer Patrizierfrauen, der die Arbeit der Hebammen beaufsichtigte. Voigt war ein spindeldürres Kerlchen. Hätte er gebären müssen, wäre er nach zwei Minuten verschieden; hätte er eine Geburt beaufsichtigen müssen, nach drei Minuten.

Aber er aß wie ein Scheunendrescher, obwohl er mehrfach beteuerte, im Grunde keinen Appetit zu haben. Appolonia aß sehr geziert, mit abgespreizten kleinen Fingern hielt sie Messer und Gabel und tupfte sich oft die Mundwinkel ab.

Trine kam gleich auf Doctor Ebel zu sprechen. Beide wussten Bescheid. Appolonia kannte auch den Grund der Demission: »Es ist ihm zu viel geworden. Er ist nicht mehr der Jüngste.«

Sie würgte das Thema ab und setzte eine Miene auf, als sei jemand gestorben. Schlagartig verlor Trine jeden Appetit. »Wir müssen über Euch reden«, sagte Appolonia.

»Ich will nicht Stadtärztin werden«, sagte Trine. Der Versuch eines Scherzes verpuffte ohne Resonanz.

Appolonia sagte: »Es geht um das Flugblatt und um das, was sich daraus ergeben hat.«

»Steht endlich fest, wer es geschrieben hat?«

»Das ist weniger wichtig.«

»Aber nein! Wenn sich nämlich herausstellt, dass jemand ein gemeines Spiel mit ...«

»Entschuldigt, aber wir sind uns im Ausschuss einig geworden, dass wir unsere Zeit nicht damit vertun wollen ...«

»Aber Ihr seid doch für uns da!«, rief Trine. Jetzt krochen die Ängste aus jedem Mauerloch. Jetzt sah sie das Unheil kommen.

»Hört sie erst an«, sagte der Ratsherr kauend zu Trine. Wo ließ der Hänfling bloß das viele Essen? Schiss er es gleich wieder aus?

Appolonia sagte: »Es ist Unruhe in der Stadt. Wegen Euch. Unruhe können wir aber nicht gebrauchen. Schon gar nicht wegen einer Hebamme.«

»Das sind alles Verleumdungen.«

»Ach, wäre es doch nur so, ich wäre die Erste, die aufstehen und Eure Fahnen ergreifen würde. Möchtet Ihr noch einen Fisch?«

Bei Voigt saß eine Gräte quer, er hustete fortwährend und sorgte für frischen Wind am Tisch.

Es war die Nähe zu den Hexen, die Appolonia und den Ausschuss alarmiert hatte. Es ging nicht darum, ob die Behauptungen im Flugblatt wahr oder gelogen waren. Es ging allein um ihre Wirkung. Und da in der Stadt die Nähe der Hebammen zu den Hexen begierig aufgenommen worden war, musste jetzt darauf reagiert werden.

»Das ist das eine«, sagte Appolonia. »Das andere ist Emma Tüschen.«

Im Flugblatt war ihr Name nicht genannt worden. Sie war nur indirekt als diejenige Hebamme erwähnt worden, die das missgebildete Kind des Heringshändlers zur Welt gebracht hatte.

»Das ist ihre Pflicht«, sagte Trine.

»Ist es auch ihre Pflicht, das Kind zu töten?«

Im Raum wurde es still, sogar Voigt stellte sein Husten ein und betrachtete die Gräte, die er aufwendig dem Mundraum entnommen hatte.

»Was wollt Ihr damit sagen?«, fragte Trine. »Ich hoffe sehr, ihr habt Euch kundig gemacht, bevor Ihr Vorwürfe erhebt.«

Appolonia hatte sich kundig gemacht, alles, was sie sagte, wusste sie entweder von Emma persönlich oder es gab Zeugen, die den Sachverhalt bezeugen konnten: das Ehepaar Flicker und ein Arzt, der zufällig Gast in ihrem Hause gewesen war, als Emma versucht hatte, die Flickers zu erpressen. Emma Tüschen hatte den Säugling getötet, den die Frau des Heringskaufmanns zur Welt gebracht hatte. Zwar war das Kind missgebildet, aber ein Morddelikt war es trotzdem. Emma hatte Beweise dafür, dass auch andere Hebammen missgebildete Kinder töten würden, auch in Lübeck und seit langer Zeit. Außerdem hatte Emma Abtreibungen vorgenommen und sich dafür bezahlen lassen. Nachgewiesen werden konnten ihr acht dieser Vergehen. Es gab starke Hinweise, dass andere Hebammen ebenfalls Abtreibungen vornahmen, obwohl ihnen dies streng untersagt war.

»Ihr wisst, was das heißt«, sagte Appolonia. »Emma Tüschen ist die längste Zeit Hebamme gewesen. Wir werden sie anklagen, sie wird vor Gericht kommen und verurteilt werden. Ich erspare mir jede Vermutung, welcher Art diese Strafe sein kann.«

»Was wird aus ihren Kindern?«

An Appolonias verdutztem Blick erkannte Trine, dass sie keine Sekunde an das Schicksal der Kinder gedacht hatte.

»Emma Tüschen können wir bestrafen«, fuhr die einflussreiche Frau fort, »weil wir ihre Verbrechen beweisen können. Es gibt jedoch Vorwürfe, die alle Hebammen betreffen. Auch hier sind wir gefordert.«

»Wir tun das schweren Herzens«, behauptete Voigt.

Und Appolonia sagte: »Es wird eine Untersuchung geben. Jede einzelne Hebamme aus Lübeck wird beweisen müssen, dass sie ihren Beruf nach Geist und Buchstaben des Gesetzes ausübt. Im Fall der städtischen Hebammen können wir aber nicht so lange warten, bis die Befragungen ein Ergebnis gebracht haben. Ihr wisst, was ich damit sagen will?«

»Ich ahne es. Aber ich will es hören.«

»Ihr werdet abgelöst, mit sofortiger Wirkung. Nicht weil bewiesen ist, dass Ihr schuldig seid, sondern weil wir nicht zulassen können, dass das Gerede weitergeht. Die Stadt muss mit gutem Beispiel vorangehen. Sicher werdet Ihr dafür Verständnis haben.«

»Was wirft man mir vor?«

»Hexerei«, sagte Voigt. »Das ist das Wenigste. Keiner weiß, was Ihr mit den Kindern anstellt. Das wird übrigens auch aufhören.«

»Wie sollte das gehen?«

»Indem nur derjenige neuer Stadtarzt wird, der den Ärzten gestatten wird, künftig an den Geburten und allen die Geburt betreffenden Untersuchungen teilzunehmen. Es kann nicht sein, dass jeder, der Arzt werden will, jahrelang studieren muss. Wer aber Hebamme werden will, muss lediglich so tun, als habe sie der Mutter bei der Arbeit über die Schulter gesehen.«

»Es gibt einen Verdacht«, sagte Appolonia. »Es fällt mir nicht leicht, ihn zu äußern. Ich halte Euch für eine integre Person, Trine Deichmann. Das Schlimmste an Euch ist Eure Sturheit und dass Ihr Euch so aufregt, wenn eine Eurer Kolleginnen angegriffen wird.«

»Redet endlich.«

»Das Kind des Salzkaufmanns Schelling.«

»Was ist damit?«

»Es ist tot, nicht wahr?«

Ein winziges Zögern, dann: »Ja.«

»Seht Ihr. Und nun entsteht die Frage, wie ist es wohl gestorben?«

»Es ist aufs Schwerste missgebildet gewesen. Seine Beine waren zusammengewachsen. Seine Lungen waren schwach.«

»Das behauptet Ihr. Was könnt Ihr mir als Beweis bieten, dass Ihr die Wahrheit sagt? Die arme Martha Schelling kann es ja nicht mehr.«

»Es waren fünf oder sechs Frauen im selben Raum.«

»Frauen«, sagte Voigt mit einer Betonung, dass Trine ihm am liebsten den größten Hering in den verfressenen Schlund gestopft hätte.

»Ihr könnt uns nicht zufällig sagen, wo der Säugling begraben wurde?«, fragte Appolonia.

»Ihr wisst, dass er nicht in geweihter Erde begraben wird, er ist nicht getauft.«

»War keine Zeit für die Nottaufe? Es wäre Eure Aufgabe gewesen.«

»Meine Aufgabe war es, das Leben der Mutter zu retten.«

»Keine Taufe?«

Trine schüttelte den Kopf. Plötzlich fürchtete sie, dass sie alle Blitze auf sich ziehen könnte. Deshalb log sie Appolonia an, den Säugling nicht weiter beachtet zu haben.

»Das wäre aber Eure Aufgabe gewesen«, sagte die Patrizierfrau.

»Bedenkt die Lage. Martha Schelling rang mit dem Tod, es war viel Blut im Spiel. Die Aufregung …«

»Wo also ist das Kind geblieben?«

»Ist das wichtig? Und warum ist es auf einmal ein Kind? Es handelt sich doch um ein Monster.«

Der Ratsherr lachte gemütlich, ihm schien das Verhör Vergnügen zu bereiten.

Appolonia fragte immer weiter, ernst und nachdrücklich. Sie ging in ihrer Pflicht auf, der Ausschuss hätte sich keine eifrigere Vorsitzende wünschen können. Trine antwortete so lange ausweichend, bis die Rückkehr zur Wahrheit verstellt war.

Trine sagte: »Die meisten kenne ich nicht, es waren wohl Verwandte der Schellings.«

»Nennt mir einen Namen.«

»Die Frau des Brauers war da. Wittmer heißt sie wohl.«

»Hedwig Wittmer«, sagte Appolonia. Sie sah aus, als habe Trine mehr als nur einen Namen genannt. Als Appolonia den Raum verließ, bedauerte Trine ihre Offenheit.

Der Ratsherr setzte das Verhör nicht fort, berichtete stattdessen über den Besuch bei einem Kaufmann aus der englischen Stadt Manchester, der in der Stadt weilte. Angeblich hatte das Dienstmädchen seiner Gastgeber nach seinen Anweisungen eine Art Pudding zubereitet, den die Engländer zu Hause gern als Nachtisch aßen.

»Ich kann Euch sagen«, sagte der Ratsherr. »Wenn sie so Handel treiben würden, wie dieser Brei schmeckt, bräuchte uns vor ihrer Konkurrenz nicht bange sein.«

Leises Schaudern durchrieselte seinen mageren Körper. Trine dachte: Er hat ein zweites Arschloch, deshalb bleibt er so dünn.

Appolonia kehrte zurück und nahm das Verhör wieder auf. Trine wollte nicht einfallen, was sie in der Zwischenzeit draußen getrieben haben könnte.

Der Ratsherr nahm das Wort und gab dem Bedauern des Senats Ausdruck, dass das jahrelange, von Störungen freie Verhältnis zu den städtischen Hebammen diese Belastung erfahren hatte. »Heimlich, still und verschwiegen, so hat der Senat Euch geschätzt«, sagte er.

Trine sagte: »Wenn Euch Beschwerden zu Ohren gekommen sind, so nennt sie mir.«

»Ihr begreift immer noch nicht, worum es geht«, sagte Appolonia. »Der faule Apfel im Korb ist Emma Tüschen. Und wir müssen das Gerede beenden.«

»Ein Neuanfang«, sagte Voigt. »Ein Neuanfang muss her. Der wirkt Wunder.«

Es gab in Lübeck neben den städtischen Hebammen andere, die selbstständig arbeiteten und von dem Geld lebten, das ihnen von ihren Kunden gezahlt wurde. Einigen von ihnen ging es gut, andere nagten am Hungertuch. Trine war klar, dass aus diesem Kreis in Windeseile neue fest angestellte Hebammen zu gewinnen waren. Dennoch verspürte sie ein Gefühl der Spannung, als sie fragte: »Wer soll meine Nachfolgerin werden?«

Gleichzeitig sagten Appolonia: »Das ist noch nicht entschieden« und der Ratsherr: »Die Peurin.«

Anschließend blickten sich die beiden verdutzt an. Zum ersten Mal hatte ihre Arbeitsteilung nicht geklappt.

»Das geht nicht«, sagte Trine. »Elsa Peurin kennt sich in Lübeck nicht aus. Den Posten kann nur jemand ausüben, der von hier stammt oder lange hier lebt.«

»Sie ist Hebamme«, sagte Appolonia.

»Aber sie kommt von weit her. Aus einem Dorf.«

»Kommen dort die Kinder auf eine andere Weise zur Welt?«

»Ich glaube, wir sollten ihr reinen Wein einschenken«, sagte Voigt. Und zu Trine geneigt: »Dass sie erst kurze Zeit hier lebt, ist ihr größter Vorteil. Wisst Ihr, was ich damit sagen will?«

Trine war nicht dumm und begriff schnell.

»Ich will damit sagen, dass wir mit vollem Bedacht niemand wählen, der aus Lübeck kommt. Wir wissen nicht, wie die Verbindungen sind. Wer kennt wen? Wer ist wem verpflichtet? Wer ist mit wem in unredliche Geschäfte verwickelt?«

Plötzlich bekam Trine schlecht Luft. »Wollt Ihr damit sagen …?«

»Bewiesen ist nichts«, sagte der Ratsherr lächelnd. »Aber möglich ist viel.«

»Ihr glaubt, ich bin in Verbrechen verwickelt? Und die anderen Hebammen auch?«

»Das lässt sich doch gar nicht vermeiden«, sagte Appolonia. »Lübeck ist ein Dorf. Früher oder später erfährst du hier alles. Zuerst habe ich auch gedacht: was für eine große Stadt! Gibt es noch größere auf der Erde? Ich war dumm damals, eine junge Gans. Hier bleibt nichts geheim. Du musst nur wissen, wen du zu fragen hast.«

»Ihr habt meine Frage nicht beantwortet.«

»Doch, ich denke, das habe ich getan. Es gibt Unruhe in der Stadt. Unruhe ist schädlich. Sie hält die Menschen von der

Arbeit ab. Und wenn die Unruhe zu lange anhält, glauben sie, dass der Senat nicht in der Lage ist, für Ruhe und Ordnung zu sorgen.«

»Ich werde dafür sorgen, dass alle Anschuldigungen ...«

»Spart Euch die Mühe, Trine Deichmann. Euer Name ist mit der alten Ordnung verbunden. Das hat nichts mit schlechtem Willen zu tun. Aber die Menschen nehmen uns nicht ab, dass wir von Grund auf Remedur schaffen wollen, wenn wir Euch auf Eurem Posten belassen würden. Neue Gesichter, neuer Geist. So leid es mir für Euch tut ...«

»Ich weiß, warum Ihr Elsa Peurin einsetzen wollt.«

Beide blickten Trine mitleidig an. Jetzt, wo sie um ihre Position zu kämpfen begonnen hatte, verlor sie in ihren Augen an Ansehen.

»Ihr seid für die Peurin, weil sie schwach ist«, sagte Trine. »Weil sie von außerhalb kommt, das ist tatsächlich ihr Vorteil, aber anders, als ihr es behauptet. Ihr nehmt die Peurin, weil sie besser lenkbar ist. Sie wird dankbar sein, dass Ihr sie mit dem Posten betraut. Und weil sie jung ist und unsicher, wird sie sich bemühen, Euch jeden Wunsch von den Augen abzulesen.«

»Das läuft jetzt aber nicht auf eine Unterstellung hinaus«, sagte Voigt mit mildem Tadel.

»Euch werfe ich nichts vor«, entgegnete Trine. »Der Senat war nie an unserer Arbeit interessiert. Ihm war immer nur daran gelegen, dass wir – wie habt Ihr gesagt – dass wir heimlich, still und leise ...«

»... nicht leise. Verschwiegen. Und ich hoffe sehr, dass Ihr jetzt nicht dazu übergeht, Vorwürfe zu äußern. Wir haben Euch gewähren lassen, so, wie es Eurer Art entspricht. Ihr hattet allen Grund, uns dankbar zu sein. Man sieht, wie Ihr mit dem Vertrauen umgegangen seid ...«

»Aber es ist doch nichts bewiesen!«, rief Trine.

»Emma Tüschen ist eine Schwerverbrecherin. Hebamme und Schwerverbrecherin.«

»Sie wird ihren Posten verlieren. Aber deshalb sind wir doch nicht alle Sünder. In jedem Beruf kommen schwarze Schafe vor.«

»Auch im Senat?«, fragte Voigt amüsiert.

Der Diener erschien und berichtete, dass die Kutsche vorgefahren sei.

15 Minuten später stand man in der Diele des Wittmerschen Hauses. Der Raum besaß Ehrfurcht erzeugende Ausmaße. Alle Bilder hatten mit dem Brauen von Bier, seinem Transport und Konsum zu tun. Hedwig Wittmer wirkte gespannt, aber nicht verängstigt.

»Ich hoffe, Euer Besuch ist wichtig genug, um meine Mittagsruhe zu unterbrechen«, sagte Hedwig munter. Die ernsten Mienen konnten ihr nicht entgangen sein.

Im Salon kam Appolonia sofort zum Thema. Trine fiel auf, mit welch ausgesuchter Freundlichkeit sie die Frau des Brauers ansprach. Aber es war eine falsche Freundlichkeit, sie fletschte die Zähne, anstatt zu lächeln. Sie mochte die Brauersfrau nicht.

Appolonia entschuldigte sich für ihre Unhöflichkeit. Zähnefletschen. Sie sprach von der Geburt am Silvesterabend und gab Hedwig kaum Gelegenheit, ihre Betroffenheit zum Ausdruck zu bringen. Stattdessen fragte sie: »Wo ist der Säugling geblieben? Die Hebamme sagt, Ihr könnt uns weiterhelfen.«

Davon war nicht die Rede gewesen. Trine wollte etwas sagen, Appolonia unterband das. Hedwig Wittmers kluge Augen flogen hin und her, sie nahm die Schwingungen auf.

»Warum so ein Aufstand?«, fragte sie dann. »Ist etwas Unregelmäßiges passiert? Hat es mit dem Flugblatt zu tun?«

Nun war Appolonias Taktik abgeschossen. Während ein Diener Gebäck und Tee brachte, schnappte sie sich missmutig einen Keks und verzehrte ihn mit kleinen Bissen. Danach kam sofort der nächste dran.

»Das Kind war schrecklich krank«, sagte Hedwig Wittmer.

»Das tut nichts zur Sache«, sagte Appolonia kauend.

»Bedient euch«, forderte Hedwig die Gäste auf. Appolonia blieb die Ironie nicht verborgen. Zähnefletschen. Zwischen ihren Zähnen grüßte dunkelbraun der Keksteig.

»Der Säugling«, wiederholte Appolonia. »Habt Ihr gesehen, was mit ihm geschehen ist?«

»Warum fragt Ihr nicht die Hebamme, die dafür doch zuständig ist?«

»Es gibt Zweifel, ob wir ihrer Antwort trauen können.«

Dies war der Moment, in dem Trine begriff. Eine Zeit war vergangen, eine andere Zeit hatte begonnen. Freunde waren keine Freunde mehr. Und Feinde hatten plötzlich ein Gesicht.

Hedwig Wittmer hatte viele Fragen und suchte in den Gesichtern nach Antworten. Bei Trine verweilte sie am längsten, die hielt dem forschenden Blick stand. Hedwig Wittmer war in der Silvesternacht ihre beste Helferin gewesen. Sie hatte die Ärmel hochgekrempelt und nicht darauf geachtet, ob ihr wertvolles Samtkleid in Mitleidenschaft gezogen würde. So etwas erlebte Trine nicht oft und bei wohlhabenden Frauen sonst nie.

»Es ist wohl nötig, dass ich die Wahrheit sage.«

Hedwig Wittmer hatte die Aufmerksamkeit aller Anwesenden.

»Es ist gestorben«, sagte sie. Und als Appolonia unterbrechen wollte, fuhr sie schnell fort: »Das Kind war schon tot, als die Hebamme noch um das Leben der armen Frau kämpfte. Das Blut, das viele Blut ...«

Aus dem Ärmel rutschte ein Tuch, mit dem sie sich die Augen abtupfte.

»Dann kam auch noch Schelling herein. Oder war es vorher ...? Jedenfalls war das Durcheinander vollständig. So viel Unglück in einem Raum. Die arme Mutter, der arme Vater. Aber Ihr kennt das natürlich«, sagte sie zu Appolonia. Diese befürchtete immer, sich bei Geburten an schlechtem Blut Krankheiten zuzuziehen. Ihre eigenen Kinder hatte sie in einem Zustand von drei Vierteln Ohnmacht zur Welt gebracht, hervorgerufen durch den Rauch eines Gebräus, das sie den Hebammen abgeschwatzt hatte, obwohl die Bedenken äußerten und sich erst nach einer diskret zugesteckten materiellen Aufmunterung hatten erweichen lassen.

»Es war eine ungeheure Aufregung«, fuhr die Frau des Brauers fort. »Und mittendrin das missgestaltete Kind. Ich gehörte ja im Grunde nicht dazu. Ich bin ja erst spät dazugestoßen. Ich wusste gar nicht, dass die arme Martha in dieser Nacht ... ausgerechnet in dieser Nacht ... ich wollte mich nützlich machen. Und als ich erkannt habe, dass alles vergebens war, als ich überall um mich herum nur Tränen und Unglück gesehen habe, da wollte ich ... da dachte ich ...«

»Ja doch«, sagte Appolonia gespannt.

»Ich habe ihn genommen und bin mit ihm hinaus.«

»Wen? Was?«, fragte der Ratsherr Voigt blöde.

»Das Monster.«

»Aber wo wolltet Ihr mit dem ... mit ihm hin?«

»Ich weiß auch nicht. Nur raus. Ich wollte, dass sie nicht mehr alle auf das Kind blicken mussten. Es schien mir wie ... wie der Ursprung aller Traurigkeit. Versteht Ihr?«

Widerwillig nickten Appolonia und der Ratsherr, während Trine sich fragte, wo das noch hinführen sollte.

»Ich habe es in eine Decke eingewickelt, keine richtige Decke, nur ein Stück Sacktuch. Ich kam genau zwei Ecken weit. Dann sind sie mir entgegengekommen.«

Eine Spannung lag im Raum, die den Verzehr weiterer Kekse zum Erliegen brachte.

Hedwig Wittmer ließ den Kopf hängen und knetete ihr Tuch. »Sie waren betrunken«, sagte sie leise. »Vier oder fünf. Männer, nein, eine Frau war dabei, ja, eine Frau. Ich habe ihnen ein schönes neues Jahr gewünscht und wollte an ihnen vorbei.

Aber sie haben mich angehalten. ›Ja, was hat sie denn da?‹, hat einer gefragt. Sagte ich schon, dass sie betrunken waren? Alle? Sie rochen stark und schwitzten auch. Sie rissen die Decke von dem Kind. Ich sagte, dass es schlafen würde. Aber es war so klein und sein Gesicht war blutig … Sie glaubten mir nicht. Sie nahmen mir das Kind weg, wickelten es aus der Decke und dann … und dann …«

»Ja?«, fragte der Ratsherr.

»Die Frau hat gekotzt. Geschrien und gekotzt, immer abwechselnd. Sie hat sich an sich selbst verschluckt.«

»In Ordnung«, sagte Appolonia beklommen. »Das müssen wir nicht so genau …«

»Natürlich, entschuldigt meine Offenheit. Aber die anderen, die Männer, die waren nicht entsetzt. Die haben sich amüsiert. Wollten erst gar nicht glauben, dass es sich um ein richtiges Menschenkind handelt, haben immer in die Haut gedrückt, sie dachten wohl, es ist eine Puppe, aus Stoff oder … Einmal haben sie es fallen lassen. Dann haben sie wohl endlich geglaubt, dass es echt ist. Und tot.«

»Und dann?«, fragte Trine und bemühte sich, Hedwig nicht anzublicken.

»Dann haben sie das Kind mitgenommen.«

Hedwig Wittmer schnäuzte sich in das Tuch und nahm einen Schluck Tee. Sie stand auf, kehrte mit einer Flasche und Gläsern zurück. Sie goss ein, Rum, sein Geruch erfüllte den Raum. Appolonia stürzte den Schnaps hinunter.

»Das tut gut«, sagte sie. Und zu Hedwig: »Ich nehme an, Ihr habt niemand von den Betrunkenen erkannt.«

»In der Tat. Sie waren auch warm angezogen, man sah ihre Gesichter kaum. Und sie waren schrecklich betrunken.«

»Das kann ich verstehen«, sagte Appolonia. »In dieser Nacht …«

»Also kann die Leiche überall sein«, sagte der Ratsherr. »Spätestens am nächsten Tag werden sie das Kind irgendwo abgelegt haben. Oder vergraben. Oder einem Nachbarn vor die Tür gelegt …«

Appolonia klatschte in die Hände, wohl um sich aus dem Bann des eben Gehörten zu lösen. »Es war richtig, Euch zu besuchen«, sagte sie. »Wer hätte denn wissen können …?«

»Ihr hättet nicht anders handeln können«, sagte die Frau des Brauers.

»Dann haben wir es so weit«, sagte Appolonia und erhob sich, um von oben herab zu Trine zu sagen: »Ihr werdet die anderen Hebammen in Kenntnis setzen.«

Trine stellte die Frage, die gestellt werden musste: »Ist uns erlaubt, weiter als Hebamme zu arbeiten?«

»Aber selbstverständlich«, sagte Voigt. Er wartete einen Atemzug und sagte: »Außerhalb von Lübeck.«

»Das wird sie in die Armut treiben«, sagte Trine.

»Es steht ihnen frei, wegzuziehen«, sagte Voigt. »Das wird sowieso das Beste sein.«

»Ich bleibe hier«, stellte Trine klar.

27

Sven war verrückt. Lili hatte schon lange das Gefühl gehabt, dass sich hinter seinem ständigen Lachen eine seltsame Welt verbergen müsse. Aber jetzt war sie ganz sicher: Der Däne war verrückt. Wie sonst hätte er auf Lilis schüchtern vorgebrachte Frage erst lachen und gleich darauf nicken können? Jeder normale Mensch hätte Fragen gestellt, eine, zwei, viele. Sven nicht, Sven lachte.

Danach kam der schwierigere Teil. Lili musste Jütte beibringen, warum Sven seit einem Tag spurlos verschwunden war und dass dies in den folgenden Tagen so bleiben würde. Anfangs dachte der Buchhalter, der feige Däne habe das Kind vorgeschickt, weil er sich nicht traute, seine Turtelei mit einer willigen Einheimischen zu gestehen.

Lili sagte: »Was Ihr immer denkt.«

»Immer denke ich das nicht«, entgegnete Jütte und genierte sich mächtig.

Lili erzählte von Pauls mysteriösem Verschwinden in dem Lagerhaus, von seinen Albträumen, von den beiden Zwergen und der schwarzen Mütze, die einem Zwerg passen würde. Zu diesem Zeitpunkt saß Lili längst auf dem hohen Schemel vor dem Pult und schrieb in das Buch, das Jütte vor drei Jahren eigens für sie angelegt hatte. Zwei Monate später war damals Heinrich Schelling auf die gleiche Idee verfallen und hatte es seinem Buchhalter lange nicht verziehen, dass der ihm zuvorgekommen war.

Jütte konnte sich keinen Reim auf die Zwerge machen, wenngleich ihm einleuchtete, dass Paul im Lagerhaus eine unheimliche Begegnung gehabt haben mochte. Aber wer hatte dort etwas zu verstecken? Schmuggler? Ein Lagerhaus war zum Lagern da. Holz war eine gute Tarnung, unter Holzlatten und Baumstämmen konnten Fässer und Truhen mit wertvollem Inhalt lagern. Pausenlos liefen Schiffe in den Hafen ein. Nicht jedes Fass, das von Bord rollte, konnte kontrolliert werden. Wer schmuggelte, war ein Bandit. Jütte wollte nicht, dass Lili sich in Gefahr begab. Aber was sie vorschlug, klang vernünftig. Sven sollte sich in der Nähe des Lagerhauses aufhalten und beobachten, wer es betrat und verließ. Er sollte also gar kein Risiko eingehen. Und damit nicht auffiel, dass derselbe Mann stundenlang vor dem Gebäude herumlungerte, hatte Lili darum gebeten, abwechselnd einen Schreiber aus dem Bureau oder einen Arbeiter aus den Salzspeichern als Beobachter abzustellen. Jeder vier Stunden und dann ein neues Gesicht. Was sollte Jütte dagegen haben? Als er Lilis Vorschlag abnickte, fiel sie ihm um den Hals. Jütte war heftig gerührt. Er wandte sich ab und tat so lange beschäftigt, bis er wieder der alte war.

Wenn Lili sich im Bureau aufhielt, war alles wie früher. Es roch wie früher, sie tat das Gleiche wie früher, Jütte war da, und sie hörte die Stimme ihres Vaters. Er war nie glücklich, wenn die Kinder in seine Welt eindrangen, weil ihn die Besorgnis plagte, sie könnten etwas durcheinanderbringen. Lili begriff das nicht. Sie war groß genug, um im Bureau zu arbeiten, das hatte sie dem Vater selbst vorgeschlagen. Er geriet dann immer ins Stottern und versuchte ihr beizubringen, dass dies eine Arbeit für Männer sei, nur für Männer. Lili bewies ihm dann, wie regelmäßig und deutlich ihre Schrift war. Sie bewies ihm, wie brillant sie darin war, Zahlen im Kopf herumzuwirbeln, bis unterm Strich das richtige Ergebnis stand. Sie hatte ein gutes Gedächtnis, sie sprach sogar einige Brocken schwedisch und hatte versprochen, zwei weitere Sprachen zu lernen. Sie kam mit allen im Bureau gut aus, auch wenn sie die Angestellten im Verdacht hatte, in ihr nur die Tochter des Chefs zu sehen. Lili mochte Salz, sie fasste es gern an, sie roch es gern und liebte die Geschichten, die sich um das Salz rankten. Sie liebte den Hafen, und wenn sie Glück hatte und ein Schiff sah, das mit Gewürzen von der anderen Seite der Erde herangesegelt war, sah sie sich im Geist in diesen fernen Ländern, die sie sich nicht vorstellen konnte, denn so weit reichte die Fantasie eines Kindes aus Lübeck nicht. Du guckst aus dem Fenster und siehst einen Elefanten, der gerade über die Straße geht. Du gehst in den Garten und siehst einen Papageien, der gerade deine Äpfel auffuttert. Du siehst Menschen mit brauner Haut, und sie sind nicht krank, sondern lachen und sprechen Sprachen, von denen du nie auch nur ein Wort gehört hast.

Lili hatte keine Angst vor dem vielen Fremden auf der Welt. Sie wollte alles kennenlernen, sie musste endlich anfangen: zu reisen, zu lernen, zu handeln, zu arbeiten. Erst vor zwei Jahren hatte sie schwimmen gelernt. Sie hatte schon so viele Jahre verschlafen. Und was sagte ihr geliebter Vater? »Du bist ein Mädchen. Du lebst im Haus, in drei Jahren heiratest du. Dann bleibst du erst recht im Haus und wartest darauf, dass dein Mann von der Arbeit nach Hause kommt. Außerdem werdet ihr Kinder haben. Sie brauchen deine Fürsorge. Willst du, dass deine Kinder ohne Liebe aufwachsen?«

»Aber Vater, lieber Vater, ich muss doch erst erwachsen werden. Wie kann ich eine gute Mutter sein, wenn ich nicht weiß, was ich meinen Kindern mit auf den Weg geben kann?«

»Du wirst Hauslehrer haben. Und einen Mann, der klug und erfahren ist …«

»Hättest du Mutter geheiratet, wenn sie nur mit dem Hauslehrer Tee getrunken und sich mit anderen Frauen zum Keksessen getroffen hätte?«

Stürmisch umarmte Lili den Vater, drückte ihn fest und sagte: »Du sollst die klügste Tochter von allen haben. Freust du dich denn gar nicht darüber?«

Die anderen hörten ihr Weinen und drehten sich zur Seite, weil sie Lili nicht in Verlegenheit bringen wollten.

»Es ist gar nichts«, sagte sie, während sie auf das Bild mit den bunten Papageien blickte. Sie zog den Schnodder hoch und sagte noch einmal: »Es ist gar nichts.«

Erst wollte Hedwig Wittmer keinen empfangen. Sie ließ sich verleugnen, aber das Dienstmädchen log schlecht, und Trine Deichmann verstand es, Druck auszuüben.

»Ich habe Euch nichts zu sagen«, lauteten die ersten Worte der Frau des Brauers.

Sie sah unnahbar aus. Aber sie konnte Trine nicht täuschen. Sie konnte auch nicht ihre Hand entziehen, denn als sie den Braten roch, hatte Trine sie bereits ergriffen und hielt sie fest.

»Wir müssen nicht darüber reden«, sagte die Hebamme. »Aber ich muss Euch danken für das, was Ihr vorhin für uns getan habt. Besonders für mich.«

»Ich habe nichts getan«, behauptete Hedwig.

»Es ist in Ordnung«, sagte Trine. Sie wusste, dass sie die offenen Worte nicht gebrauchen durfte. Hedwig hatte für Trine gelogen, vielleicht auch für das Kind.

»Sagt mir wenigstens, warum Ihr so gehandelt habt? Geschah es unseretwegen oder …?«

»… oder was? Wollt Ihr andeuten, dass ich die Frau des Lehrers nicht leiden kann? Weil sie sich ständig aufbläst und in den Vordergrund schiebt? Weil sie ihre Lieblinge protegiert und ihren Mann zum Hampelmann macht? Weil sie mit Jünglingen herumpoussiert und sie, wenn sie genug von ihnen hat, in eine andere Stadt abschiebt? Wollt Ihr das tatsächlich andeuten?«, fragte Hedwig Wittmer.

Trine drückte ihre Lippen gegen den Handrücken der Brauersfrau. Zum ersten Mal geriet die Fassade der anderen ins Wanken. Verdutzt starrte sie abwechselnd Trine und ihre Hand an.

»Ich gehe jetzt«, sagte Trine. »Ich finde den Weg allein.«

Sie wusste, dass das letzte Wort noch nicht gesagt war, aber es dauerte dann doch bis zu der Sekunde, in der sie ihre Hand auf den Drücker der Haustür legte. »Ihr haltet mich auf dem Laufenden?«, sagte Hedwig Wittmer, etwas außer Atem, weil sie der Besucherin durchs halbe Haus nachgelaufen war.

28

Das weisse Wesen zog den Kopf ein. Erbarmungslos prasselten die Schläge nieder, sodass es beide Arme um den Kopf schlang.

»Es sieht nicht gut aus«, sagte der Mann hinter der Aussparung in der Mauer.

»Es gibt nicht gut und schlecht«, sagte der zweite Mann. »Ihr hattet viel Zeit, um das zu lernen.«

Der Erste wollte etwas erwidern, verkniff es sich jedoch.

»Ihr seid barmherzig«, sagte der Zweite, der das Zögern des anderen mitbekommen hatte. Der nickte, dankbar, weil er sich verstanden fühlte und erstarrte, als der Zweite sagte: »Ihr seid nicht geeignet für unser großes Unternehmen.«

»Wie könnt Ihr das sagen? Ihr wisst so gut wie ich, dass ich jederzeit …«

»Ihr seid nicht geeignet. Immer wenn es hart auf hart geht, kommen Euch die Tränen.«

»Aber bewegt es Euch denn nicht, wenn Ihr seht, wie ein Kind geschlagen wird? Geschlagen und getreten? Und manchmal gebissen?«

»Mein einziges Interesse ist die Neugier auf den Fortgang des Unternehmens. Da schadet Mitleid nur. Und wo seht Ihr ein Kind? Es gibt eine Regel, ich kann mich nicht erinnern, von Euch Widerworte gehört zu haben, als wir uns seinerzeit auf die Regeln verständigten.«

»Ich kenne sie. Ihr müsst sie nicht sagen.«

»Einen mehr von Eurer Statur, und wir könnten unser Experiment beenden.«

»Ich kann gehen, wenn Ihr darunter leidet, mich sehen zu müssen.«

»Hören! Ich leide unter dem, was ich von Euch hören muss. Kinder! Barmherzigkeit! Ihr wärt an einer Schule besser aufgehoben.«

»Als Nächstes werdet Ihr mir vorschlagen, die Stadt zu wechseln. Und Ihr kennt jemand, der wie kein Zweiter geeignet ist, Ortswechsel in die Wirklichkeit umzusetzen.«

Der Dritte stand schon einige Zeit hinter ihnen, im Gesicht erst Neugier, dann zunehmend Widerwillen. Als Emanuel Distelkamp sich ins Gespräch einschaltete, veränderte sich das Verhalten der beiden anderen. Aber erst gönnte sich der Theologe einen Blick nach nebenan, wo das schmerzerfüllte Schreien in Wimmern übergegangen war.

»Es ist also auch eine Frage der Kraft«, sagte er versonnen und sah zu, wie die kleine schwarze Gestalt an den Haaren seines Opfers zog. »Es gibt also auch eine physische Seite. Wir setzen Keime in die kleinen Seelen, aber wenn sie Wurzeln geschlagen haben, äußert sich der Trieb nicht nur in Facetten des Charakters. Es gibt auch Muskeln und Sehnen, und die wollen beschäftigt sein.«

»Können wir ihnen nicht wenigstens die Haare abschneiden?«, fragte der Mann mit den Bedenken.

»Zweifellos können wir das«, sagte Distelkamp. »Aber dann werden sie einen anderen Weg finden, sich zu äußern. Der Körper will sprechen. Sollen wir ihm das verbieten? Dann müssten wir sie fesseln. Ich möchte hören, was Ihr dann sagt.«

»Er jammert«, sagte der andere voller Verachtung.

»Er wird sich fangen«, behauptete Distelkamp. »Einen krisenhaften Zustand erleben wir alle einmal. Ich erinnere mich an Phasen des Zweifels. War ich das wirklich? Ist mir das widerfahren? Zweimal ja. Aber bin ich unter die Zweifel geraten wie der Spaziergänger unter die Hufe der durchgehenden Pferde? Zweifel ist wie eine Krankheit.«

»Er rührt sich nicht mehr!«, rief der mit den Bedenken. Bevor ihn jemand daran hätte hindern können, rief er durch das Beobachtungsfenster: »Fass ihn nicht an, du Teufel! Du sollst ihn loslassen, hörst du? Lass ihn sofort los.«

Zu zweit zerrten sie ihn zurück, aber er war außer sich, riss sich mit einer Gewalt los, dass Distelkamp strauchelte. Er stürzte aus dem Raum, von nebenan ertönten Geräusche einer Rangelei. Der Mann mit den Bedenken kämpfte wohl mit dem Bewacher der Tür.

»Was denkt Ihr?«, fragte Distelkamp, als er einen Blick nach nebenan geworfen hatte.

»Jedenfalls rührt er sich nicht mehr«, sagte der andere.

»Was zweierlei bedeuten kann, sogar dreierlei. Er ist ohne Bewusstsein. Er stellt sich tot. Oder ... oder er ist tot.«

»Was es auch ist, es dient dem Fortgang des Unternehmens«, sagte der andere.

»Das höre ich gern. Ihr besitzt den rechten Geist für so eine Passion. Lasst uns nachschauen.«

Aber der mit den Bedenken war schneller. Als sie den Raum betraten, den sie beobachtet hatten, kniete er am Boden und tätschelte die Wangen der reglosen weißen Gestalt.

»Sag doch etwas«, murmelte er, »öffne die Augen.«

Distelkamp stieß den Knienden zur Seite und hob den Arm der weißen Gestalt, um ihn gleich wieder loszulassen. Ungebremst schlug der zarte Arm auf den Steinboden. Der mit den Bedenken stöhnte, Distelkamp sagte: »Schickt nach einem Arzt. Warum ist kein Arzt in der Nähe? War nicht abgemacht, dass ...?«

»Warum sollten wir riskieren, dass der Medicus sich langweilt? Es ist doch bisher nie etwas vorgefallen.«

»Nie etwas vorgefallen?« heulte der mit den Bedenken auf. »Haben sie sich nicht ständig geschlagen? Ist der Teufel nicht immer wieder auf ihn losgegangen?«

Hasserfüllt starrte er die kleine schwarze Gestalt an. Sie hockte an der Wand und hielt den Kopf gesenkt.

»Gequält hat er ihn«, fuhr der Mann fort. »Immer wieder

ist er ihm in das Gesicht gegangen, mit seinen Nägeln. Ich habe schon lange befürchtet, dass es ein Unglück geben wird.«

»Unsinn«, sagte Distelkamp. »Wie kann es ein Unglück sein, wenn alles, was sich zwischen Engel und Teufel ereignet, uns Aufschluss gibt über Gut und Böse, wie sich das eine manifestiert und wie das andere. Und vor allem: was sich durchsetzt, was stark ist und was schwach.«

Ein Arzt kam schnell, aber in der Tür erstarrte er und blieb, wo er war.

»Die Augendiagnose«, sagte Distelkamp spöttisch. »Heilen aus fünf Metern.«

»Ihr seid ein Unhold«, sagte Ebel mit tonloser Stimme.

»Ich will, dass Ihr Euch den Engel anseht. Hätten wir Euch sonst gerufen? Zumal ja angeblich niemand weiß, wo Ihr Euch versteckt habt nach Eurer Schmach. Gut, dass wir immer einen Weg finden.«

Sie brachten den Engel nach nebenan, wo ein Tisch stand, an dem die Wachen zu sitzen pflegten. Mit kundigen Griffen fand Ebel die Diagnose: Der Schädel des Engels wies Frakturen auf. An mehr als einer Stelle fasste er sich weich an. Er fühlte eine Vertiefung, wie sie entsteht, wenn viele Tritte gegen den Kopf ausgeführt werden.

»Das ist eine schwere Verletzung«, sagte Ebel. »Warum hat sie sich nicht verhindern lassen?«

Distelkamp verzichtete auf eine Entgegnung. Zwei Schwächlinge innerhalb einer Stunde vertrug er nicht.

Stattdessen fragte er: »Wann wird er wieder gesund sein?«

Ebel lachte, er lachte ihn aus. Distelkamp versteinerte. Das tat man mit ihm nicht ungestraft, auch nicht ein Arzt, dem gewisse Verdienste zugestanden werden mussten.

»Dieses Kind ist schwer krank«, sagte Ebel. »Jemand hat versucht, es zu töten. Bei kleinen Kindern sind die Knochen weicher als bei uns, und unter den Knochen sitzt das Gehirn. Er atmet schwach und flach.«

»Redet deutlich.«

»Dieses Kind wird sterben.«

Jemand stieß ein Geräusch aus, es klang wie Schmerz.

»Wie lange brauchen wir, um Ersatz zu kriegen?«, fragte Distelkamp denjenigen, der die besten Verbindungen zum Waisenhaus besaß.

»Ich kann nicht glauben, was ich eben gehört habe«, sagte der mit den Bedenken.

Distelkamp trat einige Schritte zurück, aber so, dass es nicht wie Flucht wirken konnte. Dann sagte er: »Wir legen ihn in sein Reich zurück.«

»Das verbiete ich«, sagte Ebel. »Das Kind ist krank. Es braucht ständige Aufsicht. Liebevolle Aufsicht, wenn Ihr wisst, was das ist.«

»Ich verstehe Eure Erregung«, sagte Distelkamp. »Aber ich werde tun, was im Sinne unseres Unternehmens getan werden muss. Dieser Zwischenfall ist nichts weiter als das Ergebnis eines Kampfs zwischen dem Engel und unserem schwarzen Liebling.«

Er ging zu der schwarzen Gestalt, kniete sich vor sie, hob ihren Kopf an. Dann sprach er sie an: »Du solltest ein Teufel werden und bist einer geworden. Wer könnte dir einen Vorwurf machen?«

Dann war der mit den Bedenken neben ihm und griff den Teufel an. Zu dritt wehrten sie den Rasenden ab, aber es gelang ihm, einige Tritte auszuteilen, von denen einer den Teufel traf.

Während zwei Wachen den Angreifer festhielten, trat Distelkamp vor ihn. Die beiden Schläge ins Gesicht des Wehrlosen schleuderten dessen Kopf nach links und rechts.

»Ihr gehört nicht mehr zu uns«, sagte Distelkamp mit unheimlicher Ruhe. »Begleitet ihn nach Hause und passt auf, dass er unterwegs keinen Schaden anrichtet.« Und zu dem Mann sagte er: »Es gibt eine Abmachung. Ich hoffe sehr, dass Ihr Euch noch an sie erinnert.«

»Und wenn nicht?«, kam es patzig.

»Dann tragt Ihr die Verantwortung für alles, was dann passiert. Das Erste, was passieren wird, ist der Auftritt von 10 angesehenen Bürgern Lübecks. Sie werden beschwören, dass Ihr den Verstand verloren habt. Wir werden dafür sorgen, dass Ihr für verrückt erklärt werdet. Man wird Euch ins Irrenhaus werfen – es sei denn, es gelingt Euch, in der Nacht zuvor aus der Stadt zu fliehen und nie wieder zurückzukehren. Habt Ihr mich verstanden?«

Der Mann, den sie immer noch festhielten, blickte finster.

Distelkamp sagte: »Wir gehen kein Risiko ein. Es gibt große Unternehmen und kleine Versager. Bringt ihn weg, ich will ihn nicht mehr sehen.«

Als die Wachen mit ihrem Opfer aus dem Raum gepoltert waren, sagte Ebel: »Ihr habt gerade einen der größten Kaufleute Lübecks bedroht.«

»Habe ich das?«, entgegnete Distelkamp gelangweilt. »Hat Lübeck nicht tausende von Kaufleuten?«

»Ihr übertreibt. Außerdem ist er nicht der Erste, der sich kritisch über das Unternehmen geäußert hat.«

»Unser Unternehmen«, sagte der Theologe. »Auch wenn es Euch schwer fällt, es bleibt unser Unternehmen. Auf dem Dokument, das wir unterzeichnet haben, findet sich auch Euer werter Name. Ihr erinnert Euch?«

»Wie könnte ich das vergessen?«, knurrte Ebel. »Daran hätte ich erkennen müssen, dass ich alt werde.« Und während die anderen gehässig lachten, sagte er: »Schelling war der Erste, der uns gewarnt hat.«

Plötzlich war es, als habe sich die Temperatur im Raum um 10 Grad abgekühlt.

29

Die Erkenntnis kam im Lauf des folgenden Tages. In den ersten Stunden nach dem Gespräch mit Appolonia Wendt lenkte sich Trine Deichmann mit Beschäftigungen ab. Sie empfing Katharina, die Hebammen-Schülerin, um mit ihr zu besprechen, welche Schwangeren sie in den kommenden Tagen aufsuchen sollte. Joseph teilte ihr mit, dass am Sonntag Besuch erwartet werde. Trine backte zwei Kuchen, damit sie ihren Sohn und dessen Familie bewirten konnten. Danach reinigte sie ihre Wohnung, als Joseph darüber eine spöttische Bemerkung machte, reinigte sie sie zum zweiten Mal. Als ihre Unruhe immer noch nicht nachließ, begann sie, Schnee zu schippen. Da die Nachbarn grippekrank im Bett lagen, befreite sie auch deren Grundstück vom Schnee.

So endete der Tag und ging in einen nicht enden wollenden Abend und eine endlose Nacht über. Trine Deichmann wanderte durch die Räume. Zum Schluss ging sie in die Gaststätte hinunter und begann, abzuwaschen. Joseph kam hinzu und wollte ihr das untersagen. Aber es blieb ihm nichts anderes übrig, als seiner Frau zur Hand zu gehen.

Um fünf Uhr erzählte sie ihm, was passiert war. Joseph war empört und wollte augenblicklich zum Bürgermeister. Trine sagte: »Vergiss die Ratsherren. Warum sollten sie sich für uns einsetzen? Es gibt ja neue Hebammen, gehorsame und stille.«

»Sie werden das nicht tun«, behauptete Joseph. »In dieser Stadt ist dir jede Hebamme verpflichtet. Sie wissen, was sich gehört.«

»Elsa Peurin ist mir nicht verpflichtet. Ich habe sie abgelehnt, es ist noch nicht lange her.«

Die Aussicht, dass eine Frau erste Hebamme werden könnte, die seiner Trine nicht wohl gesonnen war, brachte ihn noch mehr auf. »Das ist eine Intrige!«, fauchte er und kündigte an, jeden einflussreichen Gast über den Skandal zu unterrichten.

Trine war froh, dass sie, obwohl sie die aufsteigende Panik spürte, jetzt einen Grund hatte, ruhig und beherrscht zu bleiben. Joseph war ihr Patient, sie musste ihn behandeln. Immerhin sah er so klar, dass er die Gefahr erkannte, in der Emma Tüschen schwebte. »Wir müssen sie in Sicherheit bringen«, forderte er und brachte es fertig, dass beide vor Sonnenaufgang das Haus verließen, um nach Emma zu sehen.

Deren Haus war dunkel und verlassen, keine Spur von den Kindern. Die Nachbarin, bekannt mit Trine durch zwei Geburten, lud in ihre geheizte Küche ein und berichtete, dass die Kinder am Vortag abgeholt worden waren, offenbar von Verwandten. Danach hätten einige Männer das Haus durchsucht. Sie beschrieb die Männer bis ins Detail, sodass Trine dachte: Dich möchte ich nicht als Nachbarin haben. Jedenfalls war Rüster dabei gewesen, Doctor Gustav Rüster, der erklärte Gegner der Hebammen.

Um neun stand Trine vor der Tür von Elsa Peurin. Ihren Joseph hatte sie nach Hause geschickt. Sie fürchtete, dass Elsas Mann anwesend sein könnte. Er war so stark wie Joseph. Eine Prügelei würde Trines Ansehen in der Stadt nicht förderlich sein. Und Joseph würde sich prügeln, der Mann vibrierte vor Wut und brauchte ein Ventil.

Elsa Peurin erschrak, als sie Trine erblickte und sagte: »Ich muss aus dem Haus.«

»Eine Geburt?«

»Was? Ja, ja, eine Geburt.«

»Du lügst.«

»Das ist nicht wahr. Ich lüge nicht. Ich …«

»Was haben sie dir versprochen?«

»Ich verstehe nicht.«

»Du verstehst mich sehr gut. Was haben sie dir geboten, damit du ihr Spiel mitspielst?«

»Hier wird kein Spiel gespielt. Sie haben mich gefragt, weil ich eine gute Hebamme bin.«

»Du bist viel zu jung. Niemand kennt dich, niemand hat Vertrauen zu dir. Es sind nicht deine Fähigkeiten als Hebamme, die dich befördert haben.«

Elsa antwortete nicht. Was hätte sie auch sagen sollen? Sie wollte nicht verraten, wieviel Geld sie künftig bekommen sollte. Sie schwieg auch über die Frauen, die künftig in städtischem Sold stehen würden.

Trine lachte höhnisch. »Ihr werdet nur auf dem Papier die erste Hebamme sein. In Wirklichkeit seid Ihr eine Marionette. Und Ihr müsst mich auch nicht hereinbitten, wie es jede Hebamme tun würde, die Respekt vor ihresgleichen hat. Ich gehe, aber ich sage Euch voraus, dass Ihr es nicht leicht haben werdet. Adieu, Kollegin.«

»Und dann hat sie mich bedroht! Sie ist vor mich hingetreten, ich konnte ihren Atem spüren …«

»… auch riechen?«

»Wieso riechen? Spüren, so dicht hat sie vor mir gestanden.«

Melchior Voigt hasste es, wenn man ihn beim Essen störte. Noch mehr hasste er es, wenn er nicht begriff, worum es ging. Aber diese Hebamme war ja außer Rand und Band. Stand kerngesund vor ihm in der Gaststätte und tat so, als habe ihr ein Drache vor einer Stunde Arme und Beine abgerissen.

»Ihr müsst etwas unternehmen«, sagte Elsa Peurin. »Sofort. Ich fühle mich nicht mehr sicher.«

Sie zogen sie auf einen Stuhl, bevor sich noch mehr Köpfe neugierig herumdrehen konnten. Doctor Rüster forderte die

Peurin auf, tief durchzuatmen, sie funkelte ihn an, als habe er ihr einen unzüchtigen Antrag gemacht und führte weiter Klage über Trine Deichmann, von der sie Besuch erhalten hatte.

»Wenn ich Euch richtig verstanden habe, hat sie sich aufgeregt. Dafür muss man, denke ich, Verständnis aufbringen. Wo ist denn nun die Bedrohung?«, fragte der Ratsherr.

»Habt Ihr mir denn nicht zugehört? Sie hat gesagt, sie wird mich zerstören. Ich soll nicht glauben, dass ich in Ruhe arbeiten könne. Sie wird dafür sorgen, dass nichts mehr geht ...«

»Ach ja?«, fragte Rüster interessiert. »Das wäre ja ganz unerwartet eine Freundlichkeit von dieser Seite. Wenn Eure Fraktion nicht mehr die Kinder auf die Welt bringt, bin ich natürlich sofort zur Stelle und übernehme selbstlos die Aufgabe.«

»Ja, nein«, murmelte die Peurin, der nun nach den Gedanken auch noch die Worte durcheinander purzelten.

»Weibergezänk«, sagte ein anderer Ratsherr kauend.

So sah das auch Rüster. Dennoch konnte er die Gelegenheit nicht verstreichen lassen, der Peurin zu beweisen, wo in der Stadt künftig die medizinische Kompetenz ihre Heimstatt haben würde.

»Es ist richtig, dass Ihr gleich zu uns gekommen seid«, sagte er. »Ihr zeigt damit, dass Ihr gewillt seid, eine gedeihliche Zusammenarbeit zu etablieren.«

Elsa Peurin starrte den Medicus an und dachte: Was redet der Kerl da für ein Zeug zusammen?

»Sobald Ihr ins Amt eingeführt seid, setzen wir uns zusammen, wie wir es besprochen haben«, fuhr Rüster fort. »Hier liegt der seltene Fall vor, dass beide Seiten profitieren. Ihr lasst uns Eurer Fingerfertigkeit teilhaftig werden. Wir bringen unser medizinisches Wissen ein. Alles zum Wohle der Mütter und Kinder. Was kann sich Lübeck Schöneres wünschen?«

»In Ruhe essen«, sagte Voigt. »Das wäre noch schöner.«

Mit huldvoller Geste gab er Elsa Peurin zu verstehen, dass sie sich als entlassen betrachten könne.

»Was meint Ihr?«, fragte der andere Ratsherr, nachdem sie gegangen war, »hätten wir sie zum Essen einladen sollen?«

»Das fehlte noch«, sagte Voigt entsetzt. »Vor einer Stunde hatte sie ihre Hände noch wer weiß wo. Und jetzt sitzt so jemand neben mir. Nein, danke.«

30

Joseph Deichmann war eine leidenschaftliche Natur. Was er anfasste, tat er ganz. So hatte er es gehalten, als er in Uelzen die Apotheke geführt hatte. So führte er die Gaststätte in Lübeck. Wenn Joseph liebte, dann richtig. Wenn er hasste, dann richtig. Das Mittelmaß verabscheute er, weil aus ihm nichts Rechtes erwachsen konnte. Aber noch viel mehr Gefühl brachte er auf, wenn es sich um seine geliebte Trine handelte. Er hatte sie kennengelernt, als er die 30 überschritten hatte. Alles war rasend schnell gegangen. Die beiden Kinder waren in kurzem Abstand zur Welt gekommen und dann keins mehr. An Joseph lag das am allerwenigsten. Er war seiner Trine verfallen und das nicht nur, weil sie ihm nach dem Skandal in Uelzen noch eine Chance gegeben hatte. Joseph hatte stets gut mit Hebammen gekonnt, in der Apotheke hatten sie zu seinen besten Kundinnen gehört, vor allem deshalb, weil er ihnen Elixiere zu besorgen gewusst hatte, die in anderen Apotheken nicht erhältlich waren.

Joseph hatte ein großes Herz, er hatte darunter gelitten, dass nur die Adligen und die wohlhabenden Bürger in der Lage waren, sich ordentliche medizinische Versorgung zu beschaffen. Die meisten Menschen vertrauten wohl oder übel auf den Erfahrungsschatz der alten Weiber und Schäfer, der Henker und Abdecker. Sie kannten Kräuter und Salben und wie man sie anwandte. Sie benutzten Segen und Gebete, sie riefen die Geister an, und wenn es ohne den Teufel nicht ging, dann ging es eben mit dem Teufel. Joseph hatte darüber nicht zu richten, und wer ihm Wünsche ins Ohr flüsterte, die man nur Personen seines Vertrauens nannte, dem besorgte er das Gewünschte, denn er kannte alle Quellen, auch die, die man besser nicht kannte, wenn man in Ruhe vor den Hütern der Ordnung leben wollte.

Dieser Wunsch hatte sich bei Joseph stets in engen Grenzen gehalten. Obrigkeit war in seinen Augen das Angemaßte, das Geld, altes und neues. Obrigkeit, das waren die Pfaffen und jeder, der so einflussreich war, dass er seinen Willen anderen aufzwingen konnte – mit Gewalt und mit Gewöhnung.

Die Lübecker Obrigkeit hatte Joseph Deichmann schätzen gelernt. In seinem zweiten Leben war er es klüger angegangen. Er hatte die Nähe der Wohlhabenden und Einflussreichen gesucht. Wer die Tür von Deichmanns Reich betrat, befand sich in erwartungsvoller Stimmung. Er wollte gut essen und trinken, sich unterhalten und mit seinesgleichen zusammen sein. Er schätzte einen Wirt, der dafür die Bühne schuf, der kein Arschkriecher war, kein Trinker und kein Betrüger. Er schätzte einen Wirt, der verschwiegen war, denn es blieb nicht aus, dass zu vorgerückter Stunde manche private, politische und geschäftliche Indiskretion im Raum stand. Joseph Deichmann sorgte dafür, dass sie die Gaststube nicht verließ.

So wohltuend die Vornehmheit seiner Gäste war, so anstandslos sie die Zeche zahlten und dem Wirt manche Bezeugung ihrer Sympathie zukommen ließen – die Grenze war erreicht, wo die Interessen von Trine berührt waren. Seit seinem ersten Monat in Lübeck war Joseph nicht verborgen geblieben, wie zwiespältig das Verhältnis der Bewohner zu Hebammen war. Respekt und Vertrauen auf der einen Seite – üble Nachrede auf der anderen und die Unterstellung, dass Hebammen Zaubermittel einsetzten und verbotene Techniken anwandten, Abtreibung natürlich, aber auch Weitergabe von Kenntnissen, die das Intimste am Menschen berührten. Themen, über die nüchtern niemand redete und mit trunkenem Kopf nur in Form von Zoten, weil es keine Worte für das Intime gab, aus dem die Kinder entsprangen. Seitdem die Stadt sich dem Protestantismus verschrieben hatte, war die gemütliche Schweinigelei sinnlicher Katholiken nicht mehr geduldet. Mochte die Lehre auch den Körper nicht lieben, die Gläubigen taten es um so mehr, denn jeder von ihnen hatte einen Körper und kannte Wege, ihm Gefühle abzuringen, die im Schöpfungsplan vorgesehen sein mussten, denn es war undenkbar, dass so schöne Dinge ohne Kenntnis und Duldung des Schöpfers entstanden sein sollten.

Seit 14 Jahren lebte Joseph als Ehemann einer Hebamme in der Stadt. Manch einem war erst angesichts eines gebrochenen Arms oder einer zerborstenen Nase bewusst geworden, dass er die Frau des Wirts beleidigt hatte. Die guten Gäste sahen es nicht ungern, wenn der Wirt sich prügelte – solange es den Richtigen traf und mit Zurückhaltung geschah. Joseph pflegte die Kandidaten hinter dem Haus aufzumischen, von wo es nur wenige Schritte zur Latrine und zum Komposthaufen waren, wo er sie nach dem Ende der Rauferei abzuladen pflegte.

Heute war der Tag, an dem Joseph zum ersten Mal bedauerte, dass man keinen Ratsherrn kopfüber in die Latrine stecken konnte. Joseph war erbost, aber er war nicht dumm. Würde er sich dazu hinreißen lassen, Melchior Voigt aus dem Wams zu hauen, bestand die Gefahr, dass die anderen Ratsherren sich mit dem Opfer solidarisieren und Josephs Gaststätte künftig meiden würden. Er wäre das Wagnis eingegangen, aber Trine, die seine Gedanken lesen konnte, hatte ihm verboten, auch nur daran zu denken, der Gerechtigkeit mit Gewalt zu ihrem Recht zu verhelfen. Jetzt stand er da mit seiner Wut und wusste nicht, was tun.

31

Sven war ein Mensch, für den auf der Welt die Sonne schien, mochte es auch frostkalt sein und seine Schuhe löchrig. Doch vier Stunden zwischen Lagerhaus und Hafenbecken waren selbst für eine Frohnatur wie Sven eine schwere Prüfung. Hier passierte nichts. Möwen schaukelten Richtung Stadt, mit einem Karren wurde Holz abtransportiert. Sonst nichts. Kein Schiff legte an, kein Bekannter ließ sich sehen, mit dem ein paar Worte gewechselt werden konnten. Einmal gingen zwei Männer vorbei, die Sven vom Sehen kannte, Kaufleute wohl, denn sie trugen teures Tuch, und ihre Schuhe waren aus Leder. Dafür hatte Sven mit seinen kalten Füßen ein Auge. Er dachte über die beiden nicht länger nach. Kaufleute im Hafen waren so außergewöhnlich wie Brot im Bäckerladen.

Die Ablösung fror ebenfalls vier Stunden und deren Ablösung nicht minder. Am nächsten Tag war das Schellingsche Bureau von Niesen erfüllt. »Ich gehe selbst«, sagte Jütte und übernahm die nächste Schicht. Er fror nicht, er langweilte sich nicht, hier war es nicht anders als in seinem Haus, wo niemand auf ihn wartete und niemand mit ihm sprach. Jütte umrundete das Lagerhaus. Er hatte sich kundig gemacht, der Besitzer John Bay war ein in Lübeck der Liebe wegen gestrandeter Engländer, der es mit der Liebe dann aber übertrieben hatte und seine erste Frau nach Hamburg und die zweite in eine schwere Krankheit der Verdauungsorgane getrieben hatte, bevor er in der dritten Frau seinen Meister gefunden hatte. Seitdem war Bay handzahm, zeugte ein Kind nach dem anderen und begleitete seine Gattin zu musikalischen Darbietungen in den Kirchen. Jütte war dem Ehepaar dort einmal begegnet.

Angeblich hatte sich Bay in den letzten Jahren eine stattliche Bibliothek zugelegt, in der er Gäste empfing, um mit ihnen über medizinische und philosophische Themen zu spintisieren.

Ein Schiff lief ein, Hering aus Schweden oder Dänemark. Tausendmal hatte Jütte zugesehen, wie Schiffe entladen oder beladen wurden, es wurde ihm nicht langweilig. Ohne Schiffe wäre Lübeck ein Dorf gewesen und Jütte ohne Arbeit.

Als er sich umdrehte, sah er die Gestalt, wie sie sich eilig entfernte und im Lagerhaus verschwand. Jütte dachte: Den kennst du. Aber er kam nicht gleich drauf. Das ärgerte ihn, denn auf sein Gedächtnis konnte er sich verlassen. Er schloss sogar die Augen, um sich in seinen Gedanken nicht ablenken zu lassen. Er kannte diesen Mann. Er musste etwas mit Salz zu tun haben, ein Kaufmann wohl. Oder jemand, der häufiger zu Schelling kam.

Es war dann ein Zufall, der Jütte aufs Pferd half. Zwei Arbeiter tauchten auf, sie hatten wohl Feierabend. Beide bissen im Gehen von einem Brot ab. Als Möwen Witterung aufnahmen, warf der eine den Vögeln einige Brocken zu, und der andere versuchte, eine Möwe zu packen. Er schaffte es nicht, aber sie lachten, Brotbrocken flogen durch die Luft, Jütte sah ihnen nach, das Brot vor dem grauen Himmel ... Holst, der Bäcker, dessen Sohn die Zuckerbäckerei erlernen wollte, was ihm der Vater untersagt hatte, weil die Apotheker das Monopol auf den Verkauf von Zucker und Konfekt besaßen und er, der Vater, Ärger mit den Halsabschneidern fürchtete. Holst, der Schelling belieferte, ein Lehrling brachte Brot und auch Torten, wenn es bei Schellings etwas zu feiern gab. Holst, der Bäcker, bei dem Jütte seit Jahren sein Salz-Deputat gegen Zuckerstücke eintauschte. Plötzlich wusste Jütte, dass der Bäcker so eilig umgedreht war, weil er ihn entdeckt hatte. Jütte stand schon vor der Tür ins Lagerhaus, als er zögerte. Lili und Sven hatten den verschwundenen Paul da drinnen gesucht, lange und erfolglos. Warum sollte es Jütte anders ergehen? Die Zwerge fielen ihm ein und die schwarze Mütze. Jütte war ein nüchterner Mann in jeder Hinsicht, aber der Gedanke, dass es Zwerge geben könnte, bereitete ihm kein Unbehagen.

Zügigen Schritts ließ er das Lagerhaus hinter sich und verschwand Richtung Stadt. Zwei Möwen balgten sich um die letzten Brotreste.

»Wusel, ich bin wieder da, dein Hermännchen.«

Frohgemut betrat Bäckermeister Holst die Küche und erstarrte. Jütte erhob sich. Während die Frau des Bäckers etwas sagte, was niemand interessierte, lächelte Jütte, und Holst wusste, dass dieser Abend keiner seiner Lieblingsabende werden würde.

Er wand sich eine halbe Stunde lang. Er wusste, dass Jütte neben der gemeinsamen Schulzeit und der gemeinsamen Verehrung von Johanna, der properen Wäscherin, noch einen Pfeil im Köcher hatte. Es war eine Jugendsünde, auch wenn sie in reifem Mannesalter begangen worden war. Streng genommen handelte es sich um Beschädigung fremden Eigentums. Holst hatte gegen einen Gegenstand gepisst, der zu heilig für diesen profanen Zweck war. Er war betrunken gewesen, alle anderen auch, Jütte kaum, aber Jütte konnte schweigen, und so hatte niemand erfahren, wer den Heiland an der Trave entweiht hatte, der dort den Schiffen guten Weg und sicheres Geleit geben sollte. Holst hatte Angst vor seiner Frau, vor seinen Kindern, vor den Kollegen, dem Pastor natürlich, aber es kamen noch 20 Leute dazu, vor denen er Angst hatte. Und so sagte er kläglich: »Das tust du nicht, Jütte. Dazu bist du zu fein.«

»Ich tu das auch nicht, Holst. Ich lass das tun.«

»Wenn du ein Wort weitererzählst, bin ich ein toter Mann«, sagte der Bäcker.

Da er Angst hatte, dass seine Frau lauschen könnte, ging er mit Jütte in die Backstube. Da lauschte seine Frau seit Langem ebenfalls, aber da hielt Holst es für unmöglich.

Nikolaus Holl lebte nicht mehr. Mit ihm war ein verlässlicher Freund aller Menschen dahingegangen, ein guter Redner, guter Christ und guter Arbeiter. Nikolaus Holl hatte das Zeug zu Größerem gehabt, aber die Umstände waren ihm nicht geneigt gewesen.

Er nahm noch einen Schluck und stieß auf. Er musste sich vorsehen, Erschütterungen waren Gift für seinen Körper. Viele Liter Schlehenwein hatten für Durchfall gesorgt, der in den letzten Stunden unkontrolliert abging. Es roch nicht gut in der Küche, die er nur noch verließ, um sich zu erleichtern und manchmal auch dafür nicht mehr. Hin- und herspazierend deklamierte er die Rede des Pastors, die der bei der Beisetzung des Nikolaus Holl halten würde. Seine Zunge war belegt, auf seinen Zähnen saß ein pelziger Belag, obwohl er mit Wein gurgelte. Er hatte lange nichts mehr gegessen. An den Wänden saßen Punkte, die sich bisweilen bewegten. Er konnte sie kaum erkennen, denn es war dunkel, seitdem er die Fenster verbarrikadiert hatte. Einen Punkt pflückte er ab und leckte an ihm. Er schmeckte nach nichts. Er ließ die Spinne fallen, wozu essen? Essen war gestern, heute war der Tod. Niemand sah nach ihm, niemand vermisste ihn. Das war schlecht. Aber niemand kam, um ihn zu holen. Das war gut. Manchmal gab es Geräusche, die er nicht kannte. Etwas arbeitete sich zu ihm vor, aber es ließ sich Zeit. Er würde nicht weglaufen. Wohin auch? Gestern war die Küche fünf Schritte breit gewesen, heute nur noch vier. Die Wände rückten aufeinander zu. Er lehnte sich mit dem Rücken gegen eine Wand und ruckte. Sie war stabil. Aber sie bewegte sich. Er legte beide Hände auf die Wand, sie pulsierte. Sie hatte ein Herz, und das Herz schlug. Holl hielt sich nicht mehr in einem Haus auf, er lebte in einem Körper, und jeder Körper braucht Nahrung, um zu überleben. Wann würde das Haus Hunger verspüren, und welche Nahrung würde es bevorzugen? Wölfe ernährten sich von Menschen, jedenfalls im Winter. Bären fraßen Menschen. Holl kannte Fischer, die von

Walen berichtet hatten, die ins Wasser gestürzte Menschen verschluckt hatten. Es gab nichts zu essen in der Wohnung, nicht einmal verdorbene Lebensmittel. Holl hatte alles aufgegessen. Jetzt gab es nur noch ihn. Und das Haus.

Als Jütte die Augen aufschlug, begann die Straße gerade zu leben. Er war also doch noch eingeschlafen. Aber es musste sehr spät gewesen sein. Lange hatte er am Fenster gestanden und sich nicht an der Kälte gestört. Auch im Bett liegend war er die Bilder nicht losgeworden. Und als er jetzt in der Küche saß, auf dem Stuhl an dem Tisch, war er gleich wieder bei den Zwergen. Holst, der vor Angst schwitzende Bäcker, der ihn immer wieder beschworen hatte, den Mund zu halten, weil des Bäckers Leben sonst in Gefahr geraten würde.

Experiment hatte er es genannt, eine Probe. Das Lagerhaus war ausgewählt worden, weil dort die Gefahr gering war, entdeckt zu werden. John Bay, der Engländer, war eingeweiht, seine Arbeiter kümmerten sich nicht um das, was sich hinter einer bestimmten Tür abspielte.

Sie hielten zwei Kinder in den Räumen. Jungen, die aus dem Waisenhaus stammten, wo man froh war, wenn weniger hungrige Mäuler zu stopfen waren. Sie waren drei Jahre alt, im Lagerhaus befanden sie sich seit ihrem achten Lebensmonat. Seitdem kümmerten sich Männer und Frauen um die beiden. Es ging dort offenbar zu wie in einem Bureau. Man ging für einige Stunden ins Lagerhaus und danach wieder nach Hause. Die Kinder hatten also keine Eltern oder in gewisser Weise viele Eltern. In der Anfangszeit war jedem Kind eine Mutter zugeteilt worden. Sie lebte im Lagerhaus mit den Kindern, spielte mit ihnen, fütterte sie und brachte sie ins Bett. Man hatte diese Regel abschaffen müssen, denn es war nicht ausgeblieben, dass die Frauen den Kindern gegenüber Gefühle entwickelt hatten, Liebe und Fürsorge. Das war in dem Experiment jedoch nicht vorgesehen. Deshalb hatten die Frauen das Lagerhaus verlassen müssen. Eine Frau war aus Lübeck fortgezogen.

Das alles fand Jütte schon seltsam. Aber es war nichts gegen das, was mit den Kindern angestellt wurde. Das eine durfte alles, das andere durfte nichts. Dem einen wurde jeder Wunsch erfüllt, das andere wurde gerügt, eingeschränkt, in seine Grenzen verwiesen. Das eine trug weiße Kleider, das andere schwarze.

Holst, der schwitzende Bäcker, hatte sich darüber geäußert, wozu das Experiment diente. Aber Holst war ein kleines Licht, Jütte war den Verdacht nicht losgeworden, dass der Bäcker gar nicht verstand, was da ablief. Offensichtlich gab es größere Namen als seinen, bekannte Bürger aus der Stadt. An der Größe seiner Angst erkannte Jütte die Größe der Namen. Was lief da ab und wozu? Solange er das nicht wusste, konnte er Lili nicht hinreichend Auskunft geben. Wen sollte er befragen? Eine Person, die sich mit Kindern auskannte, wollte ihm lange nicht einfallen.

Er zwang sich, eine Kleinigkeit zu essen. Mit dem Appetit ließ es auch immer mehr nach. Das gezuckerte Teigstück weckte immerhin seine Geschmacksnerven auf. Und der Kaffee aus Gerste erinnerte ihn an vergangene Zeiten, in denen die Küche Treffpunkt von mehr Menschen gewesen war als heute.

32

So hatte Jütte die Hebamme noch nie erlebt. Nervös lief sie im Raum herum, er bat um Aufklärung. Sie berichtete, danach war er still. So sah ein Komplott aus. Trine hatte sich Feinde gemacht, nun schlugen sie zurück. Aber mochte sie auch besorgt sein, die Grundregeln der Höflichkeit beachtete sie. »Ihr seid gekommen, um mir etwas zu berichten, und ich belaste Euch mit meinen Sorgen.«

»Ich weiß gar nicht, ob ich Sorgen habe. Ich weiß nur, dass etwas Ungewöhnliches geschieht.«

Es wollte ihm kaum gelingen, zusammenhängend zu berichten, was ihm der Bäcker erzählt hatte. Trines Gesicht war nicht dazu angetan, es ihm leichter zu machen. Sie sah so aus, als würde sie ihm kein Wort glauben. Nur weil es Jütte war, der bis oben hin zugeknöpfte, immer korrekte Buchhalter aus dem Salzhaus Schelling, kam sie nicht auf den Gedanken, dass er sich über sie lustig machen wollte. Jütte besaß gar keinen Humor. Mitten in einem seiner Sätze stand Trine auf. Verdutzt sah er zu, wie sie sich zum Ausgehen fertig machte.

»Kommt mit«, forderte Trine ihn auf, »ich weiß, wer uns mehr dazu sagen kann.«

Margaret Vierhaus hörte den Wunsch ihrer Gäste, legte beide Hände auf den imponierenden Bauch und sagte: »Ich fühle mich gar nicht wohl. Ich muss ruhen.«

Jütte sah sich schon auf der Straße stehen, aber Trine Deichmann sagte: »Euch geht es gut. Ihr bekommt Eure Kinder, wie kleine Kinder ihre Zähne.«

»Aber ... aber ich will nicht reden. Ich darf nicht reden. Hippolyt ...«

»Glaubt Ihr, dass Euer lieber Mann sich über das Kind freuen wird?«

»Aber ja«, antwortete Margaret selig.

»Dann sprecht. Wenn Ihr es unterdrückt, wird sich der Fluss Eurer Galle stauen, und wenn die Galle voll ist, wird der scharfe Saft in das Kind steigen, und es wird sauer werden, und das bekommt keinem Kind.«

Margaret Vierhaus wollte ihr Kind nicht gefährden. Aber Hippolyt hatte sie beschworen, den Mund zu halten. Andererseits hatte sie der Hebamme gegenüber bei früheren Besuchen schon Andeutungen gemacht. Margaret musste etwas sagen, es war ihre Natur, andere an Geheimnissen teilhaben zu lassen. Was war langweiliger als ein Geheimnis, das man allein wusste?

»Denkt an Euer Kind«, erinnerte Trine die schwangere Frau des Pelzhändlers und Kürschners. »Wollt Ihr ein grünes Kind haben, Margaret Vierhaus? Dann schweigt ruhig weiter. Schweigt kraftvoll weiter.«

»Ich weiß doch gar nichts Genaues.«

»Wir sind für jedes Wort dankbar«, sagte Trine. Und Jütte dachte anerkennend: Was für eine Frau.

Margaret Vierhaus redete langsam, mit Wiederholungen und Unterbrechungen.

Das Experiment im Hafen. Zwei Kinder aus dem Waisenhaus werden in weiße und schwarze Kleider gesteckt. Das Weiße darf alles, ihm wird alles erlaubt. Es wird angelächelt, mit ihm gibt man sich ab, mit ihm spielt man. Das Schwarze steht auf der Schattenseite des Lebens. Es läuft gegen eine Wand von Verboten und Maßregelungen. Es bekommt kein Spielzeug, es ist allein. Wenn es einen Fehler macht, wird es angeschrien. Es bekommt auch Schläge, nicht mehr als andere Kinder. Aber auch nicht weniger. Das weiße Kind hingegen erhält keine körperlichen Strafen. Gleich ist bei beiden Kindern das Essen, auch die Sauberkeit. Ein Arzt sieht regelmäßig nach beiden.

»Sie wollen wissen, wie sie werden«, sagte Margaret Vierhaus. »Sie stecken oben etwas hinein und warten ab, was unten herauskommt.«

Jüttes Kopfhaut kribbelte.

»Sie sind Engel und Teufel. Aber bleibt der Engel auch ein Engel, wenn er ewig glücklich ist? Benimmt sich der Teufel, wie man es aus der Bibel kennt, wenn er keinen Grund hat zu lachen und sich seines Lebens zu erfreuen? Das Wichtigste ist: Wie benehmen sie sich, wenn sie zusammen sind? Mögen sie sich? Verstehen sie sich? Sprechen sie die gleiche Sprache?«

»Ist das alles?«, fragte Trine.

»Ja, das heißt: nein. Natürlich geht es darum, wer der Stärkere ist. Wer setzt sich durch? Hat das Gute eine Chance gegen das Böse?«

Hippolyt Vierhaus hatte wohl schon längere Zeit in der Tür gestanden. Als er zum Bett ging, in dem seine Frau lag, streckte sie ihm einen Arm entgegen. Falls er ärgerlich gewesen sein sollte, so reichte die Geste, um ihn zu besänftigen. Vierhaus war kein harter Mann. An seinem Beruf liebte er am meisten, dass er ihm die Gelegenheit bot, über seidiges Fell zu streichen. Insgeheim begriff er nicht, wie man mit Salz und Heringen handeln konnte, wenn er auch einsah, dass es notwendig war.

Vierhaus kannte die Hebamme und den Buchhalter vom Sehen. Auch er hatte das Dokument unterschrieben, in dem absolute Verschwiegenheit gefordert worden war. Aber Vierhaus wusste, wann der Zeitpunkt gekommen war, nicht länger zu leugnen, zumal die Besucher ja offensichtlich ins Haus gekommen waren, weil sie aus anderer Quelle Kenntnis von dem Experiment erhalten hatten. So setzte er Trine und Jütte von den philosophischen Gründen in Kenntnis. Er tat dies mit Leidenschaft, denn Vierhaus fand das, was im Lagerhaus geschah, richtig und wichtig. Dort wurde an lebenden Objekten geprüft, welche Schule recht hatte. Ist jeder Mensch gleich geboren und unterscheidet er sich von seinem Nächsten nur durch die Farbe von Augen und Haaren? Dann müsste das Experiment bei beiden Kindern zum gleichen Ergebnis führen. Der unterschiedliche Umgang mit Engel und Teufel hätte zum Ergebnis: zwei Engel oder zwei Teufel.

»Aber so ist es nicht«, sagte Vierhaus. »Der Engel ist ein Engel, der Teufel ist ein Teufel. Der eine ist gut, der andere böse. Einer schlägt, einer wird geschlagen.«

»Und jetzt hat einer zu sehr geschlagen«, sagte Trine.

Vierhaus zuckte die Achseln. »Damit war zu rechnen. Auch das ist eine wichtige Erkenntnis.«

»Wird mein Kind auch wirklich nicht grün?«, fragte Margaret Vierhaus.

Manchmal begriff Trine nicht, wo die Schwangeren ihren Verstand ließen. Abwesend tätschelte sie Margarets Handrücken und fragte Vierhaus nach den Namen der Eingeweihten. Er sperrte sich. Selbst das tat er höflich und bat um Verständnis für sein Handeln.

»Habt Ihr Angst, wie die Kirche darauf reagieren könnte?«, fragte Trine.

Einen Moment zögerte Vierhaus, bevor er antwortete. Er hatte sich verraten, die Kirche wusste Bescheid. Und nun wusste auch Trine Bescheid. Das verschaffte ihr Befriedigung, wenngleich sie nicht wusste, was sie mit dem Wissen anstellen sollte. Ihr kam das Ganze wie ein Spiel mit lebenden Figuren vor. Zwei Kinder gingen mit Fäusten aufeinander los, und ein Dutzend Erwachsener, die viel gelesen hatten, beobachteten die Kinder und erfreuten sich an dem, was sie sahen.

Der Engel war aus der letzten Prügelei mit einer schweren Verwundung hervorgegangen. Angeblich gab es nicht viel Hoffnung.

Trine fragte: »Was wird, wenn der Engel stirbt? Ist das Experiment dann zu Ende?«

»Nein. Dazu ist es zu faszinierend«, antwortete der Pelzhändler.

»Also wird es einen neuen Engel geben. Woher kommt er? Wieder aus dem Waisenhaus?«

»Warum stellt keiner von den klugen Leuten sein Kind zur Verfügung?«

Alle starrten Jütte an. Was war in ihn gefahren, dass er so außer sich geriet? Seine Augen funkelten, die Sehnen an seinem mageren Hals zuckten, ein Diener trat in den Raum und bat den Herrn des Hauses nach nebenan.

»Was ist mit Euch?«, fragte Trine leise.

»Ich mag das nicht«, fauchte Jütte. »Sie kommen sich so klug vor. Aber ihr Herz ist es nicht.«

Vierhaus kehrte zurück und wollte gleich mit der Neuigkeit herausplatzen. Im letzten Moment wurde er seiner Frau gewahr und ging mit den Besuchern ins Nebenzimmer.

»Eine Leiche ist gefunden worden«, sagte er.

33

Er sah aus wie frisch gewaschen, wenn es ihm auch an Farbe fehlte. Aber die Haut war schier, die Augen blickten munter in die Welt. Der Mantel war aus Biberpelz. »Den habe ich gemacht«, murmelte Hippolyt Vierhaus. »Ein besonders schönes Stück. So was tragen in Lübeck nicht viele.«

»Weil es zu teuer ist«, sagte neben ihm Jütte giftig.

»Nein, weil sie so geizig sind.«

»Ich muss doch sehr bitten«, sagte Doctor Rüster und blickte vom Leichnam auf.

»Es stört ihn nicht mehr«, sagte Jütte.

Der Mann, der am Ufer der vereisten Trave lag, war Rosländer, der mächtige Reeder, erklärter Feind von Heinrich Schelling. Ein Bote war zum Haus des Reeders geeilt. Anna, seine Frau, hatte erklärt, dass er seit zwei Tagen nicht nach Hause gekommen war. Befragt, ob sie das nicht beunruhigt habe, gab sie zur Antwort, das käme häufiger vor. Bisher sei er noch jedes Mal angekrochen gekommen. Und dann hatte sie angeblich gesagt: »Wenn ihm auch die Hose um die Füße schlenkert.«

Jetzt stand Anna Rosländer drei Schritte vom Leichnam ihres Mannes entfernt. Sie war zu leicht angezogen, hatte es aber abgelehnt, sich einen Mantel um die Schultern legen zu lassen. Reglos stand sie da und sah ihren Mann an. Um sie herum wurde diskret gewispert, so lange, bis Anna Rosländer sagte: »Ich möchte, dass er untersucht wird.«

Sofort war Rüster neben ihr, hechelnd vor Eifer.

»Das versteht sich«, sagte er beflissen. Man werde den Leichnam unverzüglich ins Krankenhaus bringen, dort werde er, Gustav Rüster, mit Kollegen seines Vertrauens die verantwortungsvolle Aufgabe übernehmen.

Der Leichnam wies Verletzungen auf. Das Gesicht war abgeschürft, am rechten Arm war der Stoff eingerissen, sodass die nackte Haut sichtbar wurde, rot von geronnenem Blut. Aber dafür konnte das Eis verantwortlich sein. Hier draußen, weit entfernt vom Hafen mit seinem Schiffsverkehr, der ein Zufrieren verlangsamte, war der Uferbereich unter Eisgebirgen verborgen. Die meterhohen Schollen hatten sich ineinander und übereinander geschoben. Jeder Gegenstand, der zwischen sie geriet, würde zerrieben werden wie Korn unter dem Mühlstein.

Obwohl der tote Körper einige Kilometer nördlich von Lübeck gefunden worden war, hatte sich eine stattliche Zahl Menschen eingefunden. Für Jütte war Rosländers Tod eine große Erleichterung. Während der Kutschfahrt aus der Stadt an die Küste hatte er sich gegen den Gedanken gewehrt, in wenigen Minuten Heinrich Schelling zu begegnen. Obwohl keiner so hartnäckig wie Jütte auf der Version bestand, der Salzherr habe sich lediglich für einige Zeit zurückgezogen, nagte die Angst an ihm, dass Schelling aufgegeben haben könnte. Der Verlust der Frau, der Anblick des missgestalteten Kindes, der Zustand des Geschäfts – womöglich gab es in Lübeck kein zweites Geheimnis, das ähnlich gut gehütet wurde. Das geplatzte Geschäft mit dem Bau der drei Schiffe, der Betrug des Reeders Rosländer an dem Salzherrn, die schwierige Lage des Lüneburger Salzes – all dies hatte das Haus Schelling ausgelaugt, zumal der Besitzer von seinem Vater nicht die strahlende Adresse übernommen hatte, wie jedermann glaubte. Jütte wusste Bescheid, Schelling wusste Bescheid, und alle Angestellten hätten es auch bald gewusst, hätten die beiden Standbeine der Firma vor 10 Jahren nicht die Operation vorgenommen. Seitdem existierte eine Variante der doppelten Buchführung – ein Theaterstück mit offiziellen Büchern, die allen zugänglich waren und deren Zahlen zu großer Zufriedenheit Anlass gaben. Und es gab das zweite Buch, eingebunden in grünes Leder, versteckt in den Privaträumen, zu denen Jütte Zugang hatte – ein Vertrauensbeweis, dessen Größe den Buchhalter in einen Liebenden verwandelt hatte.

In das grüne Buch wurden die wahren Zahlen eingetragen, die ehrlichen, die des seriösen Kaufmanns. Die offiziellen knobelten die Männer gemeinsam aus, wenn sie bei spärlichem Licht und Kaminfeuer rotschwarz funkelnden Bordeaux tranken. Zwischendurch ging einer zum Stehpult, tauchte die Feder in das Fass und schrieb die Zahlen auf, die für die Welt geeignet waren.

Es war nicht so, dass Schelling vor dem Bankrott stand. Aber an seinem Haus – 156 Jahre in der Familie – war der Glanz matt geworden. Schon als Schelling die Firma übernommen hatte, gab es Grund zur Besorgnis. Seit dem Eklat mit den drei Schiffen stand das Haus auf der Kante, Schelling arbeitete Tag und Nacht, um es ein Stück von der Kante fort auf festen Untergrund zu ziehen.

Der Salzherr hatte nicht einmal seine Frau über das grüne Buch unterrichtet. Martha Schelling war nun tot. Niemand wusste, wie es Heinrich Schelling ging. Über den Zustand des Reeders Rosländer konnte kein Zweifel bestehen. Er war tot, ertrunken im Wasser oder erfroren im Eis. Es konnte ein Unglück sein, es musste kein Unglück sein. Jütte schüttelte sich. Aber es war nicht die Kälte, die durch das Wetter in den Körper kommt.

34

Augustin Deichmanns Hände sahen aus, als sei er knapp einem Blutbad entronnen. Trude, seine Frau, setzte den Becher ab und sagte: »Ich sage ihm immer wieder, er möge seine Hände schützen. Aber er sagt, die Hände müssen nackt sein.«

»Es geht um den Kontakt, liebe Mutter«, sagte Augustin. »Den Kontakt mit dem Holz und mit dem Werkzeug.«

»Meine Schwangeren sind nicht nackt«, sagte Trine.

»Eines Tages werden sie es sein.«

»Wenn der Teufel die Herrschaft angetreten hat«, sagte Trude und schlug dem mittleren der drei Kinder auf die Finger. Augenblicklich hörte es auf, den Kuchen zu zerkrümeln, saß aufrecht und benahm sich wie ein wohlerzogenes Kind. Trude Deichmann führte ihre Kinder am kurzen Zügel, ihr Mann, der nicht der Vater war, war für die liebevollen Seiten der Erziehung zuständig, was man nicht glauben mochte, wenn man die zerschundenen Hände des Schnitzers und Restaurators betrachtete.

Sie waren für zwei Tage aus Schwerin herübergekommen, um die Eltern zu sehen, außerdem würde Augustin Gespräche mit einem Auftraggeber führen. Ein Wohnstift wünschte die repräsentative Ausgestaltung der Diele. Trine hatte sich vorgenommen, ihrem Sohn und der Schwiegertochter nichts zu erzählen. Aber je länger Joseph auf sich warten ließ, um so gereizter wurde sie und stellte sich schreckliche Dinge vor.

Als Augustin auf das Geld zu sprechen kam, seufzte Trine und sagte: »Ach, mein Junge, wenn du wüsstest …«

Augustin brauchte Geld, nicht zum ersten Mal und nur geliehen. Das Holz war teuer, er brauchte beste Stücke, die ihren Preis hatten. Seit einem Jahr warb er um Kunden für seine Werkstatt. Es ließ sich gut an, nicht viele Schnitzer waren mit 19 so weit. Aber das Geld blieb knapp, und wenn sich Besuch aus Schwerin ansagte, wussten die Eltern, was auf sie zukam. Sie gaben immer. Aber heute musste Trine ihnen sagen, dass sie mit leeren Händen zurückreisen würden. Sie fand nicht gleich die richtigen Worte und erkannte an den Gesichtern der Besucher, dass das, was sie sagte, lieblos klang. So schenkte sie ihnen reinen Wein ein. Augustin wollte sofort aufbrechen, um den Ruf der Mutter zu retten. Seine Frau blieb leise, Trine wusste, warum. Die Schwiegertochter, fromm und unbeugsam, seitdem sie in jungen Jahren an einen Pastor geraten war, der sie schwanger sitzen ließ, unterstellte allen Hebammen, dass sie Abtreibungen vornehmen würden. Zwar hatte sie nie Trine persönlich angegriffen, aber dies geschah aus familiärer Rücksichtnahme und nicht aus Überzeugung. Für Trude war die Frau auf der Welt, um zu empfangen, und jede Handlung, die den natürlichen Lauf unterbrach, war von Übel.

Dennoch zeigte sich auch Trude betroffen, als sie hörte, dass Trine aufgefordert worden war, Lübeck zu verlassen. Die Kinder wurden nach draußen geschickt, drinnen schlug die Stimmung in Nachdenklichkeit um. Trude sagte: »Ihr könnt natürlich zu uns ziehen.«

Trine lächelte starr und dachte: Die Lage ist schlimm. Aber sie ist nicht hoffnungslos.

Während Augustin sich ereiferte und von Verbindungen sprach, die er angeblich besaß und die er zugunsten seiner Mutter fruchtbar machen werde, kaute Trine versonnen an dem Kuchen und fühlte sich einsam. Die Frau, zu deren hervorragendsten Eigenschaften die Selbstständigkeit gehörte, spürte große Hilf- und Ziellosigkeit. Sie wusste, dass sie sich nicht gehen lassen durfte. Aber sie war nicht in der Lage, sich aufzulehnen. Gegen wen auch? Gegen die Ratsherren? Als Hebamme? Der Gedanke war absurd. Zu wem konnte sie gehen, um Unterstützung zu erhalten? Zu Doctor Ebel natürlich, mit ihm fühlte sie sich fast befreundet. Aber er war kein Stadtarzt mehr. Entweder weil er krank war oder weil er jemand im Weg gestanden hatte, dem ehrgeizigen Rüster vielleicht.

Trine Deichmann hatte Angst vor der Zukunft. Während die Kinder stritten, ob sie genug Platz hatten, um die Eltern unterzubringen, hatte Trine das Gefühl, als wäre ihr erstes Leben abgeschlossen. Aber sie fand den Schlüssel nicht, um die Tür zum zweiten Leben aufzuschließen.

Emanuel Distelkamp schlug mit der Faust auf den Tisch und rief: »Sie ist was?«

»Eingeweiht«, antwortete Hippolyt Vierhaus mit ruhiger Stimme.

»Aber das geht nicht!«, rief Distelkamp, dessen Stimme quäkte, wenn er laut wurde. »Das ist nicht möglich. Das ist … das ist … unerhört.«

»Beruhigt Euch!«, sagte der Pelzhändler.

»Aber ich will mich nicht beruhigen. Ich will mich aufregen. Das tut mir gut.«

Plötzlich fühlte Distelkamp eine Hand auf seiner Schulter. Er wusste nicht, wem sie gehörte. Er wusste nur, dass sich hier Ungeheuerliches ereignete. Man fasste ihn nicht an, wenn er keine Zustimmung dafür erteilt hatte.

Die Stimme, die zur Hand gehörte, sagte: »Ihr seid peinlich.«

Distelkamp hatte das Gefühl, als würden seine Barthaare zu Boden rieseln.

»Ihr seid wirklich peinlich«, wiederholte Appolonia Wendt und nahm ihre Hand nicht fort. Sie war die Gastgeberin der Zusammenkunft, ihre Boten waren durch die Stadt geeilt und hatten um sofortiges Erscheinen gebeten. Holst, der Bäckermeister, schwitzte immer noch.

»Ich glaube, dass einigen der Anwesenden noch nicht klar ist, was das zu bedeuten hat«, sagte Doctor Rüster.

»Ach, will uns der Neuankömmling wieder einmal erklären, wo die Sonne aufgeht?«

Rüster ignorierte den Zwischenruf und sagte: »Wenn die Hebamme von unserem Experiment Kenntnis erhalten hat, ist eine neue Lage gegeben.«

»Das interessiert mich nicht«, sagte Distelkamp. »Ich will wissen, wie das geschehen konnte.«

»Verschiebt Eure Rachegelüste auf später«, sagte Rüster.

»Das fällt mir nicht leicht«, meinte der Theologe mit erzwungener Ruhe. »Ausgerechnet die Deichmann.«

»Wir können sie ja einfangen«, schlug der wackere Bäckermeister vor. »Sie unterschreibt mit ihrem Blut, dann gehört sie zu uns und muss schweigen.«

Erschüttert über so viel Ahnungslosigkeit, starrten ihn acht Augenpaare an. Holst wischte sich die Stirn.

»Mann Gottes«, sagte Rüster mitleidig, »Eure Frau muss viel Freude an Euch haben.«

Während der Bäcker darüber nachsann, ob die Bemerkung eine Gemeinheit darstellte, erhob sich Rüster und sagte: »Trine Deichmann war acht Jahre lang die erste städtische Hebamme. In dieser Zeit hat sie viele Menschen gequält, zuallererst meine Kollegen aus dem Ärztestand. Jetzt ist es uns gelungen, sie loszuwerden. Das war nicht einfach und bedurfte einiger vorbereitender Arbeiten.«

»Bestechung ist das Wort, das Ihr vermeidet«, sagte Vierhaus ruhig.

Rüster mochte den Pelzhändler nicht. Er wirkte stets so souverän. Als hätte er keine verwundbare Stelle. Aber es musste eine geben, er war ein Mensch.

»Trine Deichmann hat ihren Posten verloren, und ich glaube, es ist uns gelungen, ihr klarzumachen, dass ihre Tage in Lübeck gezählt sind. Ja, was gibts, lieber Melchior?«

Der Ratsherr ließ den Arm sinken und sagte: »Die Konzession für die Gastwirtschaft wird gekündigt. Das habe ich heute im Rathaus aus verlässlicher Quelle erfahren.«

»Schön«, sagte Rüster. »Das ist die Art von zusätzlichem Sperrfeuer, die ich schätze. Es sprach also viel dafür, dass wir das Kapitel dieser Hebamme in Kürze hätten abschließen können. Und nun dies.«

»Ich verstehe nicht«, erwiderte der Bäcker wahrheitsgemäß.

»Sie stand an der Wand«, sagte Rüster geduldig. »Die Hebamme hatte alles verloren: den Posten, den Ruf, die Heimat. Nun wird auch ihr Mann seine Gastwirtschaft verlieren. Könnt Ihr mir so weit folgen? Gut, aber nun hat Trine Deichmann leider auch wieder etwas erhalten. Nämlich die Kenntnis von einem Geheimnis.«

»Sie kennt keine Namen«, sagte Vierhaus. »Sie hat zehnmal danach gefragt, sie kennt sie nicht.«

»Sie ist nicht dumm«, sagte Rüster störrisch. »Und sie ist wie eine Ratte. Sie wird so lange nagen, bis das Loch groß genug ist, um hindurchzuschlüpfen. Sie weiß von dem Experiment. Sie muss sich nur auf den Markt stellen und es hinausposaunen, ob mit Namen oder ohne.«

Sein Blick ruhte auf dem Bäckermeister. Alles in dem redlichen Holst schrie: Raus hier, du kommst um vor Hitze.

»Was sollte sie davon haben?«, fragte Distelkamp und beantwortete seine Frage selbst: »Rache. Genugtuung. Sie wird sich einfach besser fühlen hinterher, diese Hexe.« Die Hand auf seiner Schulter nahm er kaum noch wahr. Er hoffte nur, dass es sich dabei nicht um den Versuch einer Annäherung handelte. Er wollte sich nicht der Frau des Schulleiters annähern. Sie war 50 Pfund zu schwer, um in Distelkamp Begehrlichkeit zu wecken.

»Das ist die eine Möglichkeit«, sagte Appolonia. »Sie gefällt mir nicht. Aber es gibt noch eine zweite, und die gefällt mir noch weniger.«

»Ich weiß, was Ihr meint«, sagte Rüster. »Sie kommt zu uns oder zu einem, den die Ratte als Mitwisser herausfinden wird. Und sie wird ihm ein Geschäft vorschlagen: ihr Schweigen gegen unsere Zusage, dass sie weiter Hebamme bleiben kann.«

Gustav Rüster liebte Lübeck. In keiner Stadt hatte er es in so kurzer Zeit zu so viel Einfluss gebracht. Was er nicht liebte, war Lübeck bei Nacht. Auf der Suche nach der richtigen Adresse verirrte er sich hoffnungslos, kam zweimal an der Trave heraus, lief mehrfach an Kirchen vorbei, die er bald auswendig zu kennen meinte. Passanten waren zu dieser späten Stunde nicht mehr auf den Straßen. In seiner Not wäre er sogar bereit gewesen, in die Gaststätte der Deichmanns zu gehen, um nach dem Weg zu fragen. Aber die Fenster waren nicht erleuchtet. Einerseits wunderte ihn das, andererseits freute es ihn. Vielleicht waren sie schon dabei, ihre Siebensachen zu packen. Man musste wissen, wann das Spiel verloren war. Und wenn Trine Deichmann auch vieles vorzuwerfen war: Dumm war die Frau nicht. Wer dumm war, konnte Gustav Rüster nicht bis aufs Blut reizen.

Mysteriös fand Rüster die Vergangenheit des Mannes dieser Hebamme. Apotheker war er gewesen, in einer kleinen Stadt irgendwo im Norden, die niemand kannte, wo niemand gewesen war, und wer dort gewesen war, wollte kein zweites Mal dorthin fahren. Jetzt führte er eine Gaststätte und tat vertraut mit Leuten, die nicht seiner Schicht entstammten, sondern Kaufleute waren und Ratsherren. Was war der Grund dafür?

Fluchend fand er sich in einer Gasse wieder, die ins Nichts führte. Er dachte: Bloß nicht überfallen werden. Alle werden dich auslachen.

Er kam eine halbe Stunde zu spät zum verabredeten Treffpunkt. Das Haus war alt und undicht. Rüster hätte so einen Ort nicht vorgeschlagen. Aber der Mann, mit dem sie verabredet waren, hatte hysterische Angst vor Entdeckung. Jetzt stand er in einem Raum im Erdgeschoss, in dem Fässer lagerten, leer, alt, kaputt – ein wüstes Durcheinander. Das Kerzenlicht war mickrig, aber es durften keine weiteren Lichter entzündet werden. Derjenige, den niemand mit seinem Amt anreden durfte, bestand darauf. Rüster hätte gern gewusst, was für eine Verbindung so ein einflussreicher Mann zu so einer Kaschemme besaß. Aber wer Recht sprach, kannte wohl auch Menschen von der anderen Seite. In den darüberliegenden Räumen waren Schritte zu hören, leise und verhuscht.

»Fangen wir an«, sagte Melchior Voigt und schlug den Kragen seines Mantels hoch.

»Ihr kennt das Problem«, sagte Rüster zu dem Mann, dessen Amt nicht erwähnt werden durfte. »Ihr hattet Zeit und Gelegenheit, Euch umzuhören. Seid Ihr zu einem Ergebnis gekommen?«

Als er dann zu reden begann, dachte Rüster, er würde nicht richtig hören. Der Mann flüsterte ja. Oder hatte er einen maladen Kehlkopf?

»Wir haben über den Casus gesprochen«, erklang es flüsternd. »Wir können die Hebamme anklagen. Pflichtverletzung, als sie die Verantwortung für die städtischen Hebammen trug. Es wird mit einer Verurteilung enden.«

Rüster spürte, dass das letzte Wort noch nicht gesagt respektive geflüstert war. Und richtig: »Die Verhandlung wird über die Bühne gehen. Aber es ist denkbar, dass Stimmen ertönen, die uns der Bürokratie bezichtigen. Paragrafen gegen eine Leben stiftende Hebamme. Der Schuss könnte also nach hinten losgehen.«

»Was schlagt Ihr stattdessen vor?«, fragte Rüster gespannt.

»Wir müssen den Casus höher hängen. Die Gegenseite darf keine Gelegenheit erhalten, Sympathie auf sich zu ziehen. Es darf nicht ungerecht aussehen. Ganz und gar nicht ungerecht sieht es aus, wenn wir sie als Mörderin anklagen.«

»Es gab bisher keine Hinweise …«, hob Rüster an.

»Mord an dem Fischkind. Sie hat es aus der Hand gegeben. Einer fremden Frau, die sie an dem Abend zum ersten Mal getroffen hatte. Die Frau wurde überfallen, das Kind entführt. Entweder war es zu dem Zeitpunkt schon tot oder die Entführer haben es getötet. Wir werden dafür sorgen, dass die Hebamme als Verantwortliche dasteht. Man kann auch anders töten als durch die Tat selbst. Durch Unterlassung, durch mangelnde Fürsorge.«

»Wie hoch wird die Strafe sein?«

»Im besten Fall die Höchststrafe. Mindestens einige Jahre, die ihr wie die Höchststrafe vorkommen werden. Dafür kann man sorgen. Ich zähle auf Euch. Ihr zählt auf mich.«

35

Es hatte wieder Stunden gedauert, bevor er eingeschlafen war. Und anstatt friedlich zu schlummern, trug er furchtbare Kämpfe aus, wehrte sich gegen etwas, was keinen Namen trug, teilte auch selbst Schläge aus. Eine Hand legte sich auf seine Stirn, augenblicklich lag er still. Die Hand streichelte über seine Haare. Lili wusste von ihrer Mutter, dass er das liebte. Mit diesem Streicheln hatte sie Paul beruhigt, als er noch kaum laufen konnte. Es war still im Haus, still war es auch draußen. Aber es war nicht dunkel. Der Mond, fast voll, schien von einem wolkenlosen Himmel. An solchen Abenden konnte Lili schlecht schlafen, auch schon im letzten Jahrhundert, als die Welt noch in Ordnung gewesen war. Damals musste sie nur den bestimmten Drücker berühren, und sie stand in dem Zimmer, in dem ihre Eltern schliefen.

Seit zwei Tagen dachte Lili an die Zukunft. Was würde aus ihnen werden? Wo war der Vater geblieben? War er tot? Wo war die Mutter? War sie wirklich tot? Lili nickte, streichelte und nickte. Ja, sie war tot, die Hebamme hatte es gesagt, und die kannte sich aus, mit dem neuen Leben und dem Tod. Männer waren in den letzten Tagen im Haus gewesen, Ärzte wohl, aber auch solche, die aus dem Rathaus gekommen waren. Sie hatten mit Jütte gesprochen, nicht immer im Bureau, auch in der Diele. Dann konnte Lili lauschen. Sie erkundigten sich nach ihrem Vater. Niemand wusste etwas Neues, das war die schlechte Nachricht. Es waren keine neuen Leichen in der Trave gefunden wurden, das war gut. Nur was dieser Arzt Rüster zu Jütte gesagt hatte, war eine seltsame Sache. Er hatte über den Mann gesprochen, der auf dem Eis gelegen hatte, der die Schiffe baute. Lili wusste, dass ihr Vater Ärger mit diesem Mann gehabt hatte. Mutter hatte Vater angeschrien, Vater hatte nicht zurückgeschrien. Danach hatte Mutter geweint, Vater hatte sie in die Arme genommen. Es hatte mit dem Reeder zu tun, der nun tot war. Der Arzt hatte Jütte erzählt, dass der Reeder Löcher im Kopf hätte. Lili wollte sich nicht vorstellen, wie das aussehen mochte. Jütte hatte gesagt, er sei unter das Eis geraten oder zwischen die Eisplatten. Der Arzt hatte gesagt, alles sei möglich, aber möglich sei auch, dass der Reeder einen Schlag auf den Kopf erhalten habe. Und dass ihn danach jemand auf das Eis gelegt habe, damit es so aussähe, als sei er auf die dumme Idee gekommen, über das gefrorene Wasser zu laufen. Jütte hatte den Arzt gefragt, ob sonst noch etwas wäre, und der Medicus war zwei Schritte von Jütte weggetreten und hatte gesagt, dass der Salzbaron Drohungen gegen den Reeder ausgestoßen habe. Jütte hatte gelacht. Woher er, der Medicus, das denn wissen wolle? Er sei doch neu in der Stadt, er würde doch nichts kennen. Nur wie man andere Menschen denunziere, damit würde er sich gut auskennen. Nun war der Arzt eingeschnappt gewesen. Als er ging, hatte er sich nicht verabschiedet.

»Schlaf, kleiner Mann«, murmelte sie und streichelte Pauls Kopf. Ganz still lag er jetzt da, es kam ihr so vor, als würde er den Kopf in ihre Richtung strecken und um weitere Berührungen bitten.

36

Die Hure liess ihr Mieder fallen, und die Männer johlten. In schlecht gespieltem Entsetzen verbarg sie ihre Brüste. Sie tat es so, dass die hungrigen Augen noch genug Futter fanden. Die Hure wiegte sich hin und her, präsentierte ihren Rücken, der ebenfalls nackt war. Den ersten Mann, den es nicht länger auf seinem Stuhl hielt, wehrte sie ab, aber es war ihm ein Leichtes, die kokett vorgestreckten Arme zur Seite zu schieben. Dann machte er sich mit Mund und Händen über ihre Brüste her. Die Hure ließ ihn einige Sekunden gewähren, dann nahm sie ihn bei der Hand und verschwand mit ihm nach hinten, wo die Kammern lagen.

Die Besitzerin des Etablissements machte die Runde mit dem Bierkrug. Joseph Deichmann nickte, sie schenkte ein. Die anderen Männer tranken Schnaps, eine Flasche stand auf dem Tisch. Es war nicht die erste des Abends. Warm war es im Raum, überheizt, die Luft verbraucht, die Gesichter gerötet und verschwitzt. Die Mädchen waren schlank und üppig, keck und schüchtern, aber immer jung und kräftig. Kraft brauchten sie, denn sie mussten trinken und animieren, lachen und locken, und das Lager in ihrer Kammer wurde nicht kalt.

Joseph schlenderte zu einem anderen Tisch hinüber, am letzten war er nicht fündig geworden. Gute Gäste zwar, viel Geld, guter Name, guter Durst und Lust auf eine Frau oder auch zwei. Aber sie wussten nichts oder behielten es für sich.

»Ich habe zwei Neue im Stall«, sagte die Wirtin. »Liesa und Barbara. Ihr solltet sie Euch ansehen.«

»Warum sollte ich das wohl tun?«, fragte Joseph.

»Der Appetit kommt vom Sehen.«

»Ich habe keinen Appetit. Nicht darauf.«

Die Wirtin lachte. Sie kannte die Männer, kannte nichts so gut wie Männer, ihre Lügen und Gelüste. Aber sie kannte auch Joseph Deichmann. Sie mochte den Kerl, kannte kaum einen, der mit 50 Jahren noch so gut aussah. Sie wusste auch, dass er verheiratet war. Aber was in diesen Räumen passierte, würde nicht nach draußen dringen. Hier waren die Gäste sicher vor Entdeckung. Hier warteten immer neue Mädchen auf sie, und keine lief schreiend davon, wenn die Männer ihre Wünsche äußerten. Wenn sich dann die Schenkel um sie schlossen, vergaßen sie alles andere, um nur noch an das eine zu denken.

Joseph fragte: »Wie steht es mit der Zufriedenheit?«

Die Wirtin blickte in die Runde. »Seht sie Euch an. Kommt Euch einer unzufrieden vor?«

»Ihr wisst, was ich meine.«

»Da müsst Ihr die Mädchen fragen. Sie hantieren damit.«

Joseph lächelte. Sie konnte es nicht lassen. Die Lust auf das Verkuppeln war ihr in Fleisch und Blut übergegangen.

Liesa war noch nackt vom letzten Kunden. Als unangemeldet ein Mann in ihre Kammer trat, fuhr sie erbost auf, um dann beruhigt zurückzusinken. Joseph behielt seinen Krug in der Hand und setzte sich auf den Rand des Lagers.

Liesa nannte ihn *schöner Mann* und berührte ihn dort, wo es die Männer lieben. Ohne dass Joseph aufhörte, sie anzulächeln, entfernte sie ihre Hand aber schnell wieder. Liesa war auf eine Weise üppig, die ihr viel Zuspruch eintrug. Nach Maria war sie die Nummer zwei, wie die Wirtin durch ihre penible Buchführung wusste. Sie hatte nie mehr als fünf Mädchen. Wer länger als eine Woche den letzten Rang bekleidete, konnte gehen. Liesa stammte aus Riga, sie sprach so viel deutsch, wie nötig war. Und nach wenigen Minuten war es meist gar nicht mehr nötig.

Joseph erkundigte sich, ob es ihr auch an nichts fehlen würde. Liesa sagte: »Sie nehmen es gern.«

»Weil es ihnen etwas gibt.«

Mit einer eindeutigen Geste machte Liesa klar, was es den Kunden gab.

»Das ist schön«, sagte Joseph. »Man hilft gern.«

Er erkundigte sich nach der Dauer zwischen der Einnahme des Mittels und seiner Wirkung: keine 10 Minuten. Liesa schien damit zufrieden. Joseph ärgerte sich. Es musste möglich sein, die Dauer zu verkürzen. Warum nicht auf fünf Minuten? Eine? Das Blut floss schnell und alle anderen Säfte auch.

Er sagte: »In der nächsten Woche bringe ich ein neues Mittel. Es wird schneller wirken.«

Liesa schien vergessen zu haben, dass sie nackt war. In dem Maße, wie sie sich nicht mehr anbot, wurde sie für Joseph immer schöner. Als sie sich vom Lager erhob und begann, sich an der Schüssel zu reinigen, kam beim Anblick von Rücken und Hintern der Hure zum ersten Mal so etwas wie Interesse in Josephs Augen.

»Sagt, wie Ihr es macht, dass ich so bleibe, wie ich bin?«, fragte Liesa und strich über ihren Bauch.

Joseph legte eine Hand auf seinen Mund.

Liesa sagte: »Ich würde das Geheimnis auch bewahren. Ihr wisst, wie viele Frauen ihr damit glücklich machen könntet?«

»Ich arbeite daran.«

»Ja, ist das Mittel denn noch nicht fertig? Oder ist es nicht sicher? Was ist es denn, was Ihr uns gebt?«

»Es ist sicher. Aber … nun ja, Ihr kennt die Wirkung, die es sonst noch hat?«

»Aber was redet ihr da!«, rief Liesa. »Soll ich mich schämen, dass ich furze? Soll ich nicht glücklich sein, dass ich keine Angst mehr haben muss, ein Balg in den Bauch zu kriegen?«

»Redet nicht so über Kinder.«

»Aber Ihr seid es doch, der das Mittel …«

»Ich mache es nicht, weil ich Kinder verabscheue. Ich mache es, weil ich Frauen liebe.«

»Ach ja?«, fragte sie. Im nächsten Moment kniete sie zwischen Josephs geöffneten Beinen. Sie nahm ihm den Krug ab und stellte ihn auf den Boden. Dann öffnete sie seine Hose, half seinem Schwanz fürsorglich ins Freie und sah zu, wie er groß wurde.

»Sagt mir, wie Ihr es mögt«, sagte Liesa. »Ich werde Euch nicht enttäuschen. Ich habe noch nie einen Mann enttäuscht.«

Er bat sie, währenddessen nicht mit dem Reden aufzuhören.

Liesa kicherte: »Aber gern. Worüber soll ich denn reden?«

»Über Eure Kunden und was sie erzählen, wenn sie bei Euch liegen.«

»Ich habe viele Kunden.«

»Mich interessieren nur einige wenige. Ich werde Euch ihre Namen nennen. Und falls sie sich bei Euch mit einem falschen Namen eingeführt haben, werde ich sie beschreiben.«

Joseph legte sich zurück und dachte: Verzeih mir, Trine. Ich mache das alles auch für dich.

Zwei Hände legten sich um Trine Deichmanns Hals. Mit einem Schrei fuhr sie aus flachem Schlaf hoch, starrte mit verklebten Augen ihren Joseph an, der seine Frau rüttelte und sagte: »Wach sofort auf. Wir haben keine Zeit zu verlieren.«

Im nächsten Moment war Trine wach. Sie kannte Joseph inund auswendig. Diesen Ausdruck hatte sie noch nie auf seinem Gesicht gesehen.

»Sie wollen dich verhaften«, sagte er.

»Wer will mich verhaften?«, fragte Trine und schämte sich für ihre Begriffsstutzigkeit.

»Der Rat. Oder die Ärzte. Oder beide. Besser gesagt, die Leute, die dieses absonderliche Spiel mit dem weißen und dem schwarzen ...«

»Joseph, sieh mich an. Du hast getrunken.«

»Natürlich habe ich getrunken. In dieser Stadt erfährt man

ja anders nicht das, was man wissen will. In meinem nächsten Leben möchte ich in Bordeaux leben. Nicht mehr diese Heringsfresser, diese …«

Er fuhr sich durch die Haare, öffnete das Fenster, schaufelte Schnee vom Vordach zusammen und verrieb ihn in seinem Gesicht. Trine kroch ins Bett zurück. Sie fühlte sich nicht wohl, sie brütete eine Krankheit aus, genau das, was sie jetzt überhaupt nicht gebrauchen konnte.

»Sie haben erfahren, dass du über den weißen und schwarzen Zwerg Bescheid weißt«, sagte Joseph.

»Woher …? Wer hat ihnen …?«

»Sie wissen es, das muss reichen. Jetzt haben sie Angst, dass du sie mit dem, was du weißt, erpresst.«

»Wie kommen sie denn darauf? Das würde ich doch nie … in Ordnung, ich verstehe. Sprich weiter.«

Joseph umarmte die im Bett Sitzende und sagte: »Sie wollen dich als Mörderin anklagen.«

Trine lachte. »So ein Unsinn«, sagte sie. »Wen sollte ich denn …?«

Fasziniert verfolgte Joseph, wie sich in ihrem Gesicht Verstehen abbildete.

Er nickte und sagte: »Das Fischkind. Das Kind der Schellings. Sie haben Zeugen.«

»Aber es gibt keine Zeugen für etwas, das ich nicht getan habe.«

»Sie haben Zeugen, begreifst du immer noch nicht?«

Nein, Trine Deichmann weigerte sich zu begreifen.

»Es gibt Zeugen, die auf ihren Eid nehmen werden, dass du das Kind getötet hast«, sagte Joseph. »Zur Not werden sie sagen, dass du deine Pflicht gegenüber dem neugeborenen Kind verletzt hast. Du hast das Kind weggegeben. Daher bist du für alles verantwortlich, was mit dem Kind passiert ist.«

Später saßen sie in der Küche, draußen war es noch dunkel. Wie immer, wenn sie nervös war, aß Trine Kuchen.

»Trine«, sagte Joseph eindringlich, »du bist in Gefahr. Wir müssen handeln.«

»Aber woher weißt du das alles?«

»Das erzähle ich dir später. Ich weiß es von einer Person, die zuverlässig ist.«

Sie ließ nicht locker, er musste berichten – einiges zumindest, das Wichtige. Und einiges, was auch nicht unwichtig war, musste er weglassen.

»Deshalb warst du also ständig fort«, sagte Trine ergriffen. »Du hast dich wegen mir herumgetrieben. In den übelsten Kaschemmen, in den Bordellen, alles wegen mir.«

»Das war doch selbstverständlich«, sagte er honigsüß.

Trine stopfte Kuchen in sich hinein. Zwischendurch nieste sie, eine Krümelwolke hüllte Joseph ein.

»Die Sache ist einfach«, sagte er. »Du sollst eine Mörderin sein. Also musst du ihnen beweisen, dass du keine Mörderin bist.«

»Was ist daran einfach?«

»Du weißt, wo das Opfer wohnt. Das angebliche Opfer. Du zeigst ihnen das Kind – und die Anklage bricht zusammen.«

»Aber das kann ich nicht. Ich habe Lili versprochen, dass niemand erfährt, wo sich ihr Bruder aufhält.«

»Was ist wichtiger: das Versprechen, das du einem Kind gegeben hast oder dein Leben?«

Sie blickte ihn an, er sah den Kampf, der in ihr tobte. Er dachte: Sie ist ein besserer Mensch als du. Er legte seine Hand auf ihre und spürte, wie heiß Trine war.

»Ich habe das gewusst«, sagte er zärtlich. »Ich wusste, wie unvernünftig du bist – nur weil du ein Versprechen gegeben hast. Deshalb war ich bei ihr. Sie hat dich von dem Versprechen befreit.«

Trine verstand kein Wort, es war, als sei ihr Kopf verstopft. Joseph musste ihr haarklein auseinandersetzen, dass er auf dem Rückweg am Haus des Salzbarons einen Halt eingelegt hatte.

Er hatte einem Diener und einem Dienstmädchen gegenübergestanden, er mit einem Gewehr bewaffnet, sie mit einem Knüppel, wie man ihn benutzt, um Fleisch mürbe zu klopfen. Er hatte mit Lili sprechen dürfen, aber die Wächter hatten hinter ihm gestanden.

Lili kannte den Mann und vertraute ihm, wie sie Trine vertraute. Zwar roch er entsetzlich nach Bier, und sein Gesicht war schwarz vor wildem Bartwuchs, aber seine Stimme war warm, und was er zu sagen hatte, war wichtig. Lili begriff sofort, worum es ging und fand es störend, dass Trines Mann alles zweimal erzählte. Er tat ja so, als wäre sie noch ein Kind. Paul war ein Kind, aber Paul lag im Bett und schlief.

Natürlich erschrak Lili, als sie hörte, dass Kaspars Versteck nicht mehr sicher war. Bevor sie in Panik geraten konnte, schlug Joseph vor: »Wir bringen ihn in ein anderes Versteck. Ihm wird nichts passieren. Wir müssen ihn nur bestimmten Leuten zeigen, dann ist Trine außer Gefahr. Danach kommt er in ein neues Versteck. Sie werden deinen Bruder nicht finden, sie können ihm nichts tun.«

»Ja, wollen sie ihm denn etwas tun?«, fragte Lili mit dünner Stimme.

»Sie wollen Trine etwas tun, weil sie die Hebammen hassen. Das Kind ist ihnen egal.« Insgeheim dachte er an das Schauspiel im Lagerhaus. Wer so etwas mit Waisenkindern veranstaltete, könnte auch auf den Gedanken kommen, Monster zu missbrauchen.

37

Es dämmerte, als die Deichmanns das Haus verließen. Für Joseph war es ein Kinderspiel, zu jeder Tageszeit eine Kutsche zu organisieren. Es gab in Lübeck Dutzende von Menschen, die in seiner Schuld standen – finanziell oder moralisch, viele finanziell und moralisch.

Joseph hob den Kopf und schnüffelte.

»Das Wetter schlägt um«, sagte er. »Es wird Frühling.«

Trine verstand nicht, wie er das hinter seiner Bierfahne riechen wollte.

Der Wallach war dunkelbraun, fast schwarz. An allen Beinen hatte er Blessen, ebenso auf der Stirn. Er ging gut, als Joseph Deichmann ihn rannahm, fiel er in scharfen Trab, den er lange durchhielt.

Kaum hatten sie die Stadt verlassen, als sie in eine andere Welt kamen. Während in Lübeck der Frost regierte, wurde es innerhalb weniger Meter milder und milder, dafür aber auch matschiger. Der Untergrund, in der Stadt hart und gut zu gehen, wurde abgelöst von einer weichen Schicht, unter die sich immer wieder gefrorene Wegstrecken mischten, die das Vorankommen für Pferd und Kutsche erschwerten. Mehr als einmal fanden sich alle in einem Schlammteich wieder, aus dem es nur mühsam herausging.

»Sei nicht so ungeduldig«, sagte Trine, als Joseph dem Pferd die Peitsche gab.

»Ich habe so ein Gefühl«, knurrte Joseph, während Trine Hals und Brust freilegte und die milde Luft genoss. Ein Lichtblick nach den Niederschlägen der letzten Tage.

Joseph stieg aus und ging neben der Kutsche her. Als Trine

ihm folgen wollte, forderte er sie auf, im Wagen zu bleiben. »Du siehst gar nicht gut aus«, sagte er.

»Ich bleibe gesund«, behauptete sie. »Krank werden kann ich, wenn alles vorbei ist.«

Sie war gerührt, dass er sich um sie sorgte. Dabei sah er schlimmer aus als sie. Bartstoppeln überzogen seine Wangen, die Haare standen wirr, unter den Augen hatten sich Schatten gebildet, wie jedes Mal, wenn er zu wenig Schlaf bekam.

Im Wald war es noch am besten. Hier war der Weg gefroren, rechts und links lag eine intakte Schneedecke. Wenn die Bäume zurückwichen und die Sonne zupacken konnte, begann der Schlamm.

»Wir werden drei Stunden brauchen«, sagte Joseph und schlug dem Pferd mit der flachen Hand auf die Hinterbacke.

In den Dörfern legten sie keinen Halt ein, Joseph war zu unruhig. Er wusste, dass der Wallach Erholung brauchte. Trine wurde stiller, zusammengesunken saß sie auf ihrer Seite und schlief zwischendurch immer wieder ein.

Den Wagen sahen sie schon von Weitem. Er stand neben dem Weg, die rechten Räder waren eingesunken, vielleicht war auch eine Achse gebrochen.

»Natürlich helfen wir ihnen«, sagte Trine.

Joseph knirschte mit den Zähnen. Es hatte nicht nur Vorteile, mit einer Frau zu leben, deren Beruf es war, anderen Menschen beizustehen. Der Mann fluchte in der Sprache der Landbewohner, und weil er sonst nichts hatte, woran er seinen Ärger ablassen konnte, schlug er die beiden Ochsen.

»Sofort hört Ihr auf damit«, sagte Trine.

»Das merken die gar nicht«, knurrte der Bauer. Als er spitzkriegte, dass er Städter vor sich hatte, wurde seine Sprache verständlicher. Der Wagen, schwer beladen mit Säcken, in denen sich Korn befand, war im weichen Untergrund versunken. Selbst die starken Ochsen würden Probleme haben, die Last wieder herauszuziehen.

»Wie der Teufel«, knurrte der Bauer, klein, sehnig, braungebrannt. Erneut fuhr die Peitsche auf das Hinterteil eines Ochsen nieder. Das Tier schnaufte unwillig.

Offenbar hatte es sich um zwei Reiter gehandelt, Männer aus Lübeck, wie die Berserker seien sie auf den Wagen zugesprengt. Der Bauer, sonst nicht der Typ, der den Weg freigab, hatte unwillkürlich nach rechts eingeschlagen, wenig nur, aber es reichte, um den Wagen versinken zu lassen.

»Und dann haben sie gelacht!«, rief der Landmann anklagend.

»Ich habe ihnen die Peitsche gezeigt, ich habe keine Angst. Sie haben gesagt, das solle ich bleiben lassen. Sie seien Ärzte, ich könne sie nicht verletzen. Darüber musste ich nachdenken, und weg waren sie.«

»Ärzte«, wiederholte Trine. »Beschreibt mir die Männer«, forderte sie den Bauern auf. Um sein Erinnerungsvermögen zu stärken, reichte sie ihm den Kuchen, den sie mitgenommen hatte. Misstrauisch roch er daran, misstrauisch biss er mit gelben Hauern ab. Zweimal gekaut, und sonntäglicher Friede verdrängte den Missmut im Gesicht des Bauern. Er beschrieb die Unholde. Schon nach den ersten Worten hatte Trine keinen Zweifel mehr: »Rüster und Pirenne, der junge Arzt.«

»Das kann nicht sein«, sagte Joseph.

»Sie sind es.«

»Aber sie können es nicht wissen. Woher sollten sie ...?«

»Das weiß ich nicht. Aber sie wissen, wo Kaspar ist. Jetzt holen sie ihn.«

»Und haben einen Vorsprung, den wir nicht aufholen können.«

Sie fragten den Bauern, wo sie Pferde bekommen könnten.

Kauend antwortete er: »Ohne Geld?«

»Mit Geld.«

»Mit viel Geld?«

»So viel, wie die Pferde wert sind.«

Er deutete nach vorne ins Ungefähre. In einer Entfernung, für die eine Kutsche die Hälfte einer Stunde brauchen würde, kam das nächste Dorf. Dort sollten sie nach dem Schwager des Bauern fragen.

Kurz vor dem Dorf wusste Trine, dass sie dabei war, krank zu werden. Sie hatte Fieber, das verschwieg sie Joseph.

Der Schwager sprach eine unverständliche Sprache, verstand die Städter aber gut, besonders als Joseph die Höhe des Preises nannte, den er zu zahlen bereit war.

Sie ließen Kutsche und Pferd zurück, und los ging es auf Wegen zwischen Frost und Schlamm. Trine war in ihrem Leben nicht oft geritten, gewöhnte sich aber schnell daran. Es war ein gefährliches Unterfangen, die Pferde galoppieren zu lassen, denn der Untergrund wurde immer wieder seifig. Die Tiere fühlten sich nicht wohl und suchten ihr eigenes Tempo. Joseph wusste, dass sie instinktiv richtig handelten. Aber bei diesem Tempo würden sie keine Chance haben, die Ärzte zu erreichen.

Am meisten ärgerte die Deichmanns, dass sie sich nicht erklären konnten, woher Rüster Bescheid wusste. Wer hatte geredet? Es wusste doch kaum jemand Bescheid. Wieviel Geld hatte der Verräter erhalten? Wie sehr musste Rüster die Hebammen hassen?

Am schlimmsten war die Angst um Kaspar. Trine wollte allen zeigen, dass Kaspar am Leben war. Wenn Rüster und sein schöner Kollege als Erste beim Kind wären, was würden sie mit ihm anstellen? Sie würden ihn verschwinden lassen und Trine anklagen, ohne dass die eine Chance hätte, sich zu wehren. Sie würden Kaspar verstecken – mehr mussten sie nicht tun. Aber in diesen anstrengenden Minuten zu Pferd, hinter dem ungeduldigen Joseph, mit dem Kratzen im Hals und der Hitze im Blut, wusste Trine, dass Rüster keine fünf Minuten

Sorge darauf verwenden würde, das Kind bei jemand unterzubringen, der gut für es sorgen würde. Rüster durfte ja nicht riskieren, dass Kaspar wieder auftauchen würde. Es gab Zufälle, nicht alles war planbar. Dann würde er als Lügner dastehen. Das durfte er nicht riskieren. Kaspar musste verschwinden und verschwunden bleiben. Kaspar musste tot sein.

»Schneller!«, rief Trine und hustete.

»Ich reite vor«, sagte Joseph.

»Du kennst den Weg nicht.«

»Ich habe einen Mund, um zu fragen.«

»Ich will dabei sein. Ich weiß, wie man mit Rüster reden muss.«

»Ich auch«, rief Joseph und zeigte ihr die geballte Faust.

Es war so leicht, das kleine Wesen zu töten. Kein Schlag, kein Stich. Sie mussten ihn der Kälte aussetzen oder eine Mahlzeit ausfallen lassen. Im Grunde mussten sie nur warten, bis die Natur dem missgebildeten Körper seine Grenzen aufzeigen würde. Niemand würde Rüster als Mörder anklagen. Aber was kümmerte Trine dieser Medicus? Sie wollte Kaspar retten, weil sie ein Mensch war, der Mitleid empfinden konnte.

Vor ihr kämpfte Joseph mit dem störrischen Pferd. Er war zu ungeduldig. Das Tier hatte Angst, er durfte es nicht überfordern, er durfte es nicht …

»Joseph!«

Ein Bein rutschte weg, die anderen Beine wurden unsicher, das Pferd stieß einen Schrei aus, kein Wiehern, einen Schrei, der schwere Körper stürzte zu Boden. Trines Tier tat einen Sprung zur Seite und damit das Richtige, denn es landete auf sicherem Untergrund, während sich keine fünf Meter neben ihm die Katastrophe ereignete. Trine war sofort vom Pferd. »Joseph, was ist? Hast du dir weh getan?«

Sein Pferd lag auf der Seite, die Beine stießen sinnlos in die Luft. Trine musste aufpassen, dass sie nicht getroffen wurde. Josephs rechtes Bein lag unter dem Pferdeleib, er war ohnmächtig, nicht ansprechbar, keine Reaktion. Rechts flaches Land, Wiesen, vereinzelte Bäume, links flaches Land, mannshohes Schilf, bereift, glitzernd im Sonnenlicht und tropfend. Nirgendwo ein Haus, kein Mensch, der Trine helfen könnte. Sie packte die Zügel, ermunterte das Pferd aufzustehen. Es blieb liegen, die Beine traten in die Luft, die Augen waren verdreht, weiß und wahnsinnig blickten sie Trine an. Sie packte Joseph unter den Armen, wollte ihn fortziehen. Das war dumm, sie ließ es sofort sein. Aber vorher sagte eine Stimme: »Hältst du das für klug?«

Sie freute sich so sehr über sein Lebenszeichen, dass sie ihn stürmisch auf die Wange küsste. Er gab an, keine Schmerzen zu spüren. Er fand das wohl erfreulich, Trine wusste aus Erfahrung, dass fehlende Schmerzen auch bedeuten konnten, dass das Bein abgestorben war. Nicht nur gebrochen, sondern tot. Sie streichelte Josephs Wange, er schlug auf den Pferdeleib und feuerte das Tier an, sich endlich zu bewegen. Es dauerte lange und bereitete dem Pferd Schmerzen. Aber es kam wieder hoch, rutschte noch einmal weg, dann war Josephs Bein frei, während das Pferd auf drei Beinen stand. Vorne rechts sah es nicht gut aus.

Trine untersuchte Josephs Bein. Es schmerzte nun doch, aber natürlich gab Joseph das nicht zu. Sie fand keinen Hinweis auf gebrochene Knochen, die Schmerzen steckten im Oberschenkel. Der war so dick, dass der Knochen nicht zu ertasten war.

Joseph sagte: »Auf diesen Gaul setzt sich niemand mehr. Ich nehme dein Pferd.«

Sie lachte ihn aus. Es klang hässlicher, als sie es meinte. Als er begriff, dass es ihr ernst war, versuchte er, auf die Beine zu kommen. Sie gab ihm Halt. Als er vor ihr stand, war es ihm unmöglich, mit dem verletzten Bein aufzutreten. Trine sagte: »Das Pferd und du, ihr habt etwas gemeinsam.«

»Ich bin kein Wallach«, meinte Joseph und lächelte verkniffen.

»Ich bleibe bei dir«, sagte Trine. »Bei dieser Kälte lasse ich dich nicht allein.«

»Du musst reiten. Es ist wichtig.«

Sie stritten hin und her. Sie wollte ihm ihren Mantel zurücklassen, er lehnte natürlich ab. Er bot ihr seinen Mantel. Keiner wollte nachgeben, und die Zeit verrann.

Als Trine auf dem Pferd saß, sagte sie: »Ich schicke sofort Hilfe los, wenn ich im Dorf bin.«

Sie trieb das Pferd an, das Blut brauste. Sie ertrug es nicht, solche Entscheidungen zu treffen. Es war wichtig für Kaspar, aber was würde mit Joseph werden? Er war mutig und stark, sie würde sofort Hilfe schicken. Ein Rest Unwohlsein blieb, aber sie zwang sich, an Kaspar zu denken, drückte dem Pferd die Hacken in die Seiten. Der Wind war kalt, aber sie schwitzte.

Als sie die ersten Hütten sah, freute sie sich unbändig. Den Weg fand sie, ohne einmal fragen zu müssen. Die Sonnenblumen, festgebunden und erfroren, zeigten ihr, dass sie richtig war. Sie stieg ab und glitt zu Boden. Es dauerte einige Momente, bis sie wieder Leben in den Beinen verspürte.

Die Haustür war nur angelehnt, das war ein schlechtes Zeichen. Trine rief »Hallo?«, immer wieder, schob dann die Tür auf. Das Feuer im Herd war heruntergebrannt, nur noch Asche, keine Glut. Auf dem Tisch standen Teller, Brot und Schmalz. In der Speisekammer nur das Nötigste. Trines Angst wuchs immer weiter. Auch das Bett war leer, das überraschte sie nicht mehr.

Kein Kaspar, keine Amme. Hier war jemand eilig aufgebrochen, das war schlecht. Gut war, dass es so aussah, als sei der Aufbruch in geordneten Bahnen vonstattengegangen. Kein Möbelstück war umgestürzt, nirgendwo Zeichen von Kämpfen oder Gewalt.

Trine fragte bei den Nachbarn rechts und links. Eine alte Frau, krumm und zahnlos, tat so, als müsse sie das Geheimnis des Fischkinds wahren. Sie begriff nicht, dass es sich bei Trine um die Hebamme handelte, die das Kind geholt hatte. Bemerkt hatte sie nebenan nichts. Trine schaute ihr in die Augen. »Was ist?«, fragte die Alte erzürnt. »Glaubst du, ich bin blind? Ich kann gucken wie eine Eule.«

Die anderen Nachbarn waren nicht zu Hause oder versteckten sich. Trine wurde immer nervöser. Was war hier passiert? Irgendwer musste die beiden Reiter gesehen haben.

Nachdenklich stapfte sie durch den Matsch zur Hütte der Amme zurück, sie lief die Frau beinahe über den Haufen.

»Aber hoppla«, sagte Sybille Pieper und brachte irgendetwas an ihrer Kleidung in Ordnung. Sie trug einen Rock und Holzschuhe, am Oberkörper mehrere Schichten aus seltsamen Stoffen.

Trine bat um Entschuldigung, aber Sybille sagte: »Ihr seid krank.«

Trine wollte sich nicht darüber unterhalten, Sybille packte ihren Arm mit einer Kraft, die Trine der Älteren nicht zugetraut hatte, und führte sie in die Hütte der Amme. So zielstrebig geleitet, verließ Trine jeder Widerspruchsgeist. »Mein Mann«, murmelte sie, »helft meinem Mann. Er ist im Wald und kann nicht gehen.«

Joseph Deichmann hatte in seinem Leben noch keine Minute Mitleid mit einem Tier verspürt. Aber er hatte sich auch noch nie so lange in der Nähe eines Tieres aufgehalten, das sich quälte. Er wusste, dass gebrochene Pferdebeine nicht heilten. Man musste die Tiere erschlagen und von ihren Qualen erlösen. Es stand ihm frei, dies zu tun. Am Wegrand lagen genügend Steine, auf dem Boden lag genug Holz, aber er brachte es nicht übers Herz. Das Pferd hinkte auf dem Weg herum. Meist stand es und winkelte das gebrochene Bein ab.

Joseph fror, weil er sich nicht durch Bewegung wärmen konnte. Vielleicht war es das, was ihn hemmte: Sie hatten beide eine ähnliche Verletzung. Er humpelte zum Pferd, klopfte ihm auf den Hals, streichelte es oberhalb der Nüstern, weil Pferde da gerne berührt werden. Das Pferd war keine Schönheit und nicht mehr jung.

Als er das Geräusch hörte, freute er sich. Verdutzt starrte er die Ochsen an, danach den Bauern. Der erkannte mit einem Blick, was vorgefallen war. Ja, selbstverständlich würde er Joseph mitnehmen. Aber vorher musste das Pferd getötet werden. Joseph überwand seine Scham und bat den Bauern um den Gnadenakt. Der suchte einen Knüppel und näherte sich von vorn dem Pferd.

»Dauert nicht lange«, sagte er freundlich.

Er hob den Knüppel, als das Trappeln von Hufen erklang. Mit dem Knüppel in der Hand erwartete er die Ankömmlinge.

Das Pech für Rüster und Pirenne war, dass sie zuerst Joseph Deichmann erblickten. Der Bauer war durch die Ochsen verdeckt.

»Welche Überraschung«, sagte Rüster und sprach seinen Begleiter auf Französisch an. Joseph spürte, wie sein Blut auf Touren kam. Er hätte keinen Schritt gehen können, aber Rüster war so freundlich, ihm die letzten Meter entgegenzukommen.

»Ihr seht nicht gut aus«, sagte der Arzt aus Lübeck. »Ich befürchte, wir müssen notschlachten.«

Er gönnte sich ein langes Lachen über seinen Witz. Sein Begleiter stimmte mit ein, im Schutz des Lachens legte der Bauer die letzten Schritte zurück, schwang den Knüppel und schlug ihn Pirenne mit einer Wucht ins Kreuz, dass der über den Hals seines Pferdes zu Boden stürzte. Der Arzt war schnell wieder auf den Beinen, aber so traf ihn der zweite Schlag auf den Brustkorb. Alle hörten es krachen, und der Bauer holte erneut aus. Pirenne kippte zur Seite weg, die Ochsen erschraken, der eine zog nach links, der andere nach rechts, der Medicus fiel zwischen die mächtigen Tiere, der Arzt schrie, die Ochsen traten, der Arzt schrie nicht mehr.

Gustav Rüster war nicht zart besaitet. Der Mann war Chirurg und hatte in Blut gebadet. Aber als er jetzt vor seinem Freund kniete, wurde ihm schwarz vor Augen. Das war nicht mehr Axel von Pirenne, das war ein geschundener Körper, die Knochen gebrochen, der Kopf eine breiige Masse, und als sich Rüster erhob, schwang der Bauer erneut den Knüppel. Joseph griff ihm in den Arm.

Joseph sagte dem Arzt auf den Kopf zu, dass er das Kind getötet hatte. Rüster starrte ihn erst an, dann schüttelte er den Kopf. »Nein. Kein Kind. Es war weg.«

Der Bauer mischte sich ein, er wollte, dass Joseph aufhörte, mit dem Reiter zu reden, weil er ihn dafür bestrafen wollte, was er ihm vorhin angetan hatte. »Auf die Knie«, sagte Joseph zu Rüster. Der blies sich auf: »Was erlaubt ihr Euch«, dann traf ihn der Knüppel in die Kniekehlen, und er stürzte zu Boden. Joseph ließ ihn knien. Rüster blickte ihn an, drehte sich zu dem Bauern um, der seelenruhig hinter ihm stand.

»Ihr dürft das nicht zulassen«, sagte Rüster.

»So? Warum nicht? Helft mir, es ist mir soeben entfallen.«

»Weil … weil wir … weil wir beide Lübecker sind.«

»Das reicht? Nur weil wir beide in derselben Stadt wohnen? Aus der Ihr meine Frau und mich vertreiben wollt.«

»Gegen Euch haben wir doch nichts«, sagte Rüster eifrig. »Es geht nur um die Hebammen.«

»Seht Euch vor, was Ihr redet, ja? Ich weiß nicht, ob ich jeden Schlag des Herrn hinter Euch verhindern kann. Und diese Ochsen … sie sind so nervös heute, es muss am Wetter liegen.«

»Ihr könnt bleiben, wenn Ihr wollt«, sagte Rüster eifrig.

»Und meine Frau?«

»Daran kann ich nichts ändern. Es ist ein Beschluss von oben. Der Senat. Die Kirche auch. Wichtige Kaufleute … tut mir leid.«

»Untersucht mein Bein.«

Rüster fiel vor Schreck auf den Hintern. Plötzlich hatte er

Angst, fürchtete eine List und beruhigte sich erst wieder, als er das Bein sah, blau gedrückt, wie es vom Leib des Pferdes war. Er behauptete, dass das Bein nicht gebrochen war. Eine Verstauchung, die Muskeln durch das schwere Gewicht gelähmt. Es würde sich geben, in einem Tag, in zwei.

»Jetzt untersucht das Pferd.«

»Ich bin kein Viehdoktor.«

»Untersucht das Pferd.«

Rüster hatte das Widerwort auf den Lippen, als ihn der Knüppel traf – hauchzart berührte die Spitze des Knüppels Rüsters Hinterkopf. Der Medicus erstarrte, seine Augen traten hervor. Mit einladender Geste wies Joseph auf das verletzte Pferd.

Sie trafen sich in der Mitte: Trine Deichmann in Begleitung von Sybille Pieper, in einem Einspänner aus dem Dorf kommend; von Süden her Joseph Deichmann und der Bauer mit seinen Ochsen. Am Wagen ging das Pferd. Es trat vorsichtig auf, aber nichts war gebrochen. Es hatte sich einen spitzen Stein in den Huf eingetreten, den es auf eine Weise verloren hatte, wie es einem Pferd wohl selten widerfahren war: Ein Medicus aus Lübeck hatte ihn entfernt, während zwei Männer das Tier zu Boden gezwungen und festgehalten hatten. Trine wollte es erst gar nicht glauben. »Rüster auch nicht«, sagte Joseph lachend, »aber als er zum ersten Mal den Huf in den Magen bekommen hatte, hat er es wohl geglaubt und sehr schnell weitergearbeitet.«

Joseph saß auf dem Getreidewagen. So weit entfernt wie möglich lag der Leichnam des jungen Arztes. Es war nicht ohne Streit abgegangen, der Bauer wollte die Leiche im Wald liegen lassen. Trine wollte nur wissen, wie es Josephs Bein ging. Sie hatte in ihrem Leben zu viele Gliedmaßen gesehen, entzündet, geeitert, abgefault, fette Maden im lebendigen Fleisch. Sie konnte beruhigt werden. So glücklich sie war, so zwiespältig fühlte sie sich: Rüster hatte ihren Joseph untersucht,

Rüster hatte das Pferd gerettet. Aufgebrochen von Lübeck, um einen Säugling verschwinden zu lassen, kehrte er zurück nach einem Tag, an dem er zwei gute Taten vollbracht hatte. Trine wollte nichts einfallen, was sie in letzter Zeit komischer gefunden hatte.

Der Tross erreichte das Dorf, dort trennten sich die Wege. Der Leichnam sollte die Nacht im Schuppen verbringen, der hinter der Hütte der Amme lag. Dann ging es weiter zu Sybilles Zuhause. Auf dem Herd bereitete sie einen Sud, den Joseph so lange für etwas Essbares hielt, bis sie begann, die breiige Masse auf seinen Oberschenkel zu schmieren. Es zog und kribbelte, Sybille sagte: »Das ist gut.«

Joseph kam fast um, es kitzelte, dagegen war er machtlos. Nur mit Mühe hielt er seine Hände im Zaum. Er bekam einen Becher, den sollte er austrinken. Joseph sagte: »Das stinkt.« Sybille goss einen guten Schluck Schnaps hinein, nun ging es.

Als Nächste kam Trine dran, deren Nase zu laufen begonnen hatte. Ihre Stimme wurde von Minute zu Minute dunkler. Sybille kümmerte sich jedoch nur um ihre Brust. Erst wurde sie mit einem Kraut bestrichen, das Trine nicht kannte. Danach ein Brei, gefolgt von einem Trunk.

Joseph schlief als Erster ein.

»Morgen wird er sich dafür schämen«, sagte Trine hustend.

»Ich suche schon seit Jahren nach einem Mittel, mit dem man das heilen kann«, sagte Sybille.

»Was? Müdigkeit?«

»Nein. Mann sein.«

Trine lachte krächzend und sagte: »Wir wissen, dass Rüster durch das Dienstmädchen aus dem Haus von Heinrich Schelling Bescheid wusste, wo Kaspar untergebracht ist. Aber wo steckt Kaspar jetzt?«

38

Die Krallenhand kam immer näher, jeder Finger zitterte, als würde der Träger der Hand verzweifelt versuchen, die Finger zu strecken, was ihm jedoch nicht gelang. Die Haut der Hand sah aus wie bei Fischen, dunkel in der Farbe, mit schrundigen Stellen. Die meisten waren trocken, da und dort trat Feuchtigkeit aus, es waren die Stellen, die wie schieres Fleisch aussahen. Nackt, rot, roh.

Die Krallenhand berührte die Wange des Mädchens. Lili erschauerte und lächelte. Die Krallenhand streichelte über ihre Wange und wurde zurückgezogen. Lili blickte das Wesen an und dachte: Es ist ein Mensch, es ist ein Mensch.

»Ja, herrlich«, sagte die Frauenstimme im Hintergrund. »Nicht bewegen jetzt. So bleiben. Am besten nicht einmal atmen.«

Das Wesen mit der Krallenhand blickte sich suchend um, als wäre es nicht in der Lage, herauszufinden, woher die Stimme gekommen war. Seine Augen waren riesig, nicht weil sie aufgerissen waren. Das Gesicht war so mager, nur Haut und Knochen, die Augen traten aus den Höhlen hervor und beherrschten das Gesicht. Die Haut glich Leder, olivgrün, übersät von Vertiefungen, die wie Krater aussahen. Auf dem Grund der Krater schien es zu leben. Lili bemühte sich deshalb, nur in die Augen zu blicken.

Die Haare des Wesens reichten bis zur Hüfte. Auf dem Schädel war das Wesen kahl, die verbliebenen Haare wuchsen wie eine Tonsur. Auch die Haare sahen trocken aus, verfilzt, verknotet, durchsetzt mit allerlei, was sich im Lauf der Zeit in ihnen verfangen hatte: Federn, Fäden, Undefinierbares.

»Es blickt mich an«, ertönte die weibliche Stimme aus dem Hintergrund. »Es blickt mich an. Meister, könnt Ihr nichts tun, damit es so bleibt?«

Angeekelt blickte Adam Kropf das Wesen an und sagte: »Es versteht doch nichts.«

»Das dürft Ihr nicht sagen«, sagte Lili. »Seht nur, wie zart es mit Kaspar umgeht.«

Das Wesen stand vor der Wiege, zum ersten Mal stieß es Laute aus, keine Worte, aber Geräusche, leise, dunkel, wie singend.

»Wenn es sich ständig bewegt, kann ich natürlich nicht malen«, sagte die weibliche Stimme. Ein Pinsel wurde auf den Erdboden geworfen. Sich die Hände an einem Tuch abwischend, trat die Prinzessin auf Lili zu und sagte: »Zeig mir dein Kind. Jetzt habe ich Zeit.«

Während Kropf den Pinsel aufhob und sorgfältig säuberte, trat Lili an die Wiege, deckte das kleine Bündel auf und entfernte die Tücher.

»Das kann nicht sein«, sagte die Prinzessin nach einer Zeit des Schweigens. »So etwas gibt es doch nicht. Das ist ja herrlich. Meister, das müsst Ihr Euch anschauen.«

Als Kropf in die Wiege schaute, brach er vor Schreck in den Knien ein.

»Oh, mein Gott«, stieß er hervor. »Das ist ja ... das ist ja ...«

»Wunderschön«, sagte die Prinzessin verträumt. »Das muss ich sofort malen. Meister, wir werden länger hier bleiben.«

Kropfs Kiefer mahlten. Das Wesen gab ein Geräusch von sich, Kropf legte zwei Schritte zwischen sich und das Wesen. Ohne Umstände griff die Prinzessin in die Wiege, drückte und tastete am Körper des Säuglings herum.

»Wer ist in der Lage, so einem Menschen ein Leid zu tun?«, fragte die Prinzessin.

»Ihm wird nichts passieren«, antwortete Lili. »Ich war schneller.«

»Es ist eine Missbildung«, sagte Kropf und kratzte sich mit dem Pinselstiel am Kopf.

»Ja, aber das zeigt doch nur, zu was die Schöpfung fähig ist«, rief die Prinzessin aus. »Warum habt Ihr mir nie gesagt, was alles möglich ist unter den Menschen?«

Missmutig starrte Kropf, der Maler nach der Wirklichkeit und Lehrer der Prinzessin, das Kind an. Er hatte seiner Schülerin so viel gezeigt, nicht zuletzt von sich. Aber sie hatte nur gelacht, und er hatte seine Beinkleider wieder in die Höhe gezogen. Diese junge Person war einfach nicht zufrieden zu stellen. Seitdem sie sich entschlossen hatte, nicht länger nur Stillleben zu malen, ging es mit ihr über Tische und Bänke. Das pralle Menschenleben war es, das die Prinzessin anzog wie faules Fleisch die Fliegen. Sie wollte das Leben in ihren Bildern einfangen, nicht blühende Blumen und stinkende Käselaibe. Kropf hatte quälende Tage hinter sich. Bei einem Bader waren sie gewesen, einem Zahnausreißer, und am Zahn hatte viel Fleisch gehangen. Kropf war dabei gewesen, als Gerstenkörner aufgeschnitten worden waren, groß wie ein Ei und so prall, dass der Eiter durch den Raum geschossen und an der Wand kleben geblieben war. Sie hatten Axel von Pirenne besucht, den jungen Arzt, der Leichen aufschnitt und das, was in ihnen war, mit beiden Händen in die Luft gehalten hatte. »Darin steckt das Geheimnis des Lebens«, hatte er behauptet. Aber Kropf hatte nur einen blutigen Klumpen gesehen. Angeblich sollte es sich um eine Leber handeln, einen Magen, und das Gekröse, das sich Pirenne wie eine nicht enden wollende Ranke um den Arm gewickelt hatte, war angeblich ein Darm, durch den die Nahrung glitt, bevor sie in verwandelter Form am entgegengesetzten Ende den Menschen wieder verlassen würde. Kropf hatte geschluckt und geschwitzt, war aus dem Raum geeilt, hatte würgend seine letzte Mahlzeit von sich gegeben, und er träumte schlecht seitdem.

Gut, die grässliche Neugier der Prinzessin hatte auch ihre angenehmen Seiten. Sie war von Pirenne angetan gewesen, und als sich der Medicus unempfindlich gegenüber den Reizen der jungen Adligen gezeigt hatte, war Kropf in die Bresche gesprungen und hatte sich mit Leib und Seele, vor allem aber mit dem Leib, eingebracht, um ihr zu zeigen, dass es Männer gab, die ihren Liebreiz sehr wohl wahrnahmen und von ihm entzündet wurden. Aber den Kropf wollte sie nicht, hatte ihn mit den Worten »Ihr könntet ja mein Vater sein« von sich gestoßen, und als Kropf ihr daraufhin noch einmal alles präsentiert hatte, was sie auf ihrem Kreuzzug durch die menschlichen Geheimnisse kennenlernen konnte, hatte sie mit spitzem Finger in seinen entblößten Bauch gepiekt, und sie hatte die Worte gesprochen: »Ihr seid hässlich, aber nicht hässlich genug.« Und dann hatte sie noch hinzugefügt: »Da unten seht Ihr aus wie mein Pferd, nur kleiner. Viel kleiner.«

In derselben Nacht hatte ein niedergeschlagener Kropf seine Frau geschwängert, auch wenn sie ihn abgewehrt, geboxt und geweint hatte. Aber darauf konnte er keine Rücksicht nehmen. Er durfte nicht zulassen, dass seine Seele verletzt wurde. Er war nicht zu alt, um in Frauen Begehren hervorzurufen. Und wenn es mit der Prinzessin nicht gelingen wollte, musste er eben auf seine Frau zurückgreifen, bevor sich in der Zukunft eine andere Möglichkeit eröffnen würde.

Die Prinzessin fand alles faszinierend, was in ihm Ekel hervorrief. Sie war es auch gewesen, die darauf bestanden hatte, ins Siechenhaus zu gehen. Kropf fürchtete sich vor Ansteckung. Er träumte davon, dass sein Gemächte abfaulen könnte. Aber die Prinzessin besaß kein Gemächte. Hätte sie eins gehabt, hätte sie trotzdem keine Angst empfunden. Angst war in diese junge Frau nicht eingebaut. Hätte sie Kropf nicht so fürstlich für seine Dienste bezahlt, er wäre schon lange geflüchtet. Aber dann hätte er sich vielleicht den Zorn des Vaters zugezogen. Der Fürst galt als großherzig gegenüber Freunden, doch er war fürchterlich in seiner Wut, wenn er Ablehnung verspürte.

Die Angst vor dem Verlust der fürstlichen Sympathie war der eigentliche Grund, der Kropf bei der Stange hielt. Alle hatten ihm bestätigt, dass es sich bei diesem Gebäude eher um ein Haus für alte und kranke Menschen handelte als um ein Siechenhaus. Doch für feine Unterschiede hatte Kropf keinen Sinn, zumal die Bewohner entsetzlich aussahen, wie Wesen, die den Bildern von Hieronymus Bosch entsprungen waren. Manche von ihnen redeten nicht, andere sprangen herum wie Frösche. Einer wieherte und neigte dazu, sich zu entblößen, um in unzüchtiger Weise an sich herumzuspielen. Sogar den mochte die Prinzessin, und er mochte sie. Denn er riss, kaum dass er ihrer ansichtig wurde, alle Kleider vom mageren Leib und manipulierte an seinem Geschlecht herum, das zu Kropfs großer Erleichterung nicht reagierte. Den Leib dieses Verrückten hatte er als Skizze auf den Bildern der Prinzessin gefunden.

Ach, er sehnte sich so sehr nach den alten Zeiten: Eine Schale mit Obst oder ein Kürbis auf dem Tisch nebst einer Kerze, danach stand Kropf der Sinn und nicht nach splitterfasernackten, nervösen Männern, bei denen man damit rechnen musste, dass sie über die Prinzessin herfallen würden. Dann hätte Kropf ihr zu Hilfe eilen müssen. Ihm graute davor, mit den ausgemergelten Gestalten zu raufen. Kropf führte ständig einen Knüppel bei sich, mit dem er die angreifenden Nackten abwehren wollte.

»Wir sollten für heute Schluss machen«, schlug er vor. »Ich fürchte, Ihr könntet Euch überanstrengen.«

Er wusste, was er für einen Unsinn faselte. Überanstrengen! Dieses Frauenzimmer! Die Antwort kam prompt. Sie wollte diese Missgeburt malen, die das Mädchen mittags ins Haus geschleppt hatte. Es gab auch eine Amme, sie hatte sich geweigert, hier zu bleiben, wollte aber kommen, um die Missgeburt zu säugen. Das Monstrum sah aus, als habe eine Frau Unzucht mit einem Walfisch getrieben. Aber Fische besaßen eine natürliche Anmut. Das Monstrum sah aus, als habe es der Schöpfer aus Resten zusammengesetzt.

Schon stand die Prinzessin an der Staffelei, warf mit dem Kohlestift eine schnelle Skizze hin, mischte Farben an, und es entstand das Bild eines Wesens, das einerseits in der Wiege lag, andererseits aber nicht. Das da auf der Leinwand war ein Lebewesen, es besaß Kraft, wenn es auch fremdartig und nicht von dieser Welt war. Seltsam, dachte Kropf, so waren meine Bilder nie. Ich muss mit ihr doch noch viel üben.

Dann betrat ein Mann den Raum, der sich von den anderen Bewohnern unterschied. Er trug Hose und Hemd aus sauberem Leinen. Sein Haar war gebändigt, seine Haut allerdings wies darauf hin, dass er hierher gehörte. Lili eilte auf ihn zu, der entsetzte Kropf wurde Zeuge, wie sie ihre Lippen auf die Hand des Mannes drückte. Er ließ nicht zu, dass Lili vor ihm niederkniete, und stellte sie mit einer Kraft auf die Beine, die man ihm nicht zugetraut hätte.

»Ihr müsst Euch nicht bedanken«, sagte er zu Lili. »Wir leben vor den Toren der Stadt, weil uns die Lübecker nicht ertragen. Aber wir bleiben Menschen. Deshalb helfen wir anderen Menschen, deren Leben bedroht ist.«

»Geht von der Wiege fort«, sagte die Prinzessin. »Ihr stört. Euer Aussehen ist so ... so normal. Solche wie Euch kenne ich hundertfach. Ich will das Kind.«

Es war schon Abend, als Lili ins Elternhaus zurückkehrte. Sie war müde, die Arme hingen schwer herab, denn die Frau, die angeblich eine Prinzessin war, hatte ihr verboten, Kaspar in die Wiege zurückzulegen. Lili musste ihn die ganze Zeit auf dem Arm halten. Erst als sie mit ihrem Bild zufrieden war, hatte sie nachgegeben. Lili war es nicht recht gewesen, dass sich Fremde im Siechenhaus aufhielten. Aber der Mann, auf den dort alle hörten, hatte ihr versichert, dass es sich um eine echte Prinzessin handelte und dass sie ihr Wort gegeben hatte, nichts zu verraten. Angeblich war das Wort einer Prinzessin so viel wert wie Gold.

Lili stand schon am Fuß der Treppe, als sie es sich anders überlegte. Ihr war danach, mit dem guten Jütte zu sprechen, wenn sie auch nicht wusste, ob sie ihm verraten durfte, was heute passiert war.

Die Tür zum Bureau war geschlossen, das kam sonst nicht vor. Als die Tür von innen aufgerissen wurde, musste Lili zur Seite springen, sonst wäre sie umgestoßen worden. Dass Sven blass war, sah sie trotz der schlechten Beleuchtung. Dabei war der Däne immer blass, aber heute war es so schlimm wie nie. Sie fragte ihn, was denn wäre. Sven deutete nach drinnen und knurrte: »Frag sie.« Dann stürmte er davon, als müsse er im letzten Moment die Latrine erreichen.

Appolonia Wendt saß in dem Stuhl, den Jütte ihr hingerückt hatte. Da hatte er noch nicht gewusst, was sie auf dem Herzen hatte. Am liebsten hätte er den Stuhl umgestürzt und mit ihr das feiste Frauenzimmer. Bebend vor Wut durchmaß er den Raum und versuchte, den Mann zu ignorieren, der hinter Appolonia stand.

Plötzlich drehten sich alle zu Lili um. Die wusste nicht, was sie verraten hatte, sie hatte doch kein Geräusch gemacht.

»Das Kind muss verschwinden«, sagte Appolonia.

»Warum denn?« fauchte Jütte. »Ihr betont doch immer, dass alles rechtens ist, was Ihr vortragt. Dann kann sie es genauso gut gleich von Euch hören.«

Mit grimmiger Zufriedenheit sah Jütte, dass Appolonia dies nicht recht war. Lili war hellwach. In diesem Raum herrschte eine Atmosphäre wie bei den Hahnenkämpfen, die sie auf dem Markt gesehen hatte. Die Luft vibrierte, etwas stand bevor.

»Komm her, mein Kind«, sagte Appolonia.

Lili bewegte sich erst nicht und ging dann zu Jütte, der sich nicht gerührt hatte. Er spürte, wie ihm der Stolz das Rückgrat hinaufkroch. Lili wusste, dass ihr nicht gefallen würde, was sie jetzt zu hören bekommen würde.

»Wie geht es meinem Vater?«, fragte sie.

Worte, die sich wie ein Bremsklotz in den Weg des beginnenden Redestroms der Appolonia Wendt legten. Die spürte, dass sie nicht umhinkommen würde, das Mädchen anzufassen.

Im Nachbarbureau, zu dem die Flügeltüren geschlossen waren, gab es scharrende Geräusche. Jütte wusste, dass sie dort alle lauschten. Appolonia ging zu Lili und hockte sich vor sie hin. Dieses verfluchte Kind war größer, als sie gedacht hatte. Und es mochte Appolonia nicht. Die dachte: Wenn du mich umstößt, bringe ich dich um.

»Also, meine liebe Liliane«, begann Appolonia. »Du weißt, ich bin deine Tante. Die Schwester deiner Mutter, unserer lieben Martha. Möchtest du mir nicht einen Kuss geben? Es würde mir das Folgende erleichtern. Dir auch.«

Lilis Angst stieg ins Unermessliche.

Appolonia redete, ohne einmal abzubrechen. Sie sei die Tante, die nächste Verwandte, denn die Geschwister von Heinrich, Lilis liebem Vater, würden leider ausfallen. Der Bruder, weil er sehr krank sei und keinen Verstand besäße; und die Schwester, weil sie seit 10 Jahren vermisst wurde und seitdem niemand von ihr etwas gehört hatte. Man müsse annehmen, dass sie tot sei.

»Und das, Lili, müssen wir schweren Herzens auch von deinem Vater annehmen.«

Lili hörte auf zu atmen.

»Der Mann, den du dort siehst, ist der Advokat Dau. Kurzer Name, langer Verstand.« Appolonia lachte unvermittelt und brach gleich wieder ab. »Er hat ein Dokument bei sich, in dem steht, dass dein Vater tot ist. Gut, gut, ich weiß, was du sagen willst. Aber er ist verschwunden und hat ein Geschäft zurückgelassen, das zugrunde gehen wird, wenn er nicht schnell zurückkommt.«

»Jütte ist da. Jütte macht alles gut.«

»Natürlich ist der alte Buchhalter eine treue Seele. Aber er kann kein Geschäft leiten. Er kann nur Anordnungen ausführen. Und die wird er in Zukunft von mir bekommen.«

Lili drehte sich zu Jütte um. Der zuckte die Schultern und sagte: »Diesmal hat sie es schlauer angefangen, Lili. Sie hat Dokumente, sie ist als Verwalterin der Firma eingesetzt, solange dein Vater verschwunden bleibt. Was, wie wir beide wissen, nicht lange der Fall sein wird.«

»Behaltet Eure privaten Meinungen für Euch«, sagte Appolonia zornig. Sie stand auf, weil sie es nicht länger in der unnatürlichen Hocke aushielt. Sie hatte nicht die Figur dafür.

»Das Geschäft muss in der Familie bleiben«, sagte sie zu Lili. »Ich bin sicher, du wirst das verstehen.«

Lili fragte: »Wo werden wir wohnen?«

»Darüber werden wir reden, wenn es so weit ist.«

»Wo werden wir wohnen?«

Erneut antwortete sie ausweichend, erneut stellte Lili dieselbe Frage.

»Wir werden natürlich in der Nähe des Geschäfts sein müssen«, sagte Appolonia unwillig. »Ich kann nicht jedes Mal durch die halbe Stadt eilen, wenn es ein Problem gibt.«

Aus Jütte kam ein Geräusch hervor, nur kurz, er hatte sich sofort wieder unter Kontrolle. Aber er fand die Vorstellung einer mit wehenden Kleidern durch die Straßen rennenden Appolonia Wendt einfach zu spaßig. Jütte fühlte sich wie nach dem Genuss eines Kruges Wein: leicht berauscht, keineswegs betrunken, nur ein wenig schwindlig. Das war seine Art, auf die schlechte Neuigkeit zu reagieren. Er hatte die Papiere studiert, die ihm der Advokat vorgelegt hatte. Demnach ging es darum, das Wohlergehen der Firma über alles andere zu stellen. Da Schelling verschollen war, da seine Frau tot war und Schellings Geschwister ausfielen, war Appolonia Wendt, Schwester von Martha, die Nächste und Erste, die dafür in Frage kam, das Salzhaus zu leiten. Kommissarisch, hieß es in den Papieren an einer Stelle. Aber es gab auch andere Stellen, und der Advokat hatte sich die nebulöse Bemerkung entreißen lassen, dass er in der Eile nicht alle Papiere dabei habe. Das alarmierte Jütte. Hier lief etwas ab.

Man legte ihm nur vor, was man schlechterdings nicht verwerfen konnte. Aber hinter den Kulissen lief etwas ab. Appolonia Wendt schwang sich zur neuen Herrin auf – wenn Schelling verschollen blieb, konnte man den Zustand kommissarisch nennen oder sonst wie. Dann würde sie faktisch die neue Besitzerin sein.

Jütte hielt die Frau vor sich nicht für eine Mörderin. Aber machtgierig war sie. Wann bot sich schon die Gelegenheit, eines der angesehensten Häuser der Stadt im Handstreich zu übernehmen? Die Wendts waren angesehene Bürger. Appolonias Mann war eine langweilige, graue Erscheinung, korrekt bis in die Haarspitzen, ein Mensch, den man ins Wasser treiben konnte, wenn man ihm illegale Praktiken unterstellte. Appolonia hatte bald nach der Hochzeit begonnen, sich an der Seite des Bürokraten zu langweilen. Das war der Grund, warum sie sich in so viele Vereine und Gesellschaften eingemischt hatte – meist, bevor man sie um Mitarbeit gebeten hatte. Sie war einfach da gewesen und hatte mit ihrer Umtriebigkeit schnell Einfluss gewonnen, der sie aufblühen ließ.

Appolonia lebte mit ihrem Mann und zwei erwachsenen Töchtern in einem handtuchschmalen Gebäude, das aus allen Nähten platzte. Die Leidenschaft ihres Gatten für Bücher war das Hindernis für den von Appolonia seit Langem geforderten Umzug in repräsentativere Räumlichkeiten. Angeblich würden die wertvollen Druckerzeugnisse einen Umzug nicht vertragen. Gegen diese Dickfelligkeit rannte Appolonia seit Jahren an – vergeblich. Für Jütte war es keine Frage, dass nun der Umzug ins Salzhaus bevorstand. Natürlich würde auch dann genug Platz für Lili und Paul bleiben. Aber würde Appolonia sie unter demselben Dach dulden? Jütte fürchtete einen Hinterhalt. Aber er wollte Lili nicht noch mehr Angst bereiten, als sie in diesem Moment sowieso schon fühlte. Blass und schockiert stand sie vor der Tante, die sich in wolkigen Äußerungen über die Zukunft der Kinder erging und immer wieder auf Lili zutrat, um ihr über die Haare zu streichen. Lili duldete keine

Berührung gegen ihren Willen und stand am Ende neben Jütte, wohin ihr die Tante nicht mehr folgte.

»Fürs Erste wird sich nichts ändern«, behauptete Appolonia und lächelte. Lili verließ den Raum, zum Abschied warf sie Jütte einen Blick zu. Der begriff, dass sie nachher mit ihm reden wollte.

Gern hätte er die Wendt abgewimmelt, aber sie blieb ihm erhalten. Neugierig schnürte sie durch das Bureau, verlangte, dass alle Türen geöffnet wurden, und ließ die erschreckt davonstiebenden Schreiber zusammenrufen, um sich ihnen in einer kurzen Rede als neue Chefin vorzustellen. »Ihr könnt jederzeit zu mir kommen«, behauptete sie. »Nur zwischen ein Uhr nachts und sieben Uhr morgens bitte ich von Besuchen Abstand zu nehmen.« Sie lachte so lange, bis auch der sturste Zuhörer sich ein pflichtgemäßes Grinsen abgerungen hatte. Bei einigen Angestellten war ein Schuss Frivolität dabei, denn Appolonias Ruf in Bezug auf Männer war bis ins letzte Haus gedrungen.

Sie rang sich auch einige anteilnehmende Worte über Schelling und die arme Martha ab. Aber dahinter stand kein wahrhaftiges Gefühl, es war nur Höflichkeit.

Sven, mittlerweile zurückgekehrt, aber immer noch blass, fragte: »Was ist mit dem Herrn Buchhalter? Wird er uns keine Befehle mehr erteilen?«

»Doch, der Buchhalter Jütte bleibt weiter der Vorsteher des Bureaus. Aber er ist nicht mehr der Stellvertreter des Salzherrn. Das bin ich.«

»Warum nicht der Herr Schulleiter Wendt?«

Sie starrte Sven an, als würde sie erwägen, ihn auf der Stelle zu entlassen. Aber er lächelte so harmlos wie ein Idiot.

»Mein Mann hat viel Arbeit«, sagte Appolonia. »Er vertraut mir in jeder Hinsicht …«

»In jeder Hinsicht?«

Appolonias Mund blieb offen, so verblüfft war sie über die lächelnde Unverschämtheit dieses Ausländers.

»In jeder Hinsicht«, sagte sie mutloser als sie es beabsichtigt hatte. »Ich leite die Salzangelegenheiten.«

»Darin habt ihr sicherlich Erfahrung.«

Jütte dachte: Halt das Maul, Kerl.

In der Puppenstubenwelt herrschte Frieden. Lili saß auf dem Sofa, einer Maßanfertigung des Tischlers, mit dessen Tochter sie befreundet war. Das Sofa bot Platz für zwei Kinder, nicht mehr. Es war kleiner als ein Sofa für Erwachsene, aber viel größer als Spielzeug.

Kaspar ging ihr nicht aus dem Kopf. Jetzt glaubte sie, was die Hebamme immer wieder behauptete: Ihr kleiner Bruder war krank und sehr schwach. Die Amme hatte berichtet, dass ihm das Trinken Schwierigkeiten bereitete. Aber er musste trinken, es gab keine andere Nahrung für Säuglinge, die so klein waren, gerade vier Wochen. Kaspar war blass, unter der Haut zeichneten sich die Adern ab. Er schlief viel, und wenn er wach wurde, weinte er. Aber selbst dazu war er zu schwach. Im Siechenhaus hatte er vor sich hingegreint, ein leises Meckern, das Lili am Herz riss.

An der Amme lag es nicht. Sie war lieb zu dem Kind, darauf hatte Lili geachtet. Sie streichelte es, schaukelte es auf ihren Armen und summte ihm Lieder vor. Nur vor den Bewohnern im Siechenhaus graute es der Amme, das hatte sie auch zugegeben.

Lili wollte mit der Hebamme sprechen, aber heute war sie nicht dazu gekommen. Seitdem das neue Jahr angebrochen war, lebte Lili in einer neuen Welt. Die Zeit hatte alles neu gemacht – und nichts besser.

Als sie im Puppenhaus auf ihrem Sofa saß, die Handflächen auf den blutroten Bezug gelegt, dachte sie: So ist das, wenn man erwachsen wird. Nebenan lag Paul und schlief. Unter dem Dach, dem erwachsenen Dach, wohnte das Dienstmädchen in ihrer Kammer. Der Diener wohnte nicht im Haus, er ging abends zu seiner Familie. Aber Lili wusste, wo sie wohnten, er hatte gesagt, dass er sofort vorbeikommen würde, wenn es notwendig sein sollte. Jütte hatte sich ein Sofa in die Kammer stellen lassen, in der sie die alten Kontorbücher aufbewahrten. Dort schlief er seit einigen Tagen und war nicht zu bewegen, nach Hause zu gehen.

»Ich habe keine Angst«, hatte Lili zu ihm gesagt. Er hatte nur gelächelt.

Lange stand sie vor der Tür. Zweimal streckte sie die Hand aus und zog sie zurück. Sie durfte ihn nicht stören, er musste schlafen. Er war schon alt, viel älter als der Vater.

Als die Tür sich öffnete, erschrak Lili. Dann lachte sie. Verlegen griff Jütte auf den Kopf und nahm die Mütze ab. Aber die seltsame Nachtbekleidung trug er immer noch, die fand Lili genauso komisch. Seine haarigen Beine ragten aus einem langen Hemd heraus, das aussah wie ein Rock.

»Ich werde mich daran gewöhnen«, sagte Lili tapfer.

»Ich sehe mich ja nicht«, murmelte Jütte und ging zum Lager zurück, bevor seine Füße noch kälter werden konnten. Jetzt ließ ihn die Durchblutung nicht nur morgens im Stich, auch abends machte sie früher Feierabend als er.

Selbst in der winzigen Kammer, in der deckenhoch verstaubte Bücher gestapelt waren, verließ ihn seine gute Erziehung nicht. Er bestand darauf aufzustehen und wollte sich vollständig ankleiden. 10 Minuten später saß er auf dem Sofa unter Decken, Lili saß auf der Kante und berichtete über den Tag und seine Aufregungen. Es war dem Dienstmädchen zu verdanken gewesen, dass Lili rechtzeitig erfahren hatte, in welcher Gefahr Kaspar sich befand. Sven, morgens der Erste im Bureau, noch vor Jütte, hatte von der Brauerfamilie Wittmer Pferde und Kutsche besorgt, und sie waren zu Kaspar geprescht, dass Schnee, Matsch und Wasser meterhoch weggespritzt waren. Sven, der Kutscher, hatte vor Begeisterung geschrien.

»Der gute Junge«, murmelte Jütte. »Und ich habe ihn gescholten, weil er spät zur Arbeit erschien.«

Sven hatte nichts verraten, weil Lili ihm dies nicht erlaubt hatte. Jütte war ein wenig eingeschnappt, aber die Verstimmung hielt nicht lange an, denn er sah, wie zerrissen Lili war. Er dachte: Das Schicksal ist nicht nett zu diesem Kind.

Auch Jütte hatte etwas zu berichten. Am Nachmittag hatte ein alter Kapitän im Bureau gestanden und mitgeteilt, dass sich Heinrich Schelling mit Sicherheit nicht in einem Hospital oder Stift in Lübeck und im Umkreis von so vielen Kilometern wie bis nach Hamburg aufhalte. Er wollte nicht damit herausrücken, was die alten Leute auf Bitten von Jütte unternommen hatten, um den Vermissten zu finden. Aber es musste eine große Aktion gewesen sein, an der viele Menschen beteiligt gewesen waren.

»Warum verfolgen sie einen Säugling?«, fragte Lili. »Was wollen sie mit ihm machen?«

Die ehrliche Antwort wäre gewesen: Sie wollen ihn töten, weil er ihnen im Weg ist. Aber das sagte Jütte nicht. Er sagte gar nichts, fragte stattdessen, ob Lili mit der Hexe gesprochen hätte, dieser Sybille Pieper. Wie es ihr ginge, ob sie womöglich nach ihm, Jütte, gefragt habe. Verwundert lauschte Jütte seinen eigenen Worten nach. Verwundert hörte er Lilis Antwort: »Ja, sie hat nach Euch gefragt.« Sie gab Jütte Gelegenheit, eine Frage zu stellen. Als er schwieg, fuhr sie fort: »Sie sagte, sie hat Euch nicht vergessen und denkt manchmal an Euch.«

»Das hat sie gesagt?«, fragte Jütte verdutzt und wollte es dreimal hören, so oft, bis Lili ausrief: »Aber habt Ihr es denn immer noch nicht verstanden?«

Mit schief gelegtem Kopf studierte sie Jüttes Gesicht, das er ihr jedoch in diesem Moment nicht präsentieren wollte. Der alte Mann tat stattdessen, als habe er in dem Buch auf dem Beistelltisch etwas Wichtiges entdeckt, das er dringend inspizieren müsse.

»Gute Nacht«, sagte Lili leise.

39

In dieser Nacht nahm sie sich ihren Advokaten her, dass dem Hören und Sehen verging. Er war ein schlanker Mann, er besaß kein Fett, das die schlimmsten Stöße hätte abmildern können, zu denen sie ihn fortgesetzt aufforderte. Und sie verstand es weiß Gott, ihren Forderungen Nachdruck zu verleihen. Der Advokat war nicht arglos in diese Affäre hineingeschliddert. Man hatte ihn gewarnt: Eine Menschenfresserin war sie genannt worden, noch ehe er mit dem Gedanken gespielt hatte, wie es wäre, mit einer der bekanntesten und üppigsten Frauen Lübecks Unzucht zu treiben. Der Advokat war kein Kostverächter und nicht unerfahren. Entjungfert im Alter von 14 durch eine Hure, hatte er die Zeit des Studiums genutzt, um sich die Hörner abzustoßen, zumal in den Orten, in denen er fremd war und keine Rücksicht auf seinen Ruf nehmen musste.

Der Advokat war 23 und hatte ein Ziel. Es zog ihn zum Richteramt, aus dem er in eleganter Kurve auf eine politische Karriere zusteuern wollte. Seine Handicaps waren die Herkunft aus einfachen Verhältnissen und begrenzter Fleiß. Seine Vorteile waren das gute Aussehen und eine Lust an geschlechtlicher Betätigung, die die Aktivität seiner Altersgenossen weit übertraf. Das waren die Pfunde, mit denen er wucherte. Appolonia Wendts Ruf als Förderin junger Talente in allen Disziplinen, die der Wohlfahrt der Stadt nutzen konnten, ließ sie naturgemäß oft an Juristen und Lehrer geraten. In beiden Fällen gewann sie zwar eifrige, aber selten beeindruckende Liebhaber. Sie taten, was getan werden musste. Aber das von Appolonia gesetzte Klassenziel verfehlten die meisten. Dennoch hielt sie es mit ihnen einige Monate aus. Denn Lübeck war zwar eine große Stadt, aber Lübeck war nicht die Welt, und der Nachschub stockte häufiger als der unersättlichen Frau lieb war.

Wenn sich die Liebhaber verausgabt hatten und Appolonia von ihnen keine Überraschung mehr erwarten durfte, legte sie sie ab oder schickte sie in andere Städte, was sie im Falle von blutjungen Liebhabern gern tat, denen so immerhin neben der Erinnerung an nicht enden wollende Nächte und Fleischberge die Chance auf eine anständige Ausbildung blieb. So arbeitete Appolonia Wendt emsig an der Verbesserung des männlichen Geschlechts.

Es konnte nicht ausbleiben, dass ihr Weg und der des Advokaten sich kreuzten. Noch am ersten Abend prüfte sie, ob bei ihm Begehrlichkeit und Fähigkeit in eins fielen. Kein Zweifel: Der gutaussehende Bursche gehörte zum oberen Fünftel und führte fortan das Leben eines Liebhabers, der Gewehr bei Fuß stand und sich ohne Zeitverlust zur Verfügung zu halten hatte, wenn der Geliebten der Sinn nach Beischlaf stand.

Anfangs war der Advokat dem Irrtum aufgesessen, bei der Frau Gefühle wie Dankbarkeit und Müdigkeit erzeugen zu können. Weit gefehlt. Appolonia wollte ihre Männer keine halbe Stunde, sondern eine Nacht. Und wenn sie von Nacht sprach, so meinte sie einen Zeitraum von acht bis 10 Stunden. Es hatte Liebhaber gegeben, die sich irgendwann hatten verleugnen lassen, um nie wieder Zeit für eine Begegnung zu finden. Einige hatten sogar, während sie noch ihre wundgescheuerten Häute den lindernden Salben aus der Apotheke anvertrauten, den Wohnort gewechselt, nur um Appolonia nicht mehr begegnen zu müssen.

So weit war der Advokat noch nicht. Jugend, Potenz und der Drang nach Karriere ließen ihn standhalten. Aber es war jedes Mal eine schwere Prüfung, denn Appolonia liebte es, hart zuzupacken und die Last, die sie sich zu Beginn des Akts gern auflud, ansatzlos abzuwerfen, um sich sodann gierig auf die Männer zu werfen, sie unter sich zu begraben, um sie in einer für die unten Liegenden schier endlosen Prüfung zuschanden zu reiten. Appolonia wog keine zwei Zentner, aber der Advokat wog kaum mehr als einen, sodass beim Zusammentreffen beider Körper der Verlierer von vornherein feststand. In den ersten Wochen war der Advokat sicher gewesen, seine mächtige Geliebte beherrschen zu können. Jetzt ging es nur noch darum, standzuhalten und sich zu den vielen Pfunden nicht auch noch Spott und Hohn aufzuladen. Denn Appolonia liebte es, ihre Gefühle in Worte zu fassen. Dies galt besonders für schlechte Gefühle, die ihr bereitet worden waren. Dann kam es für den Geliebten knüppeldick. Kaum mochte der sich in der Sicherheit wiegen, nach solcher Verdammnis den Laufpass zu erhalten, klemmte sich Appolonia den Kandidaten zwischen die Gliedmaßen, um ihn ein weiteres Mal seiner Bestimmung zuzuführen. Währenddessen wurde sie laut und schlug auch gern um sich. Das vertrug nicht jeder gleich gut. Doctor Ebel, der frühere Stadtarzt, war gut beraten, die Verschwiegenheit gerade in diesem Fall zu beachten. Denn mehr als einmal war er zu ungewöhnlichen Uhrzeiten an ein Liebeslager gerufen worden, auf dem Opfer zu besichtigen waren, die Appolonia handlungsunfähig oder bewusstlos hinterlassen hatte. Einer hatte sich das Gemächt gebrochen. Das war für den Arzt eine willkommene Abwechslung, aber häufiger traf er ausgerenkte Schultern, verstauchte Handgelenke oder Quetschungen an allen Körperteilen, zu denen Appolonia Zugang hatte oder sich verschaffte.

In dieser Nacht gab es etwas zu feiern: Appolonias Sieg über einen widerspenstigen Buchhalter und ein störrisches Mädchen. »Ich bin eine Kauffrau«, rief sie ein ums andere Mal und warf den Advokaten, der sich zum zweiten Mal darum bemühte, Eindruck zu hinterlassen, hin und her. Sie klemmte den Schiffbrüchigen der Liebe zwischen ihre Schenkel, legte ihre Arme um seinen Rücken, und während der Advokat dachte: Das überlebe ich nicht, holte sich Appolonia das Gefühl, dessen sie so oft bedurfte, dass sogar ihr Angetrauter bisweilen an der Reihe war. Der Gatte wusste, dass er als Lückenbüßer diente, aber er war mit den Jahren demütig geworden und verstand es, Appolonia wenigstens durch sein rhetorisches Talent Freude zu bereiten. Niemand konnte Appolonia so herrlich beschimpfen wie Ruprecht. Sein Vorrat an Schimpfworten war ungeheuer, seine Zoten waren widerlich. Jeden anderen hätte Appolonia für einen Bruchteil der Unanständigkeiten auf der Stelle getötet. Bei ihm empfand sie höchsten Genuss, und in einem Akt gegenseitigen Gebens und Nehmens schaukelten sich die Eheleute zu süßen Gefühlen empor, die Ruprecht vergessen ließen, was er zehnmal in der Woche dachte. Nein, er würde sich nicht scheiden lassen. Er würde sich weiter betrügen und zum Narren halten lassen.

»Das war mein Meisterstück«, stöhnte der Advokat, als er wieder sprechen konnte.

»Das ist wohl wahr«, sagte Appolonia, aber sie meinte die Chuzpe, mit der er das Recht geschmeidig ausgelegt hatte. Während der Advokat längst schlief, fand Appolonia keine Ruhe. Ab morgen würde man sie auf den Straßen mit noch mehr Ehrerbietung grüßen als bisher. Nicht jeder in der Stadt wusste, wozu Schulen und ihre Leiter gut sein sollten. Aber Kaufleute! Salzkaufleute! Das war der Adel, darüber kam nichts mehr. Lübeck bestand aus Handel, und der Handel bestand zu einem großen Teil aus Salz. In diese Tradition würde Appolonia eintreten. Der Glanz der Vision verdeckte alle Probleme, die noch gelöst werden mussten. Den alten Buchhalter würde sie schassen, nicht sofort, momentan war er unverzichtbar. Aber sie würde Leute ihres Vertrauens in die Firma bringen, und mit jedem Tag würde der Stern des renitenten Buchhalters sinken.

Und dann die Kinder. In Lili und Paul sah sie Konkurrenten, besonders in dem Mädchen. Paul war noch klein und ein Junge. Was würde aus ihm werden? Ein Mann, damit kannte Appolonia sich aus. Aber Lili war schon 13. Sie war klug. Mit jedem Tag würde sie klüger werden, gerissener, gefährlicher. Und eine Konkurrentin. So eine Natter würde sie nicht an ihren Brüsten hegen. Zärtlich legte Appolonia eine Hand auf den Mann neben ihr. Der schlafende Mann zuckte zusammen und kreuzte seine Hände in einer rührenden Geste der Abwehr vor dem Geschlecht.

Die Kinder würden verschwinden, sie musste sich nur noch eine elegante Methode ausdenken. Und dann der Umzug! Aus der Studierstube, zu der ihr Mann das Heim umgebaut hatte, in einen repräsentativen Bau, eine der ersten Adressen der Stadt. Aufbruch! Ankunft! Appolonia Hanseatica!

Er war nicht sicher, ob er etwas gehört hatte. Etwas kratzte an der Tür. Oder nicht. Oder doch. Egal. Sein Kopf fiel auf die Seite, Schlaf, sonst war ihm nichts geblieben. Haut und Knochen und was nach vielen Tagen ohne Nahrung von einem Körper übrig ist.

Er war sicher, dass er etwas gehört hatte. Kein Geräusch, das von der Straße kam. Jemand wollte in das Haus, jemand wollte zu ihm. Davor hatte er sich einmal gefürchtet, jetzt nicht mehr. Furcht bedurfte der Kraft, sich zu fürchten. Vergangenheit.

Aber das an der Tür hörte nicht auf. Nikolaus Holl befreite sich von den Decken, in die er sich vor langer Zeit eingehüllt hatte. Damals, als das Pissen noch geholfen hatte. Die letzte Decke fiel, Fliegen waren in der Luft. Verwundert verfolgte Holl ihren Weg. Wovon ernährten sich Fliegen? Würde es auch ihm schmecken? Er fiel um, ungeschützt prallte er mit dem Gesicht auf den Steinboden.

An der Tür. Er musste hin. Jemand brachte Essen. Holl gluckste, früher hatte er gelacht. Wer sollte ihm Essen bringen? Aber es gab Wunder, die Kirchen waren voll von ihnen. Auf allen Vieren kroch er zur Tür, es dauerte lange, weil er kaum vorankam. Haut und Knochen, keine Muskeln mehr.

Dann ging die Welt unter, die Tür brach aus den Angeln, Splitter, Licht, gleißend, blind machend. Eine ungeheure Kraft riss Holl auf die Beine.

»Lies!«, forderte ihn die Kraft auf.

Bürger von Lübeck!

Gewarnt wird vor der Geheimgesellschaft LEVIATHAN. Die scheinheilige Brüderschaft, die uns schon aus Anlass des neuen Jahrhunderts mit ihren rückwärts gewandten Heilslehren die Zeit stahl, hat zum Verstand auch noch das Herz verloren.

LEVIATHAN war es, der in einer schäbigen Aktion den Leichnam der hoch angesehenen Mitbürgerin Martha Schelling raubte.

Nicht einmal die Würde der Leichenruhe konnte die Fanatiker davon abhalten, die Überreste der Frau zum Schauplatz der geheimen Treffen von LEVIATHAN zu bringen.

In einem Lagerhaus am Hafen feiert LEVIATHAN seit Monaten heidnische Feste, in deren Verlauf es zu Trunkenheit und unzüchtigen Begegnungen zwischen Männern und Frauen kommt. Lübecks Huren verdienen seit einigen Monaten doppelt so viel.

Martha Schelling wurde auf dem Altar von LEVIATHAN geopfert.

Bürger von Lübeck! Wie lange wollt ihr Euch das Treiben im Lagerhaus noch bieten lassen?

Kaufmann John Bay, wann hören wir von Euch, dass Euer Lagerhaus frei ist von Praktiken, die wir seit 500 Jahren für überwunden hielten?

Bevor wirklich ein neues Jahrhundert anbricht, muss sich in den Köpfen noch viel ändern.

Bürger, die es gut mit Lübeck meinen.

»Was hast du mir zu sagen?«, fragte die Kraft.

Hilflos blinzelte Holl in das Licht.

Die Kraft stieß ihn von sich. Holl stürzte zu Boden. Überall Schmerz, aber er spürte ihn nicht, die Angst war größer.

»Du hast es übertrieben«, sagte die Kraft. »Wir haben dich gewarnt. Jetzt hast du es übertrieben.«

»Aber …« Mehr kam nicht aus Holl heraus. Er kannte die Worte noch, auch ihren Sinn. Aber er wusste, dass die Worte, die in ihm waren, auf dem Weg in die Welt ihren Sinn verlieren würden. So schloss Holl den Mund und auch die Augen. Er beugte den Kopf und entspannte sich. Aus Fäusten wurden Hände, die am Körper herabhingen. Und in dieser Haltung, entspannt wie nie in seinem armseligen Leben, erwartete er die Strafe, die unverzüglich folgte.

Es tat weh, natürlich tat es weh. Aber nicht lange. Denn die Kraft war sehr, sehr zornig.

40

Wenn Trine Deichmann etwas hasste, dann war es eine Krankheit. Erträglich fand sie an diesem Zustand nur eins: ihren Joseph. Nie war er so liebevoll zu seiner Frau wie in den Stunden, in denen sie übel gelaunt im Bett lag. Je wehrloser sie sich fühlte, umso fürsorglicher wurde Joseph. Er trug eine Schürze, brachte Brühe, Fleisch, Fisch, Bier, Wein. Und ständig summte er. Das regte Trine am meisten auf. 50-mal am Tag lag seine Hand auf ihrer Stirn und prüfte das Fieber. Er bestand darauf, das Kissen aufzuschütteln – immer dann, wenn Trine es sich gerade gemütlich gemacht hatte. Um die Kranke aufzumuntern, berichtete er lustige Geschichten aus der Gaststätte – meistens dann, wenn Trine gerade ein wenig Schlaf gefunden hatte.

Es gab nur einen Grund, der verhinderte, dass sie platzte: Josephs Medizin. Ein dunkelgrüner Saft, dickflüssig, Blasen werfend, nach unbekannten Essenzen riechend. Joseph holte Zutaten aus der Apotheke, stieg in den Keller hinab, wo er einiges hinzufügte und alles zusammenrührte, um es zuletzt Trine einzuflößen.

Sie fragte: »Woraus besteht die Medizin?«

Er sagte: »Das ist ein Geheimnis.«

So ging es seit Jahren. Im Keller des Deichmannschen Hauses lagerten exotische Elixiere. Joseph kannte Rezepturen, die er seiner Frau nicht verraten wollte. Es gab einen Schlüssel, den er bei sich trug oder an einem Ort versteckte, den Trine noch nicht entdeckt hatte – in vielen Jahren Suche nicht entdeckt. Es ging etwas vor in diesem Keller, und sie wusste nicht was. Das hätte auch eine weniger neugierige Frau aufgeregt. Aber Trine war sehr neugierig, und Joseph war ihr Mann. Warum ersparte er ihr diese Qual nicht? Warum lächelte er sie nur an und sagte: »Du musst nicht alles wissen.«

Manchmal glaubte Trine zu wissen, was er in seinem Keller außerdem noch zusammenrührte. Aber so genau wollte sie es dann wiederum nicht wissen. Sie fragte ja auch nicht nach, warum er sich ausgerechnet nach den Frauen erkundigte, die im zweiten, dritten oder vierten Monat schwanger waren und diesen Zustand beenden wollten. Trine nannte ihm den Namen der Frauen und wo sie wohnten. Wenn sie die Frauen das nächste Mal sah, waren sie nicht mehr schwanger, und Joseph machte ein Gesicht, als könne er kein Wässerchen trüben.

Heute wartete sie darauf, dass sie Josephs dunkelgrünen Sud schlürfen konnte, denn sie wusste: Zwei Tage später würde sich ihr Zustand verbessern. So war es immer gewesen, und auch wenn sich in Trines Leben alles zum Schlechten veränderte, auf Josephs Elixier war Verlass.

Als Lili in der Tür stand, sagte Trine: »Geh raus. Sonst wirst du krank.«

Trine konnte immer noch kaum glauben, wie selbstständig und mutig Lili gehandelt hatte. Alle hatte sie abgehängt: die Ärzte und die Deichmanns. Trine gab Ratschläge, wie man den Säugling am besten behandelte. Sie sagte auch, dass Kaspar wahrscheinlich nicht überleben würde.

Trine war klar, dass nach den Aufregungen des letzten Tages alles wieder so war wie vorher. Niemand wusste, wo sich Kaspar aufhielt, also konnte Rüster weiter behaupten, dass der Säugling durch Trines Schuld ums Leben gekommen war. Das war beunruhigend, doch die Krankheit machte Trine angenehm schläfrig, sodass sie nicht in Panik geriet. Sollten Rüster und die, mit denen er zusammensteckte, doch weiter auf Trine schießen. Rüster hatte seinen Freund, den jungen Medicus, verloren. Vielleicht würde er jetzt Ruhe geben, einige Tage zumindest. Und falls man sie als Mörderin anklagen wollte, gab es ein mächtiges Faustpfand: das lebende Karpfenkind Kaspar.

Das alles ging Trine durch den Kopf, während Lili bei ihr war. Aber das Kind brach bald auf, angeblich wollte sie mit ihrem Bruder ins Salzhaus des Vaters, um einen Salzkristall auszusuchen. »Wir wollen ihn in unser Puppenhaus stellen«, sagte Lili. »Damit wir etwas haben, was uns an Vater erinnert.«

Als Lili gegangen war und Joseph ins Zimmer trat, berichtete Trine.

Joseph fragte: »Ein Kristall? Ein großer Brocken? Ja, wird das Salz nicht vollkommen zerkleinert, damit man es in Fässer füllen kann?«

Aber sie kamen von dem Thema ab, denn Joseph reichte seiner Frau das neue Flugblatt.

»Jetzt ist es so weit«, sagte sie, als sie es gelesen hatte.

Aber es war erst abends soweit. Es musste erst dunkel werden, bevor die Menschen, die sich vor dem Lagerhaus versammelt hatten, zu dem schreiten konnten, weshalb sie gekommen waren. John Bay, der Besitzer, war zugegen und redete wie aufgezogen. Jeden packte er am Arm und wollte ihn überzeugen, dass er ahnungslos gewesen sei. Niemand glaubte ihm, Bay wurde immer aufgeregter und redete schon lange englisch, was seine Überzeugungskraft nicht erhöhte.

»Es gibt keinen Altar«, rief er händeringend, leider in Englisch.

Man forderte ihn auf, den Weg freizugeben, sodass man das Lagerhaus inspizieren könne. Das lehnte Bay ab, aber bevor er dies tat, wurde er von zwei Begleitern zur Seite genommen und eingehend instruiert.

Währenddessen versammelten sich immer mehr Menschen. Das Unheimlichste war, dass sie sich so still verhielten. Einige hatten Fackeln dabei, zu denen Bay immer wieder misstrauisch hinüberlinste. Kein Zweifel: Der Besitzer des Lagerhauses rechnete mit dem Schlimmsten, und niemand versicherte ihm, dass er unrecht hatte.

Nun trat Bay wieder nach vorn, eingerahmt von einem stadtbekannten Notar und einem Theologen namens Distelkamp.

»Brüder und Schwestern!«, rief Distelkamp und erhob beide Arme. »Ihr seid zusammengekommen, weil euch fürchterliche Nachrichten erreicht haben. Überall in der Stadt ist ein Flugblatt aufgetaucht, es behauptet Dinge, die so schrecklich sind, dass ich mich weigere, sie zu wiederholen.«

»Dann haltet den Mund!«, rief jemand aus der Menge.

Distelkamp ließ sich nicht beirren. Seine Routine in Streitgesprächen verführte ihn zu der Annahme, auch mit großen Menschenmengen in ähnlicher Weise fertig zu werden. Distelkamp wollte die Zusammenrottung zu einem Gottesdienst unter freiem Himmel verwandeln. Es war ja mild, einige Grade über null. Das Eis auf Trave und Ostsee verlor mit jedem Tag an Dicke. Aber keinen Zentimeter dünner wurde die Sturheit der Lübecker. Verschlossene Mienen, wohin der Redner schaute. Niemand, der sich durch seine fein gedrechselten Satzketten erweichen ließ. Kein Einziger, der rufen wollte: ›Lasst uns erst den Distelkamp hören!‹ Er störte sie bloß, er stand ihnen im Weg, und Bay, der Feigling, würde sich noch vor allen Leuten in die Hosen machen, wenn es ihnen nicht bald gelang, die brennenden Fackeln von seinem Holz zu entfernen.

Distelkamp redete weiter. Er hatte gelernt, dass es zwar wichtig war, recht zu haben und recht zu behalten. Aber es war auch nicht zu verachten, wenn man redete und die anderen so lange schweigen mussten. So kam er auf LEVIATHAN zu sprechen, die Gemeinschaft erstklassiger Geister, von der er offiziell nichts wissen durfte, die er jedoch mitgegründet hatte. So wichtig es war, den Römischen zu signalisieren, dass sie nicht nur das Monopol auf Paradies und Ewigkeit verloren hatten, sondern ebenso auf die Gegenwart, so richtig war es, ihnen klarzumachen, dass sie auch nicht mehr allein über die Zeit herrschten, die vergangen war. Wenn Distelkamp und seine Leute das Beste der letzten Jahrhunderte herausbissen, konnten die Römischen mit den Knochen und dem Fell vorlieb nehmen. Das war die Idee, die hinter LEVIATHAN stand: das Signal, auf breiter Front anzugreifen. Keineswegs handelte es sich um einen Verein rückwärtsgewandter Zeitgenossen. Das dachten nur die Fußtruppen, die sich zügig eingefunden hatten, Leute wie der arme Nikolaus Holl, die danach dürsteten, dazuzugehören, auf dass Glanz vom großen Ganzen auf die dienstbaren Geister fallen möge. LEVIATHAN war der Angriff des Protestantismus auf die Zeit, die den Römischen gehörte.

Deshalb schäumte Distelkamp immer noch vor Zorn, wenn er an das zweite Flugblatt dachte. Darin hatten Rüster und seine Berufsgenossen den Versuch unternommen, ihre Privatfehde mit den Hebammen auszutragen. Die Idee war nicht dumm, aber es war der falsche Zeitpunkt, und es schadete dem großen Ganzen. Distelkamp interessierte sich nicht ernsthaft für die Hebammen. Er respektierte alle, die ihr Handwerk verstanden. Wer hatte denn über Trine Deichmann und ihre Kolleginnen geklagt? In den letzten Jahren niemand. Im Gegenteil: Distelkamp konnte gar nicht so schnell weghören, wie er immer wieder Lobeshymnen auf die Fingerfertigkeit und Geduld dieser Frauen begegnete.

Aber das dritte Flugblatt war ein Unglück. Niemand hatte sich bisher bekannt, es geschrieben und in Umlauf gebracht zu haben. Distelkamp war immer noch dabei, sich Strafen für den Verbrecher auszudenken. Aber weil er klug war, wusste er, dass er dies nur tat, weil sein Grimm ein Ziel brauchte.

Alle in Lübeck hatten das Flugblatt gelesen. Dank der Schulen konnten ja die meisten lesen. Das war auch so ein Phänomen, bei dem die Römischen viele Jahre leichtes Spiel gehabt hatten. Über ein Jahrtausend hatten sie Menschen beherrscht, die nicht lesen konnten, nicht schreiben, nicht rechnen. Damals war es ein Kinderspiel gewesen, seine Pfründe zu sichern. Heute ... heute stand man schweigenden Lübeckern gegenüber, deren Gesichtsausdruck keinen Zweifel daran ließ, dass sie nicht gekommen waren, um sich Distelkamps Rede anzuhören und beeindruckt nach Hause zu gehen. Sie würden das Lagerhaus niederbrennen. Bay fürchtete das nur, Distelkamp wusste es. Er hätte nicht anders gehandelt, nur dass er eine kraftvolle Rede gehalten hätte, bevor er mit der Fackel in der Hand das Freudenfeuer in Gang gesetzt hätte.

Sie hatten LEVIATHAN unterstellt, den Leichnam der Martha Schelling geraubt zu haben. Das war geschmacklos. Der Theologe Emanuel Distelkamp hatte in seinem an Intrigen so reichen Leben viele bösartige Streiche angestiftet. Nie war dabei eine Leiche im Spiel gewesen.

Und dann die Orgien! Mit Huren! Männer und Frauen! Welch aparte Vorstellung. Aber wie dumm. Distelkamp war kein Kostverächter, er wusste, dass zur Seele auch ein Leib gehörte. Der Leib meldete Wünsche an, die erfüllt werden mussten, wenn die Seele bei Laune bleiben sollte. Doch wozu gab es Straßen Richtung Hamburg? Wozu gab es die Namen von Frauen in umliegenden Dörfern, die gern bereit waren, Besuch aus der Hansestadt zu empfangen und ihm das Beste abzunehmen, was er mit sich trug: Samen und Geld. Man durfte alles tun, man durfte sich nur nicht erwischen lassen. Distelkamp würde niemand erwischen, weil er vorsichtig war.

Minutenlang redete er volltönend, aber inhaltsleer weiter, appellierte an die Vernunft, an Gott und den Willen zur Vergebung.

Dann traten zwei Männer zwischen Bay und die Lübecker. Der eine war Richter, der andere Advokat. Sie baten ums Wort und führten den Menschen vors Auge, welche Strafen sie auf sich ziehen würden, wenn sie ihrer Wut nachzugeben gedächten.

»Erst müsst Ihr uns kriegen«, rief jemand aus der Menge.

Der Richter kannte sich in den Menschen und ihren Stimmungen aus. Er wusste, dass er ihnen Leine geben musste, weil die Leine anderenfalls reißen würde und dann dem Chaos Tür und Tor offen stünde. So schlug er zugunsten seines Freundes John Bay der Menge vor, dass sie drei benennen sollte, die das Lagerhaus durchsuchen dürften. Alle Türen stünden ihnen offen, es könnten auch fünf benannt werden, wenn das den Argwohn mildern würde.

Die Menge begann zu wispern. Meinungen wurden ausgetauscht, Für und Wider erwogen, und der Richter dachte: Ihr seid ja so dumm.

Binnen Kurzem wurde eine Wahl abgehalten. Im Anschluss traten fünf in die erste Reihe, vier Männer, eine Frau. John Bay, Kaufmann und Lagerhausbesitzer, wischte sich den Schweiß von der Stirn.

Dann trat noch ein Mann aus der Menge: lächelnd, blond, dänisch. Sven, den mancher kannte und jeder schätzte, sagte: »Geht nicht hinein. Ihr werdet nichts finden.«

Distelkamp, der den Dänen spontan für einen Unruhestifter gehalten hatte, hauptsächlich deshalb, weil er ihn nicht kannte, sagte lächelnd: »Ich freue mich, dass Ihr Vernunft annehmt. Aber ich denke doch, wir sollten den Fünfen die Gelegenheit geben, drinnen nach dem Rechten zu sehen.«

»Sie werden nichts finden«, sagte Sven, »denn sie haben das Haus heute Morgen geräumt. Sie haben alles weggetragen, was sie verraten könnte.«

Distelkamp fühlte wieder diesen Schwindel, ein kurzes Sausen in den Ohren, dann sagte er, während neben ihm John Bay seine englischen Beschwörungen ausstieß: »Ich verstehe Euch nicht. Wollt Ihr Euch nicht näher erklären?«

Sven fuhr fort: »Sie haben die Kinder herausgetragen, alle beide. Eins war in eine Decke gewickelt. Ich würde sagen, es war tot. Oder Ihr habt ihm nicht nur beigebracht, ein Engel zu sein, sondern auch, nicht zu atmen.«

Da Sven so wunderlich redete, interessierte sich anfangs niemand für ihn. Erst als das Mädchen neben ihm stand, trat Ruhe ein. Distelkamp wünschte sich, eine Möwe zu sein. Dann hätte er jetzt über die Lübecker hinwegfliegen können und allen auf den Kopf geschissen.

Einmal unternahm er noch den Versuch, Lili zu unterbrechen. Aber es geschah nur halbherzig. Er wusste, dass ein erwachsener Mann keine Chance gegen das Mädchen hatte, von dem die meisten wussten, dass es sich um die Tochter von Heinrich Schelling handelte.

Lili berichtete. Zwei kleine Kinder, im Alter von weniger als einem Jahr aus dem Waisenhaus ins Lagerhaus geschafft. Dort bewacht und versorgt von Männern. Ein Kind wird umhegt, ein Kind wird schroff behandelt. Die Kinder in einem Raum, die Männer in dem Raum nebenan. Sie beobachten die Kinder. Wie werden sie? Bleiben sie Tiere? Lernen sie? Was lernen sie? Lernen sie gleich schnell? Oder ist eins schneller, stärker, klüger?

Nach einigen Monaten ist eins der Engel und eins der Teufel. Der Engel ist weiß, der Teufel schwarz. Sie hätscheln den Engel, fordern den Teufel heraus. Der eine darf faul sein, der Schwarze muss sich bewegen und toben. Der Engel wird schwächer, der Teufel wird stärker. Irgendwann geht der Teufel auf den Engel los. Einer siegt, einer unterliegt. Und einmal ist der Teufel besonders gemein, und der Engel wird verletzt. Er weint und hat Schmerzen, der Kopf tut ihm weh, der Schädel fühlt sich weich an, er hat eine Delle. Der Engel schläft nur noch, manchmal zuckt er, und dann zuckt er nicht mehr.

Die Menge war stumm vor Staunen und Entsetzen. Distelkamp spürte, wie sich etwas in Bewegung setzen wollte. »Woher wisst Ihr das alles?«, rief er in höchster Not.

»Wir beobachten das Lagerhaus«, sagte Lili. »Seit 10 Tagen. Wir wissen, welche Männer hineingehen und welche hinauskommen. Von einigen kennen wir die Namen. Sie haben nichts mit Holz zu tun. Deshalb glaube ich, dass sie nicht wegen dem Holz hier sind, sondern wegen der Kinder.«

Nun begann es. Schreiend stemmte sich John Bay dem Ersten entgegen, den er zu fassen kriegte. Hundert andere bekam er nicht zu fassen. Distelkamp geriet ins Straucheln. Niemand griff ihn an, aber niemand war höflich. Stolpernd schaffte es der Theologe bis an den Rand der Menge. Dort sah er zu, wie die Menschen ins Haus drängten. Erst war der Widerschein des Feuers nur zu ahnen, dann flohen die Menschen ins Freie, weil es drinnen unerträglich heiß wurde. Der Druck des Feuers sprengte das Dach weg. Flammen schlugen heraus, und Distelkamp sagte zu der neben ihm stehenden Lili: »Du kennst die Namen der Männer nicht, stimmts? Das hast du nur behauptet, du kleine Lügnerin.«

»Ihr habt recht«, entgegnete Lili, unverwandt die Flammen anstarrend.

Und als Distelkamp freudig erregt den Möglichkeiten der unerwarteten Antwort nachspürte, setzte sie hinzu: »Ich kenne nur die Gesichter. Die Namen kennt Jütte. Aber Euch, Euch habe ich selbst gesehen.«

41

Weit nach Mitternacht trafen sich Jütte und das Dienstmädchen in der Küche. Sie saß am Tisch, vor ihr stand ein Becher, aus dem es dampfte und würzig roch. Jütte hatte die Jacke abgelegt, die Ärmel waren hochgekrempelt, auf der nackten Haut saßen die Ärmelschoner – eine kauzige Angewohnheit des Buchhalters, der er einmal im Jahr nachgab, wenn die Bücher vervollständigt werden mussten. Jüttes Haare waren streng nach hinten über den Schädel gestrichen, eine Folge seiner Nervosität. Das Dienstmädchen dachte: Sieht nicht mehr so verstaubt aus, der Kerl.

»Wie geht es ihr?«, fragte Jütte besorgt.

Es ging ihr nicht gut. Eine halbe Stunde, nachdem Lili ihren Auftritt im Hafen wie eine Erwachsene absolviert hatte, war sie ins Bett gegangen, freiwillig. Später hatte das Dienstmädchen sie im Puppenhaus angetroffen, wo sie zusammengerollt auf dem roten Sofa lag, die Augen nass, das Gesicht blass. Vor dem Sofa, wie ein Hund, lag Paul unter einer Decke. Er war aufgewacht, als das Dienstmädchen ihn besser zudecken wollte und hatte sich aufgeblasen: »Lili braucht keine Hilfe. Sie hat ja mich.« Dann war er auf den Boden zurückgesunken.

»Ich schlafe gar nicht«, sagte Lili, als Jütte sich gerade abwenden wollte. Sie richtete sich auf, aber das Sofa war zu klein, neben ihr fand kein Erwachsener Platz. Sie bestand darauf, dass Jütte das gesamte Sofa bekam und sie sich mit der Decke auf den Boden kauerte. Erst lehnte er ab, aber insgeheim war er froh. Er war zu alt, um auf dem Fußboden zu sitzen. Paul lag mittlerweile in seinem Bett, Jütte hatte ihn hinübergetragen.

»Ach Jütte, lieber Jütte«, sagte Lili aus ihrer Decke heraus. »Warum sind die Erwachsenen so?«

»Nicht alle sind so«, sagte Jütte und fand sich unaufrichtig. Lili brauchte Hilfe, und er kam ihr mit Allgemeinplätzen. Ihn hatte das schaurige Experiment im Lagerhaus selbst mitgenommen. Eine Hand voll Erwachsener hatte zugesehen, wie ein Kind ein anderes Kind zuschanden geschlagen hatte. Und wofür? Für die Wahrheit? Für den rechten Glauben? Jütte war abends im Hafen gewesen, wenn er sich auch am Sturm auf das Lagerhaus nicht beteiligt hatte. Neben ihm hatten sie über nichts anderes geredet als über den Engel und den Teufel. Die neuen Behauptungen um die arme Martha Schelling hatte keiner so richtig geglaubt. Opfer auf einem Altar? Orgien im Hafen? Das war für die Fantasie eines aufrechten Lübeckers denn doch zu viel auf einmal. In den südlichen Städten mochte so etwas denkbar sein, wo Leidenschaft, Sonnenschein und Fanatismus die Menschen fest im Griff hielten. Hier oben ging es nüchtern zu. Hier flossen Bier und Wein, und niemand hatte von einer Hure gehört, die an Hunger gestorben wäre. Aber Unzucht war das eine, ein Altaropfer war das andere. Nein, das nicht. Nicht hier.

Aber das Flugblatt! Wer hatte es geschrieben?

»Manchmal habe ich keine Lust mehr, erwachsen zu werden«, sagte Lili.

»Dir wird nichts anderes übrig bleiben, große Lili«, sagte Jütte lächelnd.

»Ja, wenn alle so wären wie Ihr ...«

»Was bin ich denn? Ein alter Mann, dem alle Knochen wehtun, wenn er morgens aufwacht, und der es nicht schafft, in seiner Wohnung Ordnung zu halten.«

»Wenn wir Euch nicht hätten, würden wir schon auf der Straße sitzen. Die böse Appolonia ...«

»Wir leben nicht mehr in den alten Zeiten, Lili. Auch deine Tante muss sich an Recht und Gesetz halten.«

»Aber wir sind nur Kinder.«

»Du bist fast erwachsen, und Ihr seid nicht irgendwelche Kinder. Dein Vater ...«

»Mein Vater ist verschwunden. Manchmal glaube ich, er wird nicht zurückkommen.«

»Das darfst du nicht denken.«

»Ich will es auch nicht denken. Aber etwas in mir denkt es, ohne dass ich es verhindern kann. Was ist, wenn er nicht wiederkommt? Wo werden wir leben? Werden wir arm sein?«

»Nicht, solange ich lebe.«

»Es ist so spät. Warum seid Ihr noch hier? Ihr müsst nicht auf uns aufpas...« Sie sah ihn an und fuhr fort: »Ihr arbeitet im Bureau. Was ist es?«

»Mach dir darüber keine Sorgen, Lili.«

»Ich will aber. Ihr sagt, ich bin fast erwachsen. Also behandelt mich auch so. Ich befehle Euch ...«

Sie sah sein Lächeln und lächelte selbst. Es gab Menschen, denen man Befehle erteilen konnte. Und es gab Jütte.

»Ich glaube, wir müssen etwas mit dem Salz machen«, sagte er.

Lili verstand nicht.

»Das Salz«, wiederholte er. »Appolonia will die Firma. Die Firma besitzt zwei Dinge, die sie interessieren: erstens das Wissen, das wir um das Salz und den Handel mit Salz haben. Zweitens das Salz, das in dieser Stunde im Speicher lagert.«

»Was soll denn damit sein?«, fragte Lili erstaunt.

»Man kann es verkaufen – wenn man es hat. Verstehst du? Wenn es im Speicher liegt. Sonst ... sonst sieht es schlecht aus.«

Noch nie hatte Lili so ein Lächeln im Gesicht des Buchhalters gesehen. Das war Schadenfreude, ein Gefühl, bei dem Lili nicht sicher war, ob Jütte es überhaupt kannte.

»Sagt schon, was Ihr vorhabt«, sagte sie eifrig und rückte dicht an Jütte heran.

»Ich rechne«, sagte er. »Deshalb bin ich noch so spät im Bureau. Ich rechne aus, wie viele Schiffe wir brauchen, um den Speicher aufs Meer zu schaffen.«

Appolonia Wendt war kein naives Mädchen mehr. Aber als sich die Hand auf ihre Hand legte, fühlte sie ein wundersames Erschauern, wie sie es damals bei Arnulf verspürt hatte, dem Sohn des Richters, der sie in die Bibliothek seines Vaters geführt hatte, wo sie in dem Nebenraum mit den Büchern … Appolonia bekam Gänsehaut. Dieses Gefühl kannte sie besser, weil sie es jeden zweiten Tag verspürte. In der Hälfte der Fälle bekam dann auch der Mann, mit dem sie gerade zusammen war, diese seltsame Veränderung der Haut. Die andere Hälfte bekam Angst. Appolonia sah ihrem Gegenüber in die Augen und dachte: Du wirst keine Angst haben, das weiß ich.

Sein Name war Langedorp, Asmus Langedorp. Er kam aus Visby, Visby auf Gotland, und war einer der größten Kaufleute zwischen Schweden und Lübeck. Appolonia hatte sich kundig gemacht und nur das Allerbeste über Langedorp gehört. Sein Reichtum war sagenhaft, er residierte in Visby in einem Haus, das alle als ›Schloss‹ bezeichneten. Er sammelte Elfenbein, handelte mit den märchenhaften Reichen im Orient, war aber sofort zur Stelle gewesen, als ihn die Kunde erreicht hatte. Appolonia hatte einigen Adressen ihres Vertrauens die Nachricht zukommen lassen, sie würde einen Abnehmer für einige hundert Tonnen Salz suchen. Kein Interesse an Teilverkäufen – die gesamte Menge oder nichts. Sie hatte dafür Sorge getragen, dass sich unter den Eingeweihten niemand befand, der eine gefühlsmäßige Nähe zu Lüneburg und den Lüneburgern besaß.

Insgesamt waren es vier Kaufleute gewesen, die ihr Interesse bekundet hatten. Langedorp war nicht der Jüngste von ihnen. So sehr Appolonia jungen Männern zugetan war, so klar war ihr, dass es nicht von Schaden sein konnte, wenn jemand 15 Lebensjahre länger Gelegenheit gehabt hatte, Reichtümer anzuhäufen, von denen er ihr einen Teil abgeben sollte. Sie wusste schon, was sie mit dem Geld anfangen würde. Der Advokat, der mit ihr das Lager teilte, ahnte es nicht einmal. Sie würde es ihm beim nächsten Treffen verraten, wenn er sie glücklich gemacht hatte, besser: zweimal glücklich gemacht hatte. Sie würde warten, bis er wieder ansprechbar war, was sich hinziehen konnte. Dann würde sie ihm den Plan einer gemeinsamen Zukunft unterbreiten: die Frau mit dem Geld und der Mann mit dem juristischen Wissen. Eine unschlagbare Mischung, um gemeinsam voranzukommen.

Asmus Langedorp war ein starker Esser. Versonnen blickte Appolonia auf das Messer, das er neben seinem Teller ins Holz der Tischplatte gerammt hatte. Es stand wie eine Eins, das Messer. Appolonias Gedanken schweiften ab, während der Kaufmann aus Visby das Fett vom Mund wischte und ihr mit starken Zähnen zulachte, bevor er sie wieder in das Fleisch trieb und ein mächtiges Stück aus der Keule riss. Es war eine Freude, diesem Mann beim Essen zuzusehen. Auch beim Trinken. Appolonia ließ sich zu dem Gedanken hinreißen, wobei man diesem Mann wohl noch allzu gern zusehen würde. Er sprach nicht gut deutsch, aber es reichte, um sich verständlich zu machen. Ein Urviech mit Kraft und Durchsetzungswillen. Das genaue Gegenteil von Ruprecht Wendt, dem Schöngeist, dem das Herz in die Knie sank, wenn seine Frau nur das Mieder aufschnürte. Bei Asmus Langedorp würde sie sich damit nicht abplagen müssen. Das würde er für sie erledigen, mit einem einzigen Ruck würde er es von ihrem bebenden Körper …

»Oh, meine Liebe«, sagte Langedorp kauend, »Ihr seufzt so schwer. Habt Ihr Kummer?«

»Im Gegenteil«, sagte Appolonia. »Ganz im Gegenteil.«

»Und dann sagte sie: Im Gegenteil, ganz im Gegenteil.« Er verzog das Gesicht. Jütte lachte und schenkte nach, behielt den Krug in der Hand, bis Langedorp getrunken hatte, und goss erneut nach.

»Warum stellst du nicht den Krug zu mir?«, fragte Langedorp und rülpste.

»Du weißt immer eine Lösung«, sagte Jütte.

»Hast du die Haare immer so getragen?«, fragte der Kaufmann aus Visby.

»Gefallen sie dir nicht?«, entgegnete Jütte und strich besorgt über den Schädel.

Sie hatten sich zum Mittagessen bei Deichmann getroffen. Der Wirt tat so, als sei er froh, nach langer Zeit endlich wieder Gäste begrüßen zu dürfen. Jütte entging nicht, dass der Wirt besorgt wirkte. An der Theke tauchte seine Frau auf, blass, doch fast schon wieder gesund.

Langedorp berichtete, was er mit Appolonia abgemacht hatte. Sie wollte in der kommenden Woche den Salzspeicher leeren. Angeblich gab es keine Möglichkeit, dagegen vor Gericht anzugehen. Für den Fall, dass die Aktion nicht nur Aufsehen, sondern auch Widerstand erregen sollte, wollte sie behaupten, den Erlös des Verkaufs zugunsten der Kinder des Salzbarons zu verwenden.

Jütte kannte den Gotländer seit vielen Jahren. Man hatte manch gutes Geschäft miteinander gemacht. Langedorp galt als wilder Geselle, der mit allem handelte, was Gewinn versprach. Er hatte einige Bauchlandungen gemacht, war aber immer wieder aufgestanden. Man munkelte von halsbrecherischen Geschäften mit Fellen aus dem tiefsten Russland. Angeblich durfte er sich dort nicht mehr sehen lassen, weil man nur darauf wartete, ihm sein Fell abzuziehen. »Missverständnisse«, sagte Langedorp leichthin.

Jütte bedankte sich für den Freundschaftsdienst.

Langedorp sagte: »Ich habe was gut bei dir.«

»Lass erst den Salzherrn wieder auftauchen.«

»Du glaubst immer noch daran?«

»Fest.«

»Warum?«

»Weil ich nicht weiß, was wird, wenn er tot ist.«

Vor allem wusste Jütte nicht, was mit ihm werden würde. Er hatte Angst davor, keine Aufgabe mehr zu haben. Er hatte Angst vor Tagen, die nicht enden wollten und vor Nächten, die Monate dauerten. Wenn Heinrich Schelling tot war, würde mit ihm ein zweiter Mann sterben.

Elsa Peurin senkte den Kopf und sagte: »Mehr habe ich nicht zu sagen.«

Doctor Rüster begann den schneidigen Marsch durch den Raum, den alle von ihm kannten.

»In Ordnung«, sagte er dann.

Elsa Peurin hob den Kopf: »Was meinen?«

»Ich sagte: Es ist in Ordnung. Die Lübecker Frauen bekommen Kinder und brauchen uns dafür nicht.«

»Es ist die Übergangszeit«, sagte die neue städtische Hebamme. »Sie müssen sich erst an uns gewöhnen.«

»Was glaubt Ihr, wie lange sie dafür brauchen werden? Ein Jahr? Fünf Jahre?«

»Was meint Ihr damit?«

»Ich will damit sagen: Wenn die Lübecker Frauen erst einmal erkennen, dass sie uns nicht brauchen, warum sollten sie dann später damit anfangen, uns zu rufen?«

»Die Deichmann muss eben verschwinden. Ihr habt gesagt, sie wird angeklagt. Ihr habt gesagt, sie wird aus der Stadt verschwinden. Das eine oder das andere. Das habt Ihr gesagt.«

»Ihr müsst mich nicht daran erinnern, was ich gesagt habe.«

»Warum tut Ihr dann nicht endlich, was Ihr gesagt habt?«

»Würdet Ihr so freundlich sein und den Kopf heben? Noch ein wenig mehr? Ja, so ist es recht.«

Und dann schrie er sie an, dass sie seinen Atem spürte: »Was bildet Ihr Euch ein! Wer glaubt Ihr, seid Ihr, dass Ihr es wagen könnt, so mit mir zu reden? Ich bin Dr. Gustav Rüster, der ...«

»... der aber nicht Stadtphysikus geworden ist, wie er es gern wollte und wie er es allen Leuten vorher erzählt hat.«

Als er auf sie zukam, wich sie zwar zurück, aber sie sagte: »Wenn Ihr mich anfasst, gehe ich zum neuen Physicus. Dann sieht es für Euch schlecht aus.«

Rüster starrte die Frau an. Sie hatte Angst, aber sie kannte ihre Rechte. Vor allem hatte sie vor ihm keinen Respekt. In ihrer Verachtung traf sie sich mit einer zweiten Person im Raum. Seit dem grässlichen Tod seines Freundes Pirenne war Rüster nicht mehr derselbe. Und seitdem sie einen Hiesigen zum neuen Stadtarzt gekürt hatten, fühlte sich Rüster wie abgeschnitten von den Adern des Lebens. Männer, die er für Freunde gehalten hatte, waren keine. Männer im Senat, mit denen er Nächte durchgetrunken hatte und deren Frauen er behandelt hatte, ohne dafür Lohn zu verlangen, grüßten ihn kaum noch. Um Gustav Rüster war es kalt geworden, jetzt schaffte er es nicht einmal mehr, eine renitente Hebamme in ihre Schranken zu verweisen. Die Verhandlung gegen Emma Tüschen würde in wenigen Tagen beginnen, Rüster war als Zeuge geladen. Aber in der Schlaffheit, die ihn umgab wie ein Netz, hielt er es für ausgemacht, dass Trine Deichmann, die auch als Zeugin geladen war, mehr Punkte machen würde als er. Vielleicht irrte er sich. Aber allein daran, dass er solchen Gedanken Zutritt zu seinem Bewusstsein erlaubte, las er eine ungeheure Niedergeschlagenheit heraus. Er wollte die Stadt im Handstreich nehmen, und jetzt stand er verloren da. Seine Wohnung war nass, der getaute Schnee lief an den Wänden herunter. Der Ofen zog nicht, Rauch breitete sich in der Wohnung aus. Und dann hatte man ihn auch noch beraubt. Er beklagte den Verlust seines langen Rocks, den Marderfelle zierten. Der Vorfall war in einem Etablissement passiert, über das Rüster nicht reden konnte. So war eine Anzeige unterblieben. Dass sich seit drei Tagen an seinem Gemächte seltsame Pusteln bildeten, die schnell dicker wurden und ihm das Pissen zur Qual machten, rundete das trostlose Bild ab. Kein Zweifel: Dr. Gustav Rüster ging durch ein tiefes Tal. Er warf die Hebamme hinaus und stand lange am Fenster. Er war aus Greifswald nach Lübeck gekommen. Nun dachte Rüster darüber nach, welche Vorteile es haben könnte, nach Greifswald zurückzukehren.

42

Drei Tage später, in denen sie ununterbrochen gearbeitet hatten, zogen sie im Bureau Bilanz. Jütte hing auf seinem Stuhl, als habe man ihm alle Knochen aus dem Leib gezogen. Rademacher, der erste Schreiber, verspürte das Bedürfnis, den Buchhalter aufzurichten. Aber als er ihm eine Hand auf die Schulter legte, erschrak Jütte, als würde er einen Angriff fürchten. Sven, der ein Gespür für Stimmungen besaß, sagte munter: »Lasst uns also sehen.«

Fünf Schiffe standen zur Verfügung. Vier Holke, eine Kogge. Das Fassungsvermögen aller Schiffe betrug zusammen 1.400 Tonnen.

»Nichts«, murmelte Jütte, »weniger als nichts. Wir sind gescheitert.«

Wie aufgezogen redeten alle auf ihn ein. Das sei noch nicht das letzte Wort, man müsse noch einmal nachfragen, vielleicht nicht ganz so geheimnisvoll wie bisher ...? Vorher ein Schnaps, um auf andere Gedanken zu kommen?

Als Lili, die sich durch den Lagerraum angeschlichen hatte, der Geruch von Rum in der Nase kribbelte, machte sie kehrt. Sie bat das Dienstmädchen, auf Paul aufzupassen. Er greinte: »Immer gehst du ohne mich weg. Dabei werde ich mal der Chef und du wirst vorher heiraten.«

Sie verpasste ihm eine zärtliche Kopfnuss und sagte: »Du bleibst immer der Kleine. Und wenn du drei Meter groß wirst.«

»Aber ich habe doch nichts mit Schiffen zu tun«, sagte Trine Deichmann.

»Ihr kennt so viele Leute«, sagte Lili eindringlich. Ihr Gesicht glühte vor Eifer. Sie hatte sich geweigert, das Haus zu betreten, weil sie sofort weiter müsse. Das Sonnenlicht fiel auf ihre linke Wange und erzeugte einen Schatten, der die Ähnlichkeit mit dem Vater deutlich hervortreten ließ.

Lili berichtete, worum es ging und dass man Appolonia Wendt zuvorkommen müsse. Als sie weg war, sprach Trine mit Joseph. Sie sah das Leuchten in seinen Augen und wusste, dass die Nachricht in besten Händen war.

Im Verlauf des Tages sprach Trine bei drei Frauen vor, denen sie in ihrer schweren Stunde beigestanden hatte. Eine Familie besaß selbst Schiffe, der Heringskaufmann hatte beste Beziehungen, und Margaret Vierhaus war eine begnadete Klatschbase, die jeden kannte und sich sofort bereit erklärte, ihre Fühler auszustrecken. Wo sich ihr Mann aufhalten würde? Er sei derzeit nicht in der Stadt, eine wichtige Reise nach Reval.

»Er lässt Euch in den letzten Tagen allein?« , fragte Trine verwundert.

Margaret senkte den Kopf, weil sie nicht lügen wollte. Aber Trine verstand.

»Es ist wegen dem Engel und dem Teufel. Er gehört auch zu den Leuten, die zugeguckt haben.«

»Er schämt sich so«, murmelte die hochschwangere Frau des Pelzhändlers. Er hat es doch gut gemeint. Er wollte doch sehen, was die Grundlagen sind.«

»Welche Grundlagen denn bloß?«

»Die Grundlagen des Menschen. Warum wir so werden, wie wir sind und woran das liegt. Ist alles schon entschieden, wenn wir in der Wiege liegen oder können Mutter und Vater und die Schule das Kind noch formen? Es kam mir vernünftig vor, was er gesagt hat.«

»Und Ihr habt Euch nicht gefragt, wie Ihr Euch fühlen würdet, wenn Eure Kinder für diese … diese Dressur verwendet würden?«

Aufrichtiges Erstaunen in Margarets Gesicht. »Es sind Kinder aus dem Waisenhaus. Es ist ihnen doch gut gegangen. Es hat ihnen an nichts gefehlt.«

»Außer an Liebe.«

Jütte stand am Pult und rechnete. Es sah besser aus, nachdem Kaufleute, die sich zuerst geweigert hatten, umgeschwenkt waren. Sogar Gardelegen, größter Konkurrent von Heinrich Schelling im Salzhandel, hatte in seiner großspurigen Art erklärt: »Es gibt Zeiten, in denen man gegeneinander antritt. Und es gibt Zeiten, in denen man sich hilft. Würden Euch zwei Holke helfen?«

Seitdem die Koggen ihre Zeit hinter sich hatten, wurde der größte Teil des hansischen Handels mit Holken abgewickelt: Das waren hochseetüchtige Schiffe, die die Seesalzrouten fuhren. 40 Mann Besatzung, 300 Tonnen Tragfähigkeit, größer und moderner als Koggen. Aber auch die Holke waren auf dem Rückzug, denn das aus Portugal stammende Kraweel mit zwei oder drei Masten setzte neue Maßstäbe. Die ›Adler von Lübeck‹ brachten es auf eine Länge von 65 Metern und konnten über 1.500 Tonnen laden.

Wäre es ihnen gelungen, Schiffe solcher Größe aufzutreiben, hätte das Vorhaben gelingen können. Aber es ging langsam voran, mittlerweile sah Jütte das Angebot der Stecknitz-Fahrer mit anderen Augen. Auf Wegen, die er sich nicht erklären konnte, war die Kunde von der geheimen Salzaktion zu ihnen gelangt. Auf seinem Pult lag das schriftliche Angebot, über 20 Kähne zu verfügen, die er nach Gutdünken beladen und zu einem Ziel seiner Wahl steuern sollte. Das Angebot rührte den Buchhalter, aber er dachte nicht ernsthaft daran, es zu nutzen. Die Kähne waren stabil genug, um auf dem Kanal zu fahren. Für das offene Meer waren sie nichts.

Sven kündigte Besuch an, Jütte hob nicht den Kopf und murmelte: »Soll warten.«

Der Däne ließ sich nicht abschrecken: »Wenn ich an Eurer Stelle wäre …«

»… was der Herr verhüten möge …«

»... würde ich diesen Besuch empfangen. Und ich würde meine Blößen bedecken.«

Unwillkürlich fasste Jütte an seine Brust, aber Sven hatte auf die nackten Arme angespielt. Als er so, mit hochgekrempelten Ärmeln, Ärmelschonern auf nackter Haut und wirren Haaren, umgeben von einer Unordnung, wie sie das Bureau noch nicht gesehen hatte, Anna Rosländer gegenüberstand, hechtete er regelrecht in seine Jacke, um sich sodann hastig zu entschuldigen.

Die Witwe des größten Reeders der Stadt sah nicht wohl aus. Die Augen matt, die Haut welk vom Schlafmangel. Aber sie hielt sich vorbildlich, und der linkische Buchhalter ließ sie lächeln.

Er kannte Anna Rosländer von gesellschaftlichen Anlässen, zu denen ihn Schelling mitgeschleppt hatte. Jedes Mal war es im Vorfeld zum Streit darüber gekommen, eines der Rituale zwischen den Männern bestand in Schellings Satz: »Wenn Ihr Euch weigert, werfe ich Euch in die Trave.«

»Nur unter Protest«, pflegte der Buchhalter dann zu erwidern, denn Empfänge und öffentliches Essen gehörten nicht zu seinen Lieblingsbeschäftigungen. Sie schüchterten ihn ein und machten ihn stumm, so lange, bis er einen Mann von ähnlichem Zuschnitt getroffen hatte, mit dem er die Geschäfte und ihre Einzelheiten in epischer Breite erörtern konnte – am liebsten so lange, bis der Zeitpunkt gekommen war, nach Hause zu gehen.

Jütte kondolierte. Wie jedermann in der Stadt wusste er, dass immer noch nicht feststand, wie der Reeder ums Leben gekommen war. Die Verletzungen am Kopf hatten zu den schaurigsten Gerüchten geführt. Die Zahl seiner Feinde ging in die Dutzende; rücksichtslos, wie er gewesen war, hatte Rosländer keine Gelegenheit ausgelassen, sich Hassgefühle zuzuziehen. Er hatte das genossen. »Wer nicht gehasst wird, hat nicht gelebt«. Solche hochfahrenden Sprüche waren überliefert, auch Zechtouren mit Schlägereien, bei denen Gastwirtschaften zu Kleinholz zerlegt worden waren. Rosländer galt als Casanova, man munkelte von mehreren unehelichen Bälgern und einer großen Zahl junger Geliebter, von denen die meisten am Ende der Beziehung, versehen mit einem größeren Geldbetrag, die Stadt verlassen hatten, um nie mehr zurückzukehren.

Der Reeder hatte gern prozessiert, besonders gegen Nachbarn, die ihre Grundstücke nicht hergeben wollten, auf denen Rosländer ein neues Haus errichten wollte, oder deren Grund er brauchte, um seine Werft zu vergrößern. Manchmal war der Prozessgegner nicht vor Gericht erschienen, weil am Abend vor dem Termin Unbekannte über ihn hergefallen und ihm die Zähne oder ein Auge ausgeschlagen hatten. Dann zog der Nachbar seine Klage zurück, und Rosländer schickte ihm ein Fässchen Wein ins Haus, als Zeichen seines Bedauerns über das schmerzhafte Unglück, das dem Nachbarn widerfahren war.

Jütte fragte, womit er der Witwe helfen könne, und war sicher, dass ein Ansinnen folgen würde, das sich um die Beisetzung ihres Gatten drehte.

Anna Rosländer sagte: »Ich habe verlauten hören, es gäbe Bedarf an Frachtraum.« Während Jütte noch überlegte, wie weit er sie einweihen durfte, sagte sie: »Wie viel braucht Ihr?«

»Bitte, was?«

»Wie viel Frachtraum braucht Ihr? Wie viele Schiffe?«

»Aber ich … aber wir …«

»Wären fünf recht? Drei Holken, zwei Kraweel?«

Sven, der hinter Jütte gestanden hatte, stieß dem Buchhalter in die Seite und flüsterte: »Ihr solltet es machen, wenn Euch danach ist.«

Jütte starrte den Dänen an. Dann trat er vor die Reederswitwe und umarmte sie.

43

Die Solidarität mit Heinrich Schelling war überwältigend. Kurz nacheinander standen zwei Schiffer im Bureau, beide Besitzer eines einzigen Schiffs, das zudem gerade beladen worden war. Sie boten an, für sofortige Entladung zu sorgen, damit Platz für das Salz hergestellt würde. Am Ende konnte ein enthusiastischer Jütte Angebote ablehnen, so gut sah es aus. Erneut wurde in den Bureauräumen Rum getrunken, aber diesmal glänzten die Augen schon vor dem ersten Schluck, und niemand verspürte das Bedürfnis, sich zu betäuben, weil die Wirklichkeit so schal war.

Der zweite Teil der Vorbereitung erwies sich als überraschend einfach. Das Salz musste aus dem Speicher auf die Schiffe verladen werden. Dazu war der Einsatz einer großen Menge Arbeiter notwendig, sollte sich die Aktion nicht über viele Tage erstrecken. Als Jütte vor dem Speicher erschien, der als Treffpunkt bestimmt worden war, glaubte er im ersten Moment an eine erneute Zusammenrottung. Aber sie wollten anpacken, Salz auf die 18 Schiffe tragen, von denen ein halbes Dutzend in Sichtweite der Kaianlagen ankerten. Seit der Blütezeit der Stadt hatte der Hafen nicht mehr so eine spektakuläre Ansammlung von Schiffen gesehen. Kein Wunder, dass zahlreiche Bürger den Weg ans Wasser fanden, zumal das milde Wetter den Aufenthalt im Hafen nicht mehr in einen eisigen Ausflug verwandelte.

Während Jütte noch in geschraubten Worten davon sprach, dass man über eine mögliche Entlohnung nachdenken müsse, spuckten die Männer in die Hände. Schiffsbesatzungen, Prahmleute und Träger bildeten eine Kette zwischen dem Speicher und dem ersten Schiff.

Salz wurde im Allgemeinen lose gelagert und transportiert. Das Lüneburger Salz aber war in Tonnen verpackt, um es vor Feuchtigkeit zu schützen. Das eine wie das andere Salz gelangte mithilfe moderner Technik an Bord. Flaschenzüge und Kräne, die in einem Arbeitsgang mehr als zwei Tonnen bewältigten, begannen zu arbeiten und hörten nicht mehr damit auf.

Staunend verfolgten die Bürger das Treiben. Für einen Moment gönnte sich Jütte die Vorstellung, Heinrich Schelling könne dieses Bild sehen. Er würde mit mir zufrieden sein, dachte Jütte und sah sich erschreckt um. Aber niemand wies mit dem Finger auf ihn.

Das Beladen begann an einem Dienstag gegen Mittag. Keine Stunde später rief eine Männerstimme nach Jütte, der sich zu diesem Zeitpunkt im Speicher aufhielt. Er half Lili und Paul dabei, ein besonders schönes Stück Salzkristall auszusuchen, mit dem sie ihr Puppenhaus schmücken konnten.

Als er Appolonia Wendt gegenüberstand, wusste er, was er seit einer Stunde erwartet hatte. Die Frau des Schulrektors und neue Eigentümerin des Salzhauses Schelling dampfte vor Wut.

»Das werdet Ihr mir büßen!«, lauteten ihre ersten Worte. Haarlocken hingen ihr in die Stirn. In der Eile war wohl keine Zeit mehr geblieben, die Toilette zu beenden.

»Beruhigt Euch!«, entgegnete Jütte.

Aber sie rief: »Ich rufe die Polizei! Den Senat! Den Bischof! Das muss sofort beendet werden. Das ist ungeheuerlich. Das ist Raub und Diebstahl! Ja, wo sind wir denn hier? Ist dies noch mein Lübeck oder sind wir unter die Wilden gefallen?«

»Erinnert Ihr Euch an den Vertrag?«

Die sachliche Gegenfrage brachte sie ins Schleudern.

»Was soll das jetzt?«, fragte sie misstrauisch, denn dem Jütte traute sie jede Teufelei zu.

»Ihr erinnert Euch bestimmt. Dort ist in aller Ausführlichkeit aufgeführt, dass Ihr über das Geschäft verfügt und wie dies aussehen wird.«

»Ja, ja«, sagte sie verächtlich. »Das wissen wir ja alles.«

»Dann wisst Ihr sicherlich auch, ab wann das Wirtschaftsgut in Euren Einfluss übergeht?«

Sie wusste es nicht, aber sie ahnte schon, dass er recht hatte, weil er anderenfalls am Galgen geendet hätte, wofür sie sorgen wollte. Appolonia machte auf dem Absatz kehrt und eilte davon. Für ihre massige Statur war sie erstaunlich flink zu Fuß unterwegs. Jütte sah ihr nach und dachte: Du hast wirklich einen ungeheuren Hintern.

Nachmittags begannen die Arbeiter zu singen. Aus dem Hause Schelling brachten die Dienstboten Getränke und Lebensmittel. Später wurden zwei Fässer der Brauerei Wittmer herangerollt, mit freundlichen Grüßen von Hedwig Wittmer.

Lili und Paul waren nicht oft im Salzspeicher gewesen. Alles andere war interessanter als Salz dabei zu beobachten, wie es auf seinen Weitertransport wartete. Heute empfand Lili zum ersten Mal Respekt vor der unglaublichen Menge, die in den großen Räumen lagerte. Gebirge aus Salz, daneben unzählige Fässer.

»Aua, lass das doch«, jammerte Paul. Lili schlug ihm auf die vorwitzigen Finger, mit denen er Löcher in das Salz bohrte, um anschließend genüsslich die Finger abzulecken. Ständig mussten sie ausweichen, weil sie jemand im Weg standen.

Jütte sah sie schon von Weitem und versteckte sich. Er wusste, wie kindisch er sich benahm. Aber ihm war danach, denn ihre Wut, obwohl bereits am Siedepunkt, würde mit jeder Sekunde weiter zunehmen. Vielleicht würde sie ja platzen, damit wäre das Problem gelöst gewesen.

Als er sah, wie sie einen Arbeiter, der ihr wohl nicht freundlich genug entgegengekommen war, rüde am Schlafittchen packte, gab Jütte sein Spiel auf.

»Ihr habt Euch kundig gemacht?« , fragte er freundlich.

Sie hatte sich kundig gemacht, schlagartig kippte ihre Miene um: von Wut zu Niedergeschlagenheit. Im Vertrag stand ein Datum, ab dem das Verfügungsrecht über alle beweglichen Güter des Salzhauses an sie übergegangen sein würde.

»In vier Tagen!«, sagte Jütte. Weil es so schön war, sagte er es immer wieder. In vier Tagen.

»Da hat Euer Advokat wohl nicht aufgepasst.«

»Seht Euch vor«, knurrte Appolonia. Natürlich war sie wütend auf ihren Geliebten, er würde dafür bezahlen. Aber gleichzeitig gab sie zu, dass sie mit so einer Aktion nicht gerechnet hatte. Nicht von diesem staubtrockenen Buchhalter. Die bittere Erkenntnis sprang sie an wie ein tollwütiger Fuchs.

»Ihr habt Helfer«, behauptete sie. »Ihr arbeitet mit ihnen zusammen. Sagt, wer es ist. Na los, sagt es schon. Ich werde es herausbekommen, und meine Strafe wird fürchterlich sein.« Oh, wie sie diese scheinheilige Visage hasste! Wie gern wäre sie mit 10 Fingernägeln durch dieses Grinsen gepflügt. Was hielt sie eigentlich davon ab, ihm zwischen die Beine zu greifen und ihm dort wehzutun, wo ein Schmerz jeden Mann in die Knie zwingen würde. Aber vorher wollte sie Namen hören. Ihre Wut brauchte einen Feind. Woher kannte der Buchhalter den Wortlaut des Vertrages? Den Advokaten schloss sie aus. Den Richter, der gegengelesen hatte, konnte sie auch vernachlässigen. Es gab keine Verbindung zwischen ihm und dem Buchhalter. So nannte sie den erstbesten Namen, der ihr einfiel: »Trine Deichmann! Sie ist es.«

»Und wenn es so wäre?«

»Sie ist es also. Die Hebamme mischt sich in meine Angelegenheiten ein. Sie kämpft gegen mich. Warum? Will sie sich an mir rächen?«

»Besonders freundlich wart Ihr nicht zu ihr.«

Sie war es also. Und weil sie endlich über einen Namen verfügte, wurde ihr der Rest schnell klar. Die Frau des Richters war schwanger. Wenn nun Trine Deichmann ihre Hebamme …?

»Wo wollt Ihr denn hin?«, rief Jütte Appolonia hinterher.

Statt einer Antwort schubste sie einen Arbeiter, der ihr über den Weg lief, so stark, dass er zu Boden stürzte.

Sie arbeiteten die Nacht durch. Gegen 11 war die erste Schicht nach Hause gegangen, frische Kräfte hatten sie abgelöst. Lili war noch da. Es war nicht leicht gewesen, den zeternden Paul loszuwerden. Mit seinen neun Jahren dauerte es lange, bevor ihn die Müdigkeit in den Griff bekam. Lili wollte so lange bleiben, wie ihre Kräfte es zuließen. In ihr war eine große Wehmut. Das Salz, das sie auf die Schiffe brachten, gehörte ihrem Vater. Mit jeder Tonne, die in den Schiffsbäuchen verschwand, verschwand auch ein Stück des Vaters. Er wurde immer unsichtbarer, wenn das, womit er gehandelt hatte, aufs Meer hinaus verschwand. Jütte hatte erzählt, dass das Salz zurückkehren würde. Die Schiffe würden auf dem Meer kreuzen, bis Schelling wieder aufgetaucht war. Aber Lili war nicht mehr klein genug, um sich Illusionen hinzugeben. Er war schon so lange weg, einen ganzen Monat. Niemand hatte eine Spur von ihm entdeckt, die Obdachlosen und Landstreicher nicht, die alten Kapitäne nicht. In Lübeck war er nicht, aber auch in der Umgebung hielt er sich wohl nicht auf. Hamburg? Ja, das war möglich. Aber sie konnten nicht alle Städte auf der Welt durchsuchen.

Am zweiten Tag wurde das Wetter schlecht: tiefe Wolken, Nieselregen. Sie arbeiteten und sangen. Zwischendurch rotzten sie in Richtung der Möwen, deren Zahl mit jeder Stunde größer wurde. Wer eine traf, durfte eine Pause einlegen. Am dritten Tag war klar, dass sie abends fertig sein würden. Appolonia Wendt hatte sich nicht wieder sehen lassen. Jütte war übermüdet. Trine Deichmann war am zweiten Tag vorbeigekommen und hatte ihm einen Trunk mitgebracht, den er unbedingt probieren sollte. Eine Medizin von ihrem Mann, gut geeignet, um wieder zu Kräften zu kommen. Jütte hielt das für Humbug und trank trotzdem. Das Zeug schmeckte würzig und sehr süß und munterte ihn tatsächlich auf. Allerdings auch in Regionen seines Körpers, in denen er momentan unbedingt Ruhe brauchte.

Spät am Abend hatte sie plötzlich vor ihm gestanden: Sybille Pieper, die Hexe aus dem Dorf im Norden, mit deren Hilfe es ihnen gelungen war, den kleinen Kaspar zu verstecken. »Erinnert Ihr Euch an mich?« , fragte sie.

»Wie könnte ich Euch vergessen? Ihr habt mir so viele Komplimente gemacht.«

Sie lachte und beobachtete die Arbeiten. 12 Schiffe waren gefüllt. Sie lobte Jütte, er blockte ab. Aber sie blieb hartnäckig. »Nein, nein, ohne Euch wäre nichts gegangen. Ihr seid ein guter Mensch. – Und ein müder dazu. Ich bringe Euch nach Hause.«

Er protestierte lebhaft. Niemand würde über seine Schwelle kommen, nicht, solange er lebte. Was mischte sie sich in sein Leben ein? Er kannte die Frau doch gar nicht. Andererseits war er wirklich müde. Und sie kam nicht aus Lübeck. In einigen Stunden würde sie wieder in ihr Dorf verschwinden. Er musste nicht befürchten, dass sie in der Stadt herumerzählte, wie es bei Jütte aussah. Dennoch schämte er sich. Nein, es ging nicht. Er lehnte ab und sah zu, wie sie einen Schluck aus einer Flasche nahm, die in ihrem Umhang versteckt war. Ständig holte sie etwas aus unsichtbaren Taschen heraus, aß es oder trank es oder reichte es an einen Arbeiter weiter. Jütte hielt nicht viel von den Geschichten über Hexen. Wie sollten sie fliegen können? Aber sie waren gute Helfer bei Krankheiten, so gut wie jeder Bader und Barbier und besser als die studierten Mediziner. Er kannte Menschen, denen von einer Hexe geholfen worden war. Und diese Hexe mochte ihn. Er war nicht so vielen Menschen sympathisch, dass er es sich hätte erlauben können, so jemand zu vergraulen. Er war nicht mehr jung und nie schön gewesen. Vielleicht sollte er … »Gebt mir noch einen Schluck.«

»Nehmt zwei. Die Medizin hilft Euch, das zu erkennen, was wichtig ist. Gehen wir?«

Sie gingen.

Sie brauchten 14 Minuten bis zur Tür, die in Jüttes Behausung führte.

Sybille brauchte 10 Minuten, um ihn zu verzaubern.

Und ein alter Mann lernte, wie es ist, wenn man fliegt.

44

Seit Jahren war es an einem Februartag nicht mehr so mild gewesen. Die Macht des Winters war noch nicht gebrochen. Der Februar war noch lang, auch März und April waren für eisige Abschnitte gut. Aber heute schmeckte die Luft weich, und das Eis auf der Trave setzte den Schiffen keinen ernsthaften Widerstand mehr entgegen, zumal ein Holk seit Tagen damit beschäftigt war, ein- und auszulaufen, um das Eis daran zu hindern, sich wieder zu vereinen.

Der Plan sah vor, die Schiffe nur wenige Seemeilen auslaufen zu lassen. Dort sollten sie beidrehen und abwarten. Keineswegs sollten sie einen anderen Hafen anlaufen, weil nicht abzusehen war, mit welchen juristischen Winkelzügen Appolonia ihre Ansprüche durchzusetzen verstehen würde.

Während das letzte Schiff noch beladen wurde, setzte sich die kleine Flotte schon in Bewegung. An Bord befanden sich nur wenige Männer, auf keinem Schiff mehr als fünf. Es war unnötig, komplette Besatzungen für unabsehbare Zeit zu binden.

Die Sonne illuminierte die Flotte. Ein stolzer Anblick, den sich viele Bürger nicht entgehen lassen wollten. Für einen Tag war Lübeck wieder die Königin der Hanse, die Erste unter Gleichen, die Stadt, zu der 200 Hansestädte aufschauten.

Auf dem zweiten Schiff, das noch nicht losgemacht hatte, befand sich Jütte. Er dankte dem Schiffer und vergewisserte sich, dass die Ladung trocken gelagert war. Den Kapitän fand er auf dem Vorderdeck. Er unterhielt sich mit einem Mann, der Jütte bekannt vorkam. Bei seinem Erscheinen fuhren die beiden auseinander. Der Kapitän wandte sich Jütte zu, der andere verzog sich.

Jütte dankte dem Schiffer. Der tat so, als ob seine Hilfe etwas Selbstverständliches wäre. Aus den Augenwinkeln sah Jütte die Bewegung am Ufer. Die Kutsche fuhr viel zu schnell und rücksichtslos. Mehrere Menschen mussten sich mit einem Sprung vor Pferd und Rädern in Sicherheit bringen. Die Kutsche hielt neben Jüttes Schiff, aber es stieg niemand aus. Auch der Kutscher rührte sich nicht. All das fand Jütte befremdlich, aber es spielte sich unterhalb seines Bewusstseins ab. Er plauderte mit dem Schiffer und wunderte sich, wie gesprächig der ihm als maulfaul bekannte Mann heute war. Der Seemann redete über Salz und Wetter, Warenumschlag und Ärger mit Auftraggebern aus Hamburg und Wismar.

Dann die Schüsse! Einmal, zweimal.

Schlagartig ging mit dem Gesicht des Schiffers eine Veränderung vor. Bevor Jütte erkannte, woher der Wind wehte, wurde die Tür der Kutsche aufgerissen, Appolonia Wendt sprang heraus. Es gab ein Geräusch, als würde die Kutsche vor Erleichterung seufzen. Mit fliegenden Rockschößen wollte sie an Jüttes Aufenthaltsort vorbei zum letzten Schiff eilen. Aber da wurde sie vom Schiffer angerufen und änderte ihre Richtung.

In Jütte stieg eine üble Vorahnung auf, zumal er den Gesichtsausdruck des Schiffers nicht anders als triumphierend und schadenfroh bezeichnen musste. Problemlos überquerte Appolonia den wankenden Steg.

Jütte empfing sie mit den Worten: »Was wird das, wenn es fertig ist?«

Unfroh blickte er in ihr feixendes Gesicht.

»Es ist fertig, mein Lieber«, sagte sie. »Fix und fertig. Zeit für Euch, von Bord zu gehen.«

»Ich nehme Euch gerne mit.«

»Oh, sehr freundlich. Aber das wird nicht nötig sein. Ich bin hier nämlich zu Hause.«

Jütte blickte den Schiffer an. Der blickte Jütte an, als habe der gerade einen Verlust erlitten.

Appolonia erlöste den Buchhalter von der Ungewissheit. »Ich übernehme das Kommando«, sagte sie, »ab sofort findet alles, was auf den Schiffen passiert, auf meinen ausdrücklichen Befehl statt. Oder es wird unterbleiben.«

»Ich kann Euch nicht folgen«, sagte Jütte.

»So ist das, wenn die Zeit über einen hinweggeht und man den Anschluss verpasst, alter Mann. Ihr habt Euch zu sicher gefühlt. Ihr dachtet, alle Arbeit in der Stadt bleibt stehen, bis Ihr mit Eurer Arbeit fertig seid. Aber die Stadt lebt und bewegt sich. Und am allermeisten habe ich mich bewegt – was weiß Gott nicht zu meinen Lieblingsbeschäftigungen gehört«, sagte sie und wischte sich kokett mit dem Handrücken über die Stirn. »Also gut, Jütte, ich werde es Euch erklären: Ihr habt die Schüsse gehört? Fein, sie wurden auf meine Anordnung hin abgefeuert. Ab jetzt hören alle Besatzungen auf mein Kommando. Und mein Kommando lautet: Nehmt Kurs auf Visby.«

»Woher wissen sie das?« , fragte Jütte verdutzt. »Können sie Gedanken lesen?«

»Nein, das wussten sie schon vorher. Ich sehe Eurem Gesicht an, dass Ihr beginnt zu begreifen.« Sie lachte den Schiffer an, der breit zurücklachte.

»Wie geht das?« , fragte Jütte verdattert.

»Es geht mit Geld«, sagte Appolonia lachend. »Welcher Mensch würde nein sagen, wenn er für eine Arbeit zweimal bezahlt wird? Einmal von Euch und dann von mir. Aus dem Dokument, das ich in der Hand halte und das Ihr so hartnäckig überseht, geht hervor, dass ich seit vier Tagen über alles verfüge, was am Salzhaus Schelling beweglich ist.«

»Das kann nicht sein«, stammelte Jütte. »Das Dokument ist eine Fälschung.«

»Irrtum«, sagte Appolonia. »Eine Fälschung war das andere, das Ihr vor einer Woche gesehen habt.«

Jütte fühlte, wie der Boden schwankte. Dabei waren sie noch nicht ausgelaufen.

»Wir haben uns erlaubt, Euch mit dem ersten Dokument eine Illusion vorzugaukeln«, sagte Appolonia gut gelaunt. »Ihr solltet meinen, dass Ihr mir zuvorkommen könnt. Und so ist es denn ja auch gewesen.«

»Aber warum ...?«

»Warum? Ist Euch das nicht klar? Weil nur Ihr in der Lage wart, in so kurzer Zeit so viel Salz auf so viele Schiffe zu schaffen, die Ihr zuvor auch erst besorgen musstet.«

Ein Mann trat zu ihnen, Asmus Langedorp. Jütte hatte ihn nicht kommen sehen.

»Respekt, mein Lieber«, sagte der Kaufmann aus Visby. »Das war eine reife Leistung von Euch. Kein Zweiter in Lübeck hätte das geschafft. Verbindlichen Dank noch mal.«

»Ihr habt es für uns getan«, sagte Appolonia glucksend. »Wir mussten nur dasitzen und warten und die Zeit mit dem nutzen, was wir am liebsten tun.«

Jütte registrierte den liebevollen Blick, den sie Langedorp zuwarf. In ihm war alles schwarz. Man hatte ihn getäuscht. Er hatte Salz für Appolonia Wendt verschifft. Er wollte das Salzhaus Schelling retten und hatte ihm den Todesstoß versetzt. Das war mehr, als er ertragen konnte.

»Die Schiffer ...«, stammelte er, »... die Träger ...«

»... haben alle darauf gewartet, dass zwei Schüsse ertönen«, sagte Appolonia. »Zwei Schüsse, zweimal Lohn.«

»Aber ich dachte ...«

»Ich verstehe Euch«, sagte Langedorp und schlang einen Arm um Jüttes Schultern. Der war viel zu schockiert, um sich gegen die dreiste Vertraulichkeit zu verwahren. »Ihr habt gute Beziehungen«, sagte der Kaufmann, »ich habe sehr gute Beziehungen. Das ist der Unterschied.«

Eine Hand tätschelte Jüttes Schulter und führte ihn dann, ohne Gewalt anzuwenden, von Bord.

»Wir sollten ihn auf dem Schiff lassen«, sagte Appolonia.

»Warum?« , fragte Langedorp.

»Um ihm zu zeigen, wo es hinführt, wenn man sich mit uns anlegt.«

»Ihr mögt ihn nicht.«

»In der Tat. Ich mag ihn nicht.«

Langedorp wandte sich an Jütte und sagte leise: »Es würde mich nicht wundern, wenn Eure Dienste ab morgen nicht mehr gewünscht werden. Ist es nicht so, meine Liebe?«

Sie warf ihm einen warmen Blick zu.

»Eure Zeit ist abgelaufen, Jütte. Packt Eure Siebensachen und trollt Euch. Ab morgen weht ein neuer Wind in meinem Geschäft.«

45

Paul hatte so lange gequengelt, bis Lili ihm erlaubt hatte mitzukommen. »Du bist unmöglich«, sagte sie.

»Aber du hast mich lieb«, entgegnete er treuherzig.

Die Fässer hatten sich die Arbeiter bis zuletzt gelassen, weil es einfach war, sie auf die Schiffe zu rollen. Im Speicher schmolz die letzte Insel aus dem lose gelagerten Salz zusehends zusammen. Vorsichtig näherten sich die beiden der Wand aus Fässern. Sie war sorgfältig gestapelt: vier Fässer hoch und eine nicht überschaubare Zahl tief. Wegen der bauchigen Form der Fässer war es möglich, durch die Reihen hindurchzusehen.

»Ich sehe was«, sagte Paul.

Lili ignorierte ihn.

»Ich sehe was.«

»Klar doch. Du siehst was.«

»Ich sehe wirklich was. Da bewegt sich was.«

»Komm da weg. Vielleicht sind das Ratten. Oder Heringe«, sagte sie kichernd.

Paul kam zu ihr, aber es zog ihn immer wieder zurück.

»Die Männer sollen die Fässer abbauen«, forderte er.

Lili lachte ihn aus. »Du hast hier gar nichts zu befehlen.«

»Sie sollen abbauen. Sofort. Später müssen sie ja sowieso alles abbauen. Dann können sie auch hier anfangen.«

Das war nicht so dumm, wie es Lili gefallen hätte. Sie ging zu einem Arbeiter. Er holte einen zweiten und dritten. Alle waren verschwitzt, auf ihrer Haut saß eine Salzschicht. Sie sahen aus wie Schneemänner. Einer sprang auf die Schultern des anderen und kippte ohne Probleme eine schwere Tonne in der oberen Reihe um, die er dann gemeinsam mit dem dritten abstützte, sodass sie nicht auf dem Boden aufschlagen konnte.

Auf die gleiche Weise holten sie die zweite und dritte Tonne heraus. Jetzt hatte die zuvor hermetische Wand aus Fässern eine Lücke bekommen. Paul, zuvor schon kaum zu bändigen, drängte nach vorn, krabbelte mit Anlauf über die verbliebene Tonne und verschwand.

Dann schrie er.

Lili stürzte hinterher.

Der Berg aus losem Salz war höher als ein erwachsener Mensch. Das Wesen, das hinter dem Berg hervorschaute, stammte nicht von dieser Welt. Dünn, salzverkrustet, regungslos starrte es die Kinder an. Paul ging rückwärts, bis er gegen Lili stieß. Er umklammerte ihr Bein, aber er ließ das Wesen nicht aus den Augen. Zeit verging, das Wesen trat hinter dem Salzberg hervor ins Freie, sodass die Kinder es ganz sehen konnten. Es war nicht so groß, wie sie befürchtet hatten. Nur so groß wie ein Mensch. Aber war es ein Mensch?

Dann sprach das Wesen: »Lili? Paul? Seid ihr es wirklich?«

Während aus Lilis Augen die Tränen schossen wie noch nie im Leben, stürzte Paul auf das Wesen zu.

»Vater! Mein Vater!«

Der Junge war erst neun Jahre und nicht viel größer als einen guten Meter. Aber auf den wenigen Schritten gewann er so viel Kraft, dass er Heinrich Schelling über den Haufen rannte. Der breitete noch die Arme aus, um Paul aufzufangen, aber er konnte sich nicht auf den Beinen halten, denn er war schwach.

Auch auf dem Salz liegend, ließ Paul nicht davon ab, den Vater zu drücken und zu liebkosen. Immer wieder stammelte er: »Vater! Mein liebster Vater!«

Lili, nur wenige Schritte entfernt, war überzeugt davon zu träumen. Alles war unwirklich, das dämmrige Licht, der weiße Berg aus Salz und die Gestalt, die zu schwach war, um ein kleines Kind festzuhalten.

Dann knieten beide Kinder vor Heinrich Schelling. Während Paul sein Gesicht an Schellings Brust vergrub und nicht aufhören wollte, ihn zu drücken, begann Lili, mit zarten Fingern das Salz von seinem Gesicht und aus seinem Bart zu entfernen. Nie zuvor hatte sie ihren Vater mit einem Bart gesehen. So kam er ihr doppelt maskiert vor: durch das Salz und die Haare, die Wangen und Kinn umwucherten. Schelling hatte stark abgenommen, seine Wangen waren eingefallen, das erkannte Lili trotz des Barts. Seine Augen waren stumpf und traurig, aber je länger Lili in die Augen schaute, um so feuchter kamen sie ihr vor.

Dann breitete Heinrich Schelling die Arme aus und umarmte seine Kinder.

Lange sagten sie nichts, umarmten sich nur, und es war ihnen genug, sich zu spüren.

Es war Paul, der als Erster sprach: »Dass Ihr da seid«, sagte er und boxte seinem Vater gegen die Brust, eine Geste, die Lili noch nie an ihm gesehen hatte. Paul war wie besessen von dem Wunsch, den Vater zu berühren.

»Wart Ihr die ganze Zeit hier?« , fragte Lili zaghaft.

Schelling nickte. »Die ganze Zeit«, sagte er und räusperte sich. »Die ganze Zeit«, wiederholte er und fügte erstaunt hinzu: »Ich kann nicht mehr sprechen. Ich habe so lange nichts gesagt.«

»Aber warum?«, fragte Lili. »Was habt Ihr hier gewollt? Hier ist doch nichts außer Salz. Hier gibt es nicht mal etwas zu essen. Oder …?«

»Nein, ich habe nichts gegessen. Aber ich war auch nicht allein.«

Er nahm die Kinder an die Hand und ging mit ihnen hinter den Salzberg. Sie durchschritten eine Welt aus Salz, in die Wege hineingetreten oder freigeschaufelt worden waren. Lili blieb stehen. Dort, auf der freien Fläche vor ihr, hatte er geschlafen, in einem Bett aus Salz.

Hinter ihnen machte sich Schelling an dem Salz zu schaffen, löste einen großen Brocken aus der Fläche. Man sah ihm an, dass er nicht zum ersten Mal bewegt wurde. Die Kanten waren stumpf und angebrochen. Schelling forderte die Kinder auf, durch das Loch zu schauen. Paul musste er dazu in die Höhe heben.

Sie blickten in eine Höhle aus Salz. In ihr war Platz wie in einem kleinen Raum. Möbel gab es nicht, aber in halber Höhe war ein Lager in das Salz gehauen worden. Darauf lag Martha Schelling in ihrem schönsten Kleid, dem dunkelblauen aus Samt mit dem Kragen aus Pelz, den Lili so gern angefasst hatte. Marthas Hände waren auf der Brust gefaltet. Ihre Gesichtszüge waren entspannt. Sie war nicht tot, sie schlief nur.

Die Kinder schauten und waren stumm. Paul, der zuerst gezappelt hatte, rührte sich ebenso wenig wie seine Schwester. Sie weinten nicht. Es gab auch keinen Grund dafür, denn sie waren wieder vereint: Mutter, Vater und zwei Kinder.

Dann sagte Lili leise: »Aber Vater, warum …? Warum …?«

Und er antwortete: »Ich will nicht, dass sie geht. Ich ertrage die Vorstellung nicht, dass sie uns allein lässt. Deshalb habe ich sie ins Salz gelegt. Das Salz wird sie so erhalten, wie ihr sie kennt. Und eines Tages, eines fernen Tages … finden die Mediziner einen Weg, um sie wieder aufzuwecken. Sicherlich werden sie einen Weg finden.«

»Dann sind wir zusammen«, sagte Paul leise. »Und ich kann ihr erzählen, wie viel Quatsch Lili macht und dass ich groß und vernünftig bin.«

Schelling küsste seinen Sohn auf die Wange und sagte: »So wird es sein, mein Junge. Sie und du, ihr gehört zusammen, und ihr werdet zusammenbleiben.«

Rechts und links von einem Arbeiter gestützt, verließ Heinrich Schelling den Speicher. Das Tageslicht versengte seine Augen, mit einem Schmerzensruf wandte er sich ab und verlangte nach einem Tuch, das man ihm um die Augen band. Er war sehr schwach, aber er verspürte keinen Hunger. Nur trinken wollte er, viel trinken. Die Arbeiter boten ihm Bier an. Schelling war so klug, das abzulehnen und auf Wasser zu bestehen. Mit leiser Stimme trug er den Arbeitern auf, das restliche Salz im Speicher in dem Zustand zu belassen, in dem es sich momentan befand.

Lili eilte zu Jütte, er stand neben dem Schiff, das in diesen Minuten ablegte. Sie ergriff seine Hand und zog den willenlosen Mann mit sich. Als Jütte dem Mann mit dem Augentuch gegenüberstand, stutzte er. Dann fiel er auf die Knie und begann, Schellings Hände mit Küssen zu bedecken.

»Lasst das sein, Jütte«, sagte Schelling lächelnd. »Euch erkennt man auch, wenn man blind ist.«

46

Die Flotte nahm Kurs auf das offene Meer. Noch befand sie sich im Mündungsbereich der Trave, die Geschwindigkeit war gering. Die »Königin von Visby«, so war es abgemacht, sollte den Geleitzug anführen. Der Holk mit Appolonia Wendt und Asmus Langedorp an Bord hatte zuletzt die Leinen losgemacht und musste sich erst noch an die Spitze setzen. An Bord aller Schiffe herrschte ausgelassene Stimmung. Die Aussicht auf doppelten Lohn musste gefeiert werden, auf einigen Booten leerten sich die Rumfässer mit beträchtlicher Geschwindigkeit. Naturgemäß richteten sich die Blicke nach achtern zur »Königin«. Es war ein ruhiger Tag, der Wind ging schwach.

Dann entdeckte der Erste das Schiff vor ihnen. Eine Kogge, das Segel pechschwarz, am Mast hing schlaff die Fahne. Aber niemand achtete auf das kleine Tuch, denn auf dem Segel prangte ein weißer Totenkopf. Von einer Sekunde zur anderen war Schluss mit lustig. Auf allen Schiffen herrschte erst nur Interesse, einige waren amüsiert und ungläubig. Aber der Totenkopf verfehlte seine Wirkung nicht. In fliegender Eile wurden die Segel eingeholt. Bloß keinen Meter dichter als nötig an das Piratenschiff heran.

Von Schiff zu Schiff verständigte man sich durch Rufe. Längst stand Asmus Langedorp am Bug und nahm die Kogge in Augenschein.

Auch an Bord des Piratenschiffs bewegte sich etwas. Dann dröhnte die Stimme übers Wasser. Sie trug weit und war weiblich: »Ich will sehen, wie Ihr zurückkehrt! Ihr habt ein Viertel einer Stunde Zeit!«

»Unerhört!«, rief Langedorp. »Das ist noch nie geschehen. Ein Pirat, der sich in den Hafen wagt.« Mit einer Wut, die ihn schwanken ließ, brüllte er: »Was wollt Ihr tun, wenn wir Euch nicht folgen?«

Beifälliges Gelächter auf den anderen Schiffen.

Dann wieder die Frauenstimme vom Freibeuterschiff: »Wollt Ihr es wirklich wissen? Ihr sollt es wissen.«

Wenige Sekunden später der Knall, überraschend, furchterregend, gefolgt von Schreckensschreien auf dem Holk, der dem Freibeuter am nächsten war. Die Kugel war nur ein paar Meter vor seiner Breitseite ins Wasser gefallen. Alle starrten auf die Kanone an Bord des Freibeuters.

»Die Zeit ...«, rief die Frauenstimme, »... sie läuft ab ... jetzt.«

Asmus Langedorp lief vor Problemen nicht davon. Seine Standhaftigkeit machte einen Großteil seines Erfolgs aus. Er war bedenkenlos, listig und wusste, wann ein Faustschlag oder ein Hieb mit dem Säbel die Dinge in seinem Sinne entscheiden konnten. Aber noch nie war er sich so eingeklemmt vorgekommen wie an diesem Tag. Auf einem Schiff, das er nicht kannte. In Gewässern, in denen er nicht zu Hause war. Aug in Aug mit einem Feind, der die Überraschung auf seiner Seite hatte und offenbar auch die Bewaffnung. An einen Ausfall war nicht zu denken, Langedorps Boot steckte zwischen den anderen Salzschiffen fest. Und als ob das nicht schon genug gewesen wäre, gab es auch noch Appolonia Wendt. Blauviolett im Gesicht und am Hals forderte sie, das Schiff der Freibeuter in Grund und Boden zu rammen und die Fahrt fortzusetzen.

»Sie haben eine Kanone«, gab Langedorp zu bedenken.

»Wir haben auch eine Kanone«, kreischte Appolonia.

»Mit Verlaub, meine Liebe, aber wir haben keine.«

Mit überschnappender Stimme wollte sie wissen, warum sich keine Kanone an Bord befand. Dann solle man eben mit anderen Waffen kämpfen. 18 Schiffe gegen eins, es sei ja wohl keine Frage, wer dabei den Sieg davontragen würde.

»Wer, schlagt Ihr vor, soll den Angriff fahren?«

Sie starrte Langedorp an. »Wer? Irgendwer. Aber sofort. Mir ist kalt, ich glaube, ich werde schwindlig auf diesem Schiff. Also bitte ...« Sie beugte sich über Bord und rief dem Schiff steuerbord zu: »Rammt dieses Schiff in Grund und Boden! Ich befehle es Euch!«

Natürlich dachte kein Schiffer daran, sich einem Risiko auszusetzen. Mit Piraten war nicht zu spaßen. Auf jeder Ostseefahrt musste man mit ihnen rechnen. Jeder hatte schlechte Erfahrungen mit Freibeutern gemacht oder kannte jemand, dem sie die Ladung oder das Schiff oder beides abgenommen hatten. Im schlimmsten Fall hatte es Tote gegeben oder Verletzungen. Piraten fackelten nicht lange. Sie redeten nicht, sie handelten. Manche von ihnen im Auftrag einer ausländischen Macht, was ihnen aber nur selten nachgewiesen werden konnte.

»Was ist das?«, fragte Appolonia aufgebracht. »Es geschieht ja nichts. Warum geschieht hier nichts?«

Langedorp spürte, wie ärgerlich die Seeleute waren. Für ihn war die Sache klar: Rückzug. Den Freibeuter konnte man später zur Rechenschaft ziehen. Aber die Beschädigung eines Schiffs würde teuer werden, der Verlust ein Vielfaches kosten. Mit leiser Stimme setzte er Appolonia davon in Kenntnis, wer für etwaige Schäden aufzukommen haben würde. Sie prallte zurück und rief: »Ich? Ihr wollt mich berauben?!«

Geduldig wartete Langedorp, dass die Erkenntnis in sie einsickern würde, was auch geschah. Erst wurde Appolonia schweigsam, dann verschwand sie unter Deck, dann schoss sie wieder hervor, und man hörte, wie sich jemand würgend ins Wasser erbrach.

Ein Schiff nahm Fahrt auf. Es handelte sich um den Holk eines Schiffers, dem Piraten in den letzten Jahren mehr als einmal übel mitgespielt hatten. Angesichts eines Freibeuters sah er rot. Jetzt hatte er die Gelegenheit erhalten, es den Verbrechern heimzuzahlen. Seine Leute waren schnell überredet. Rum, Verwegenheit und Fehleinschätzung der Lage verbündeten sich zu einem Heldenmut, mit dem der Holk die Backbordseite des Freibeuters angriff. Langedorp sah alles und dachte: so ein Wahnsinn.

Er wartete darauf, dass die Piraten durcheinander laufen würden. Niemand lief, niemand wurde laut – bis auf die Kanone. Ein Schuss, und der Angreifer beklagte den Verlust seines Masts. Noch ein Schuss, Langedorp starrte auf die Wunde im Schiffsleib, nur Zentimeter über der Wasserlinie.

Dann ertönte wieder die Frauenstimme. Sie war lauter als die aufgeregten Rufe auf den Salzschiffen. »Die Zeit ist um. Ihr habt Euch entschieden. Ihr tragt die Verantwortung für alles, was jetzt passieren wird.«

Langedorp dachte: Du lügst.

Aber sie log nicht. Der Freibeuter nahm Kurs auf die Mündung der Trave. Als Langedorp erkannte, wem der Angriff galt, war es zu spät. »Sie wollen uns rammen!«, rief er. In heller Panik sprang ein Seemann ins eiskalte Wasser. Kaum war er wieder aufgetaucht, rief er um Hilfe. Langedorp warf ihm ein Seil zu, neben ihm fütterte Appolonia die Fische.

»Sie werden uns entern«, sagte er grimmig. »Sie werden sich freuen, wenn sie eine Frau an Bord vorfinden.«

Appolonia wischte, was am Mund hängen geblieben war, ab und sagte: »Lebendig bekommen sie mich nicht.«

»Warum eigentlich nicht?« , fragte Langedorp seelenruhig. »Es könnte eine neue Erfahrung für Euch sein.«

Mit tränenden Augen sah sie zu, wie er sich einen Säbel reichen ließ. Der Freibeuter näherte sich. Seine Richtung war eindeutig, man konnte sich keine Illusionen machen. Zum ersten Mal dachte Appolonia darüber nach, dass die Tätigkeit als Kauffrau nicht nur Vorteile brachte. Dann hing sie wieder über der Reling und wunderte sich, wie viel aus einem Menschen herauskommen konnte, wenn er doch nicht mehr als sieben bis acht Mahlzeiten zu sich genommen hatte.

Die Kunde von der Schlacht in der Travemündung raste mit einer Geschwindigkeit durch die Straßen der Stadt wie kein zweites Ereignis in den letzten 100 Jahren. Als sich die Ersten aufmachten, um den Schauplatz unter die Lupe zu nehmen, war schon alles vorbei. Ein Schiff war gesunken, die Besatzungsmitglieder konnten gerettet werden. Die »Königin von Visby« hatte schwere Schäden zu beklagen, offenbar hatten die Piraten das Schiff geentert. Anstatt mit Säbel und Enterhaken zu wüten, waren sie einem Kaufmann aus Visby zu Hilfe geeilt, dem von einem Besatzungsmitglied zwei Finger gebrochen worden waren. Als das Gerücht aufkam, eine rasende Appolonia Wendt sei über den Kaufmann hergefallen, kamen auf ihren Ehemann Ruprecht die demütigendsten Stunden seines Lebens zu.

Einige Viertelstunden schien es, als habe der Überfall einen glimpflichen Verlauf genommen. Dann die Meldung: Das Freibeuterschiff nahm Kurs auf die Salzspeicher. An Bord waren weiße Tücher aufgezogen worden, was hatte das zu bedeuten?

Heinrich Schelling und die Seinen erreichte die Nachricht vom Piratenschiff im Speicher. Schelling, die Kinder und Jütte hielten sich immer noch bei Martha Schelling auf. Jütte, obwohl schwer angeschlagen, wollte seinen Herrn dazu bewegen, endlich sein Haus aufzusuchen und einen Arzt zu konsultieren. Als Schelling sich weigerte, wurde Jütte aktiv. Doctor Ebel, der ehemalige Stadtphysicus, erschien im Speicher und ließ sich bei seiner Untersuchung nicht von den Protesten des Patienten beirren. Schelling war unterernährt, sein Zustand rief nach viel Schlaf und absoluter Ruhe.

»Wenn Ihr in das Bureau geht, spielt Ihr mit Eurem Leben«, sagte Ebel. »Aber natürlich werdet Ihr ins Bureau gehen.«

Als man Schelling so weit hatte, den Speicher zu verlassen, prallten alle vor dem unerwarteten Anblick zurück. Nur wenige Meter von ihnen entfernt machte in diesem Augenblick das Freibeuterschiff fest. Mutige Bürger standen bereit, um die Stadt zu schützen – vor was auch immer.

An Bord tauchten verwegene Gestalten auf und beteuerten, in friedlicher Absicht gekommen zu sein. Als Zeichen ihrer Friedensliebe legten sie ihre Waffen ab, was einige Zeit in Anspruch nahm, da sich da und dort immer noch ein Messer fand.

Zuerst kam der Kapitän an Land. Schelling und die Seinen hielten sich abseits, weil die Kutsche wartete. Aber der Kapitän wollte nicht mit den Vertretern der Stadt sprechen. Er bahnte sich einen Weg durch die Menge, man rief nach Schelling.

Dann standen sie sich gegenüber. Schellings Glück war, dass man ihn rechts und links stützte. Anderenfalls wäre er jetzt lang hingeschlagen. Er sah und konnte es nicht glauben. Er schüttelte den Kopf, zwinkerte mit den Augen, blickte seine Kinder an. Er sah sie klar und deutlich. So blickte er wieder den Kapitän an. Der flog auf ihn zu und riss Schelling mit einer Wucht in die Arme, dass seine Helfer von den Beinen geholt wurden.

Sie roch nicht so wie früher. Sie hatte ein breiteres Kreuz als damals. Sie lachte wie ein Mann, und Schelling begriff nicht, wie sie zu goldenen Zähnen gekommen war. Aber was ihn im Griff hielt, war Ludowica.

Er schloss die Augen und flüsterte: »So viele Menschen habe ich verloren. Jetzt habe ich einen gewonnen. Es gibt doch einen Gott.«

Ludowica lachte und berichtete, dass die Kunde von den Geiern und Erbschleichern über Schellings Haus bis nach Stralsund gedrungen sei. Man sei sofort in See gestochen, den Spaß wollte man sich gönnen. Schelling nahm sie an die Hand und sagte zu Paul: »Hast du nicht gesagt, du möchtest Pirat werden, wenn du groß bist?«

Paul nickte, eingeschüchtert durch das fremdartige Kostüm. So etwas hatte er noch nie gesehen, nicht in Lübeck, nur in Büchern.

Schelling sagte zu Paul: »Wir haben eine Piratin in der Familie. Begrüße deine Tante Ludowica.«

47

Hedwig Wittmer holte aus und schlug zu. Alle Frauen brachen in Jubel aus. Ein Schlag, zwei Schläge und der Zapfen saß im Spundloch. Trine Deichmann eilte mit dem Krug herbei. Erst kam Schaum, dann floss der gelbe Gerstensaft, wie es sich gehörte.

»Eines Tages schaffe ich es mit dem ersten Schlag«, murmelte die Frau des Brauers. Die anderen bestätigten ihr, dass zwei Schläge eine hervorragende Leistung darstellten.

Als vier Krüge gefüllt waren, trat Stille ein. Die Frauen spürten die Verlegenheit, niemand wollten auf Anhieb die richtigen Worte einfallen, um wieder in normales Fahrwasser zu geraten.

»Und Ihr glaubt wirklich, sie kommt noch?« , fragte dann Anna Rosländer. Die Witwe des Reeders saß mit dem Rücken an der Wand. Nackter Backstein wie in der gesamten Brauerei war auch in der kleinen Stube zu finden, wo die Arbeiter ihr Essen einnahmen. Hedwig Wittmer hatte ihren Gästen selbstverständlich den für gesellschaftliche Anlässe gedachten repräsentativen Raum angeboten. Es war Ludowica Schelling gewesen, die den Wunsch geäußert hatte, einmal in ihrem Leben eine Brauerei besichtigen zu dürfen. Danach war man in der Stube hängen geblieben. Keinem schien etwas zu fehlen, so fügte sich Hedwig Wittmer ins Unvermeidliche und lenkte die bereitgehaltenen Kuchen hierher um.

»Sie ist nie pünktlich«, sagte Trine Deichmann. »Ich habe mit dem Maler gesprochen, bei dem sie lernt. Er sagt, es ist schrecklich mit ihr.«

»Kropf ist nur neidisch, weil sie nach so kurzer Zeit schon besser malt als er«, sagte Anna Rosländer.

Als Trine ihn vor wenigen Tagen gesehen hatte, in der späten Nacht in einer menschenleeren Gasse, hatte sie ihn zuerst nicht erkannt. Sie kam aus dem Haus einer Gebärenden. Kropf äußerte sich nicht zu seinen Wegen. Aber er hatte sein Gesicht verhüllt wie die Menschen aus dem Morgenland. Erst nach mehrmaliger Aufforderung hatte er den Schal entfernt, Trine sah das blutunterlaufene Auge und die blutverkrustete Stelle unter dem Auge. Angeblich war er zu Hause ausgerutscht und gegen ein Möbelstück geschlagen. Kropf war ein schlechter Lügner, der Klatsch war längst bis zu Trine gedrungen. Seine Frau hatte sich gewehrt, zum ersten Mal seit Jahren hatte sie ihm gezeigt, wie es zugehen konnte, wenn die Frau es leid ist, belogen zu werden. Trine wusste nicht, womit sie Kropf so zugerichtet hatte. Aber es musste ein harter Gegenstand gewesen sein.

»Es hätte keinen Geeigneteren treffen können«, behauptete Hedwig Wittmer. »Dieser Kropf ist ein Schürzenjäger, seine arme Frau sitzt zu Hause und bekommt ein Kind nach dem anderen. Sie sieht nicht so aus, als würde sie das nächste überleben.«

»Dann kriegt sie eben keins mehr«, sagte Ludowica und wunderte sich, warum niemand etwas darauf erwidern wollte. Stattdessen wurden eifrig Blicke ausgetauscht, bis die Piratin fragte: »Habe ich etwas falsch gemacht?«

»Nein, nein«, sagte Trine. »Ihr habt nur ein Thema angesprochen, über das jeder in diesem Raum eine eigene Meinung hat. Und diese Meinung ist nicht die, die unsere Kirche gern hört.«

»Ja, weilt denn ein Bischof unter uns?«, rief Ludowica und schlug auf den Tisch. Die beiden Eisenfinger ließen es wie einen Schuss klingen, die Krüge hoben sich und fielen herunter.

Trine dachte an ihren Joseph und fragte sich, wie viel die anderen am Tisch von seinen Essenzen wissen mochten. Wie würden sie reagieren, wenn sie es erfahren würden?

Anna Rosländer berichtete von ihrem Gespräch mit dem Bürgermeister. Anfangs dachte Trine, die Frau würde kokettieren. Aber sie erkannte, dass es für die Witwe des Reeders etwas Selbstverständliches war, den Bürgermeister zu treffen, um ihm ihre Wünsche mitzuteilen.

»Er ist ein schwacher Mann«, sagte sie. »Er hat auch nicht viel zu sagen. Es gibt Senatoren, die mächtiger sind als er. Sie drängen sich nicht in die erste Reihe. Aber man darf ihn nicht übergehen, weil er sonst eingeschnappt ist. Und dann kann er sehr störrisch werden.«

»Männer!«, sagte Sybille Pieper. Sie hatte sich in den letzten Minuten am Bier schadlos gehalten. Ein so sauberes und gepflegtes Getränk war sie nicht gewöhnt. In den Dörfern, in denen sie sich aufzuhalten pflegte, kursierten seltsame Schnäpse. Manches hieß Wein, was wie Tee schmeckte. Manches sollte Rum sein, obwohl es wie Jauche aussah. Zur Feier des Tages hatte sich Sybille fein gemacht. Von ihr ging nicht mehr dieser modrige Geruch aus, und das Kleid war sauber, wenn auch geflickt.

»Was hat er gesagt, der Bürgermeister?« , fragte Hedwig Wittmer, weil Trine es nicht tun wollte.

Er hatte sich gewunden. Er hatte behauptet, nichts damit zu tun zu haben. Er tat so, als würde er das Wort Hebamme zum ersten Mal hören. Aber Anna Rosländer wusste es besser – und er, der feige Hund, ja auch. Elsa Peurin, die neue städtische Hebamme, hatte darum gebeten, von ihrem Amt erlöst zu werden. Als Begründung gab sie an, die Anfeindungen nicht länger auszuhalten. Niemand würde sie unterstützen, niemand würde sie gern haben, auch die Ärzte nicht. Dabei sei sie so gut wie jede andere Hebamme und habe sich im Beruf nie etwas zuschulden kommen lassen.

»Das stimmt«, sagte Trine Deichmann. »Ich habe mich umgehört. Sie ist eine gute Hebamme.«

Aber in der Stadt glaubten die meisten, dass sie an der Vertreibung von Trine Deichmann schuld sei. Kaum jemand hatte ihr das ins Gesicht gesagt. Alles war stillschweigend abgelaufen: Es bestand einfach kein Bedarf an den Diensten von Elsa Peurin und ihren neuen Kolleginnen. Die reichen Frauen konnten es sich leisten, die Dienste der Hebamme selbst zu bezahlen. Aber auch viele der Ärmeren legten die letzten Geldstücke zusammen oder fragten mit allen Anzeichen der Scham, ob sie Trine ihren Lohn um einige Wochen schuldig bleiben konnten.

»Ich habe genug Arbeit«, sagte Trine. »Von manchen werde ich das Geld nie bekommen. Aber das weiß ich und verlange deshalb von den anderen etwas mehr. Es tut ihnen nicht weh. Wer dankbar ist, gibt gern.« Sie dachte nach und sagte: »Leichter. Er gibt leichter.«

Anna Rosländer war eine Stunde beim Bürgermeister gewesen. Er, der angeblich keine Hebammen kannte, hatte zugegeben, dass er mit dem neuen Stadtphysicus über das Thema gesprochen hatte. Am Ende der Stunde hatte er Anna Rosländer gesagt: »Richtet dieser Trine Deichmann aus, sie kann zurückkommen. Vielleicht ist es wichtiger, dass die Frauen sie lieben und nicht wir.«

Trine wusste nicht, wie ihr geschah. Sie blickte in erwartungsvolle Gesichter, und Ludowica, die mit ihren Gefühlen nicht hinterm Berg hielt, umarmte sie.

»Das kommt überraschend«, sagte Trine. »Ich muss darüber nachdenken. Nein, muss ich nicht. Ich weiß, was ich will. Ich will nicht mehr abhängig sein. Lasst den Bürgermeister morgen in die Trave fallen oder an Typhus sterben, dann kommt ein neuer Bürgermeister, er wird neue Namen mitbringen, und ich werde wieder unbeliebt sein. So, wie es jetzt ist, ist es besser. Ich kann tun, was ich will. Ich kann davon leben. Ich bin – frei.«

Ludowica brachte ein Prosit auf Trine aus. Die fühlte sich unwohl, weil sie fürchtete, dass die Reederswitwe ... Aber Anna sagte von sich aus, dass sie genauso gehandelt hätte wie Trine.

»Der Weg zum Bürgermeister war nicht vergebens«, sagte die Witwe. »Mir tut es gut, wenn ich meine Traurigkeit eine Weile vergessen kann. Und es ist wichtig, eine alte Erkenntnis aufzufrischen: Das Regiment der Männer ist doch eine reichlich beschränkte Angelegenheit.«

Die Krüge sprangen auf dem Tisch, als Ludowica ihre Eisenhand aufs Holz hieb. Das Leben auf See hatte ihre Umgangsformen nicht verfeinert. Nach einer ersten Phase des Erschreckens hatten die einheimischen Frauen ihren Frieden mit der herben Art der Piratin gemacht, zumal sie mitreißend zu erzählen verstand und es an ihrer anständigen Art keinen Zweifel gab. Sowohl der Frau des Brauers als auch der Witwe des Reeders war klar, dass Ludowicas Kogge für einige Verluste an Ladung und Schiffen verantwortlich gewesen war. Aber das hatte das Brauhaus nicht in den Ruin getrieben, und der Wohlstand der Rosländers war sprichwörtlich.

Dann stürmte sie herein. Alles an ihr wehte, als würde sie von einem starken Wind angepustet. Eingewickelt in ein Tuch, dem man ansah, wie wertvoll es war, trug sie ein großes Format unter dem Arm.

»Bin ich zu spät?«, rief die Prinzessin.

Alle bestätigten ihr, dass es auf wenige Minuten im Leben nicht ankommen würde. Sie entfernte das Tuch und stellte die Leinwand auf den Tisch zwischen die Bierkrüge.

»Potzblitz, das Mädchen kann malen«, sagte Sybille Pieper.

Martha Schelling lebte. Mit gefalteten Händen und Gesichtszügen, aus denen jede Anstrengung gewichen war, lag sie im Salz und wartete auf den Tag, an dem möglich sein würde, wonach sich Heinrich Schelling so sehr sehnte: ihr Leben fortzusetzen. Davor lag der lange Schlaf, den sie am ersten Tag des neuen Jahrhunderts angetreten hatte. Martha Schelling besaß alle Zeit der Welt. Sie war weiter als die Lebenden, denn während die sich mit der Mühsal des Alltags abplagten, genoss

Martha die Ruhe im Salz. Eingeschlossen in den Kokon aus unzähligen Kristallen, nahm sie dem Tod die Spitze.

»Sie sieht aus wie eine Königin«, sagte Sybille Pieper, die es nicht versäumt hatte, den Leichnam anzuschauen, solange er noch im Salzspeicher gelegen hatte.

»Erst war sie mir nicht krank genug«, sagte die Prinzessin bescheiden. »Aber dann habe ich gedacht, ich versuche es. Natürlich ist es nicht so schön wie die Bilder aus dem Siechenhaus.«

Hedwig Wittmer nahm das Wort: »Liebe Freundinnen, ihr wisst, was uns heute zusammenführt. Als wir vor wenigen Tagen darüber sprachen, sah es so aus, als ob jede von uns nur das aussprechen würde, was die anderen schon längst gedacht hatten. Ich will euch fragen, ob das so geblieben ist.«

Alle nickten.

Die Prinzessin sagte: »Wir werden Geld brauchen. Erlaubt mir, dass ich meinen bescheidenen Teil dazu beisteuere.«

Sie nannte den Betrag, den ihr Vater, der Fürst, ihr aus seiner Privatschatulle für ihre Malutensilien anweisen ließ. Es war mehr, als die meisten Familien im reichen Lübeck für ein Jahr zur Verfügung hatten. Diese Summe wollte die Prinzessin spenden. Alle im Raum waren verzaubert von dieser Großherzigkeit, die sie nicht gerade der mit Abstand Jüngsten unter ihnen zugetraut hätten.

Anna Rosländer sagte: »Die finanzielle Seite können wir schnell beschließen. Nach der großen Tat unserer jungen Freundin ist es selbstverständlich, dass Hedwig und ich den Rest dazulegen werden. Wir haben fleißige Männer. Oder hatten sie. Aber das Geld ist ja geblieben. Ich will nicht respektlos klingen, aber es bereitet mir ein seltsames Wohlgefühl, dass ausgerechnet das Geld von einem, der im Leben nicht eine Sekunde an unser Thema gedacht hat, für den guten Zweck verwendet wird.«

Trine protestierte, ihr war es nicht recht, dass die Runde in Reiche und Arme aufgespalten wurde.

Hedwig Wittmer schnitt ihr das Wort ab: »Unsinn, meine Liebe. Jeder von uns gibt, was er hat. Ihr habt den Schatz an Erfahrung im Umgang mit Frauen, mit Kindern, mit dem Körper, mit Krankheiten und mit Gesundheit. Ihr seid im Leben zu Hause, das werft Ihr in den Topf.«

»Und ich die Spökenkiekerei«, sagte Sybille Pieper kichernd. »Mein Haus ist voll davon, obwohl es nur eine Hütte ist. Zugig und niedrig. Aber ich fühle mich gesund und kann jederzeit …«

»Was Ihr beim guten Jütte bewiesen habt«, rief Hedwig. »Wie geht es ihm überhaupt?«

»Er erholt sich langsam«, sagte Sybille. »Aber er kommt nie weit damit, weil ich zwischendurch über ihn herfalle und ihm zeige, dass er lebendig ist, der alte Zausel.«

Ach, wie wohltuend war die Gänsehaut auf allen Körpern. Die Zauberin und der Buchhalter – zwei Welten waren aufeinander geprallt.

»Ich bin ja als Letzte zu euch gestoßen«, sagte die Witwe des Reeders. »Davor habe ich nur beobachtet, was geschehen ist: wie die Stadt und die Ärzte mit den Hebammen umgegangen sind; mit welcher Grausamkeit die Männer kleine Kinder missbraucht haben, um zu überprüfen, ob ihre Philosophien stimmen. Es sind nur zwei Beispiele, und es ist nur Lübeck. Aber bevor wir nach Wien und nach Paris fahren, um zu hören, wie es den Frauen dort geht, sollten wir hier, wo wir uns auskennen, dafür sorgen, dass es den Frauen besser geht. Mehr ist es nicht, oder habe ich etwas vergessen?«

Nein, mehr war es nicht. Frauen, die erfahren hatten, wie Frauen und Kindern mitgespielt wurde, hatten beschlossen, sich zusammenzutun, um zu verhindern, was verhindert werden konnte. Vielleicht war es wenig, vielleicht war es mehr. Sie würden es in Erfahrung bringen. In Lübeck, auf den Dörfern, überall, wo es notwendig war, sich einzumischen.

»Die gute Policey«, sagte die Prinzessin. »Denn wir müssen uns einen Namen geben.«

»Weiber-Policey«, sagte Trine Deichmann und wunderte sich über das Lachen und Klatschen.

Sie kamen gerade noch rechtzeitig in den Hafen. Die Menschenmenge wies ihnen den Weg. Sybille Pieper, angeschlagen vom Genuss des Bieres, suchte hinter dem erstbesten Haus nach einer Gelegenheit, die Blase zu leeren, und stieß dann wieder zu den anderen.

Das Segel war noch schwarz, der Totenkopf war verschwunden. Heinrich Schelling stand am Bug, er hatte Lili bei sich und wohl auch seinen kleinen Sohn. Sie waren dick angezogen, in der zweiten Hälfte des Februar zeigte der Winter noch einmal, dass seine Macht nicht gebrochen war. Der Salzblock mit dem Leichnam von Martha Schelling befand sich im Frachtraum. Martha war dort nicht allein. Kaspar, ihr Sohn, den sie unter Schmerzen geboren hatte, war, nachdem er schwächer und schwächer geworden war, am Ende in den Armen seiner Mutter gelandet. Vereint im Salz, traten sie die Reise in den Osten des Baltischen Meeres an, dorthin, wo die Winter doppelt so kalt und doppelt so lang waren: bis Nowgorod und dann weiter nach Osten auf dem Landweg, bis zu einem Ort, an dem Martha und Kaspar ihre Ruhe finden würden. Das Salz und die Kälte waren der beste Schutz und so hatte sich Heinrich Schelling für die weite Reise entschieden. Besser ließ sich an keinem Ort der Erde warten, nicht wenn man den langen Schlaf schlief und liebende Seelen dem Tag entgegenfieberten, an dem sich zeigen würde, dass es einen Weg zurück gibt.

Schelling hatte Lili und Paul erklärt, dass eine lange Zeit des Wartens beginnen würde. Aber der Salzbaron hatte kluge Kinder, sie verstanden ihn. In diesen Minuten, am Bug des Piratenschiffs stehend, in der Obhut von Ludowica und ihrer wilden Besatzung, die den besten Schutz gegen die Gefahren des Meeres darstellte, in diesen Minuten hing Heinrich Schelling dem Gedanken nach, der ihn vor Tagen angesprungen hatte. Warum, zum Henker, muss es immer Salzbarone geben? Warum nicht eine Salzbaronin?

Am Ufer kreischten plötzlich Frauen los. Schelling dachte spontan, dass jemand ins Wasser gefallen sei. Aber die Frauen kreischten nur und winkten wie besessen. Eine zog ihren Mantel aus und schwenkte ihn wie eine Fahne. Schelling glaubte, Trine Deichmann zu erkennen und Hedwig Wittmer. Aber das musste ein Irrtum sein. Lili und Paul winkten den wilden Weibern zu.

Das Schiff ließ die Stadt hinter sich, die Menge blieb zurück. Nur noch vereinzelt sah man einen Menschen, dann nichts mehr.

Und dann doch wieder: eine schmale Gestalt, bewegungslos, sodass Schelling dachte, man hätte eine hohe Kiste ans Ufer gestellt. Als das Schiff auf gleicher Höhe war, griff die Gestalt ihren Hut, zog ihn tief und verneigte sich. Heinrich Schelling stand allein am Bug, längst waren die Kinder der Kälte entflohen. Er nahm seinen Hut ab und verbeugte sich ebenfalls, so tief wie noch nie.

Denn Jütte hatte jeden Respekt der Welt verdient.

ENDE

Weitere Krimis finden Sie auf den folgenden Seiten oder im Internet: www.gmeiner-verlag.de

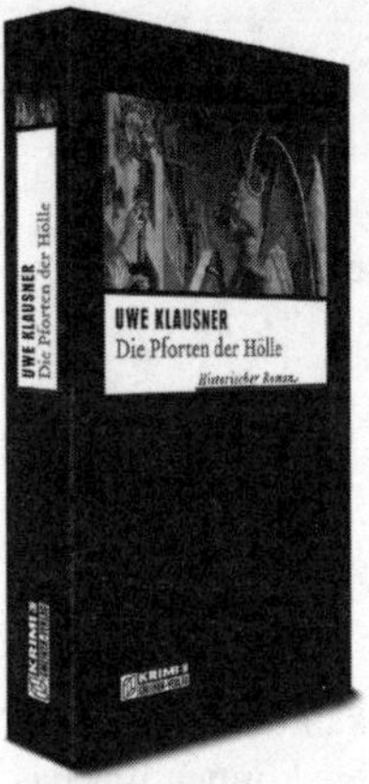

Uwe Klausner
Die Pforten der Hölle

471 Seiten, 12 x 20 cm, Paperback.
ISBN 978-3-89977-729-1. € 12,90.

Frühjahr 1416, wenige Tage vor Palmsonntag. Bibliothekarius Hilpert von Maulbronn trifft im Kloster Bronnbach im Taubertal ein. Als Inquisitor soll er einer geheimen Bruderschaft satanischer Novizen auf die Schliche kommen. Den rätselhaften Tod des Priors der Abtei kann er indes nicht verhindern, ebenso wenig die bestialische Ermordung eines Novizen. Und bald scheint es, als hinge sein eigenes Leben nur noch an einem seidenen Faden.

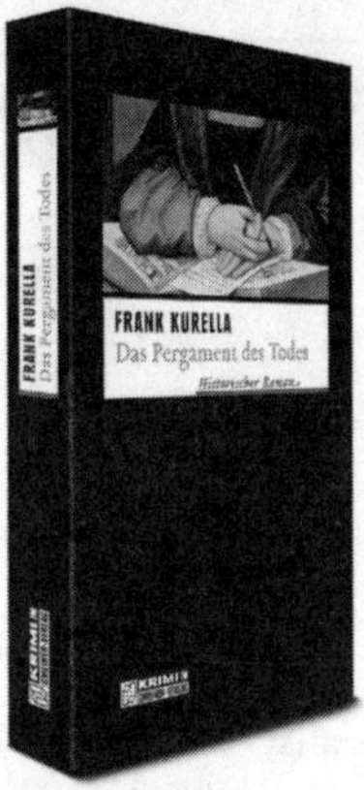

Frank Kurella
Das Pergament des Todes

229 Seiten, 12 x 20 cm, Paperback.
ISBN 978-3-89977-722-2. € 12,90.

Neuss im November 1284. Das Volk sehnt sich nach den Zeiten zurück, in denen Kaiser Friedrich II. das Reich mit gerechter Hand führte, als der tot geglaubte Herrscher in dem rheinischen Städtchen Einzug hält.

Ausgerechnet an diesem Freudentag findet der kleine Taschendieb Marcus seinen Freund und Weggefährten Jonas mit gebrochenem Genick in einem Weinkeller auf. Was steckt hinter dem feigen Mord? Trachtet man auch ihm nach dem Leben? Auf der Suche nach Antworten wird Marcus allmählich klar, dass nicht nur er sich in größter Gefahr befindet.

KRIMI IM GMEINER-VERLAG

Wir machen's spannend

Alle Gmeiner-Autoren und ihre Krimis auf einen Blick

Anthologien: Tod am Bodensee • Mords-Sachsen (2007) • Grenzfälle (2005) • Spekulatius • Streifschüsse (2003)
Artmeier, H.: Feuerross (2006) • Katzenhöhle (2005) • Schlangentanz • Drachenfrau (2004)
Baecker, H-P.: Rachegelüste (2005)
Beck, S.: Duftspur (2006) • Einzelkämpfer (2005)
Bode-Hoffmann G./Hoffmann M.: Seelenfänger (2007))
Bomm, M.: Schattennetz • Beweislast (2007) • Schusslinie (2006) • Mordloch • Trugschluss (2005) • Irrflug • Himmelsfelsen (2004)
Bosch van den, J.: Wassertod • Wintertod (2005)
Buttler, M.: Dunkelzeit (2006) • Abendfrieden (2005) • Herzraub (2004)
Clausen, A.: Ostseegrab (2007)
Danz, E.: Steilufer (2007) • Osterfeuer (2006)
Detering, M.: Puppenmann • Herzfrauen (2007)
Dünschede, S.: Nordmord (2007) • Deichgrab (2006)
Emme, P.: Tortenkomplott • Killerspiele (2007) • Würstelmassaker • Heurigenpassion (2006) • Schnitzelfarce • Pastetenlust (2005)
Enderle, M.: Nachtwanderer (2006)
Erfmeyer, K.: Todeserklärung (2007) • Karrieresprung (2006)
Franzinger, B.: Jammerhalde (2007) • Bombenstimmung (2006) • Wolfsfalle • Dinotod (2005) • Ohnmacht (2004) • Goldrausch (2004) • Pilzsaison (2003)
Gardener, E.: Lebenshunger (2005)
Gibert, M.: Nervenflattern (2007)
Graf, E.: Elefantengold (2006) • Löwenriss • Nashornfieber (2005)
Gude, E.: Mosquito (2007)
Haug, G.: Gössenjagd (2004) • Hüttenzauber (2003) • Tauberschwarz • Riffhaie • Tiefenrausch (2002) • Höllenfahrt (2001) • Sturmwarnung (2000)
Heim, U.-M.: Totschweigen (2007) • Dreckskind (2006)
Heinzlmeier, A.: Bankrott (2006) • Todessturz (2005)
Imbsweiler, M.: Bergfriedhof (2007)
Karnani, F.: Turnaround (2007) • Takeover (2006)
Keiser, G.: Apollofalter (2006)
Keiser, G./Polifka, W.: Puppenjäger (2006)
Klausner, U.: Die Pforten der Hölle (2007)
Klewe, S.: Wintermärchen (2007) • Kinderspiel (2005) • Schattenriss (2004)
Klingler, E.: Königsdrama (2006)
Klugmann, N.: Die Tochter des Salzhändlers (2007) • Kabinettstück (2006) • Schlüsselgewalt (2004) • Rebenblut (2003)
Kohl, E.: Flatline (2007) • Grabtanz • Zugzwang (2006)
Köhler, M.: Tiefpunkt • Schreckensgletscher (2007)
Koppitz, R. C.: Machtrausch (2005)
Kramer, V.: Todesgeheimnis (2006) • Rachesommer (2005)
Kronenberg, S.: Weinrache (2007) • Kultopfer (2006) • Flammenpferd • Pferdemörder (2005)
Kurella, F.: Das Pergament des Todes (2007)
Lebek, H.: Schattensieger • Karteileichen (2006) • Todesschläger (2005)
Leix, B.: Waldstadt (2007) • Hackschnitzel (2006) • Zuckerblut • Bucheckern (2005)
Mainka, M.: Satanszeichen (2005)
Matt, G./Nimmerrichter, K.: Schmerzgrenze (2004) • Maiblut (2003)
Misko, M.: Winzertochter • Kindsblut (2005)
Puhlfürst, C.: Rachegöttin (2007) • Dunkelhaft (2006) • Eiseskälte • Leichenstarre (2005)
Senf, J.: Nichtwisser (2007)
Seyerle, G.: Schweinekrieg (2007)
Schmitz, I. G.: Mordsdeal (2007) • Sündenfälle (2006)
Schmöe, F.: Januskopf • Schockstarre (2007) • Käfersterben • Fratzenmond (2006) • Kirchweihmord • Maskenspiel (2005)
Schröder, A.: Mordsgier (2006) • Mordswut (2005) • Mordsliebe (2004)
Schuker, K.: Brudernacht (2007) • Wasserpilz (2006)
Schulze,G.: Sintflut (2007)
Schwab, E.: Angstfalle (2006) • Großeinsatz (2005)
Schwarz, M.: Zwiespalt (2007) • Maienfrost • Dämonenspiel (2005) • Grabeskälte (2004)
Steinhauer, F.: Narrenspiel (2007) • Seelenqual • Racheakt (2006)
Thadewaldt A./Bauer C.: Blutblume (2007) • Kreuzkönig (2006)
Valdorf, L.: Großstadtsumpf (2006)
Vertacnik, H-P.: Abfangjäger (2007)
Wark, P.: Epizentrum (2006) • Ballonglühen (2003) • Albtraum (2001)
Wilkenloh, W.: Feuermal (2006) • Hätschelkind (2005)

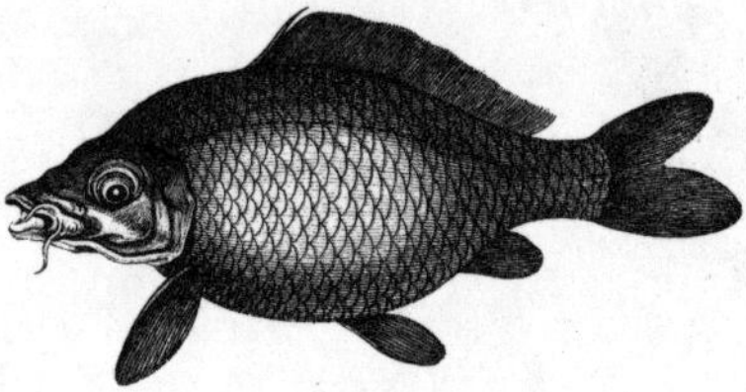